临床常见肿瘤疾病病理诊断与治疗

主编　周建英　等

吉林科学技术出版社

图书在版编目（CIP）数据

临床常见肿瘤疾病病理诊断与治疗 / 周建英等主编
. -- 长春 ：吉林科学技术出版社，2023.5
ISBN 978-7-5744-0471-7

Ⅰ．①临… Ⅱ．①周… Ⅲ．①肿瘤－诊疗 Ⅳ.
①R73

中国国家版本馆 CIP 数据核字(2023)第 105652 号

临床常见肿瘤疾病病理诊断与治疗

作　　者	周建英 等	
出 版 人	宛　霞	
责任编辑	赵　兵	
幅面尺寸	185 mm×260mm	
开　　本	16	
字　　数	481 千字	
印　　张	21	
版　　次	2023 年 5 月第 1 版	
印　　次	2023 年 5 月第 1 次印刷	

出　　版　吉林科学技术出版社
发　　行　吉林科学技术出版社
地　　址　长春市净月区福祉大路 5788 号
邮　　编　130118
发行部电话/传真　0431-81629529　81629530　81629531
　　　　　　　　　　81629532　81629533　81629534

储运部电话　0431-86059116

编辑部电话　0431-81629518

印　　刷　北京四海锦诚印刷技术有限公司

书　　号　ISBN 978-7-5744-0471-7
定　　价　100.00 元

编委会

主　编　周建英　盖　霞　张娟娟
　　　　卢碧燕　何　玉　占小多

前　言

　　肿瘤是严重威胁人民健康的多发病和常见病，相应地，肿瘤学也是临床医学中更新和发展最为迅速的学科，国内外每年都有许多相关的著作问世。当今肿瘤治疗发展迅速，尤其是综合治疗更是受到广泛重视，肿瘤内科治疗又在综合治疗中起到了非常重要的作用。肿瘤内科治疗已从经验医学发展到循证医学、规范化治疗和个体化治疗，各项治疗更加完善，更加贴近患者实际情况，治疗效果也大大提高。

　　为适应肿瘤内科学的飞速发展，提高肿瘤内科治疗水平，满足广大医务人员的临床工作需要，编者在广泛参考国内外最新文献资料的基础上，结合自身多年的临床实践经验和专业特长编写了本书。

　　本书从肿瘤的基础认知出发，对其病因、病理、检查等方面入手，对肿瘤做简要概述，后对其内科的症状及并发症进行详细的阐述，接着就对其内科相应的病类进行总结与分析，最后对抗肿瘤药物的合理使用进行了研究。本书的任务是立足临床，吸收、归纳最新的肿瘤学进展，结合我国的国情和我们自己的临床经验，将纷繁复杂的诊治方法负责任地、简明扼要地进行介绍，期望能够给每天面对着千差万别的患者的临床医生有些许帮助。

　　本书内容丰富、结构简明、重点突出、资料翔实，有较强的科学性和实用性，在诊断治疗方面既注重普遍规律，又反映最新进展。临床工作者在使用本书的过程中，一定要根据患者的具体病情、身体状况和治疗反应恰当掌握，以期达到最佳效果。希望本书的出版在正确应用肿瘤内科治疗和规范化治疗方面对读者有所帮助。由于我们的经验和水平有限，问题和不足之处在所难免，恳请同仁不吝赐教，以便修改和完善。

作者

2023 年 8 月

目　录

第一章　肿瘤的基础认知

第一节　肿瘤的定义

一、肿瘤的概念

肿瘤又称新生物，是机体在各种致病因素的长期作用下发生的细胞过度增殖。肿瘤细胞与正常细胞相比，结构功能和代谢的异常，具有超常的增殖能力。肿瘤的发生是一个复杂的过程，宿主受某些物理、化学、生物等因素的影响，细胞的 DNA 发生改变，形成变异细胞，此阶段称为启动阶段。再结合某些因素的影响，进入促进阶段，癌细胞开始形成。癌细胞的特性包括细胞的无休止和无序的分裂，并有侵蚀性和转移性。

肿瘤一旦形成，不因诱因消除而停止生长。良性肿瘤对机体危害一般较轻；恶性肿瘤则会对机体构成严重威胁。特征为失控性过度生长，并由原发部位向其他部位转移和侵犯，如不能得到控制，将侵犯重要器官和组织，引起衰竭，导致患者死亡。

恶性肿瘤以其高发病率和高病死率，严重威胁人民群众的生命安全，并给家庭和社会带来沉重的经济负担。

二、肿瘤的命名及分类

（一）肿瘤的命名

肿瘤的命名应以能反映肿瘤的部位、组织来源及其良、恶性为原则，但因历史的原因，有些命名并不符合这一原则。目前常用的命名方法有普通命名法和特殊命名法。

1. 普通命名法

普通命名法主要依据肿瘤的生物学行为、解剖部位、组织结构、细胞类型等，分为：①良性肿瘤，按部位+组织分化类型+瘤，如支气管乳头状瘤、卵巢浆液性乳头状囊腺瘤等。②交界性肿瘤，按部位+交界性或非典型性或侵袭性+组织分化类型+瘤，如卵巢交界性浆液性乳头状囊腺瘤、非典型性脑膜瘤和跟骨侵袭性骨母细胞瘤等。③恶性肿瘤，上皮组织来源的恶性肿瘤，按部位+上皮组织分化类型+癌，如食管鳞状细胞癌、直肠腺癌、膀胱移行细胞癌和肺泡细胞癌；间叶组织来源的恶性肿瘤，按部位+间叶组织分化类型+肉瘤，如腹膜后平滑肌肉瘤、头皮血管肉瘤和小腿上皮样肉瘤等；有些肿瘤采用恶性+组织分化类型+瘤，如恶性纤维组织细胞瘤、恶性黑色素瘤和恶性淋巴瘤等；向胚胎组织分化的肿瘤，按部位+母细胞瘤，多数为恶性，如肾母细胞瘤、肝母细胞瘤、胰母细胞瘤、视网膜母细胞瘤和神经母细胞瘤等，但少数为良性，如脂肪母细胞瘤和骨母细胞瘤；当肿瘤内同时含有上皮和肉瘤成分时，按部位+癌或腺+肉瘤，如膀胱癌肉瘤和子宫腺肉瘤等；当肿瘤内含有两种或两种胚层以上成分时，按部位+畸胎瘤或未成熟畸胎瘤，如卵巢成熟性囊性畸胎瘤和睾丸未成熟畸胎瘤等，加以恶性，如子宫恶性中胚叶混合瘤等。

也有学者按以下方法命名：①根据生物学行为可将肿瘤分为良性瘤、交界瘤、恶性瘤，其中恶性瘤中来源于上皮组织的称为癌，来自间叶组织的则称为肉瘤；②根据恶性程度可分为低度恶性、中度恶性及高度恶性肿瘤；③根据生长方式可分为原位癌、浸润癌、转移癌；④根据波及范围可分为早期癌、中期癌和晚期癌以及原发性癌、继发性癌；⑤根据解剖部位可分为食管癌、胃癌、大肠癌、肝癌、鼻咽癌、肺癌、乳腺癌、宫颈癌、皮肤癌等；⑥根据组织结构可分为乳头状瘤、乳头状癌、囊腺瘤、囊腺癌、绒毛状腺瘤、管状癌、腺样囊腺癌、叶状囊肉瘤、腺泡细胞癌、腺泡状软组织肉瘤、滤泡性癌等；⑦根据细胞来源可分为鳞状细胞癌、基底细胞癌、移行细胞癌、腺瘤、腺癌、精原细胞瘤、神经鞘瘤、神经节细胞瘤、软骨肉瘤、骨肉瘤、平滑肌瘤、横纹肌肉瘤等；⑧根据细胞的形状可分为梭形细胞癌、燕麦细胞癌、印戒细胞癌、上皮样肉瘤等；⑨根据细胞的大小可分为大细胞癌、巨细胞癌、小细胞癌等；⑩根据细胞的染色反应可分为嗜银细胞癌、嗜铬细胞瘤、嗜酸细胞瘤、嗜碱细胞瘤、嫌色细胞瘤、透明细胞癌等；⑪根据细胞内所含的内容可分为黏液腺癌、恶性黑色素瘤、浆液性腺瘤；⑫含内分泌激素的可分为生长激素瘤、泌乳素瘤、促甲状腺素瘤、促皮质激素瘤、胰岛素瘤、胃泌素瘤、高血糖素瘤等；⑬根据细胞的颜色可分为棕色瘤、绿色瘤、黄色瘤等。⑭根据所含肿瘤成分命名，如癌肉瘤、腺鳞癌、基底鳞状细胞癌、黏液表皮样癌、红白血病、支持间质细胞瘤、纤维腺瘤、血管平滑肌脂肪瘤等。

2. 特殊命名法

特殊命名法无一定规律，多来自传统习惯或特殊情况的约定俗成。有以下几种方式：①按传统习惯，如白血病和蕈样真菌病等；②按人名，如 Hodgkin 病、Ewing 肉瘤、Wilms 瘤、Askin 瘤、Paget 病、卵巢 Brenner 瘤和 Merkel 细胞癌等；③按肿瘤的形态学特点，如海绵状血管瘤、多囊性间皮瘤和丛状神经纤维瘤等；④按解剖部位，如迷走神经体瘤和颈动脉体瘤等；⑤以地名命名的肿瘤有地中海型淋巴瘤、非洲淋巴瘤等。需要注意的是，有一些并非肿瘤的疾病却被称为瘤，应从肿瘤中剔除，如石蜡瘤、胆脂瘤、淀粉样瘤、动脉瘤等。

（二）肿瘤的分类

肿瘤主要分为良性肿瘤、恶性肿瘤、交界性肿瘤等。

1. 良性肿瘤

良性肿瘤是指没有浸润、转移能力的肿瘤，多由于机体在自身和外界的作用下，机体细胞基因发生异常增殖，逐渐形成，一般生长缓慢，对于机体的伤害较小，大多数可以通过手术切除，预后比较良好，很少发生癌变。

2. 恶性肿瘤

恶性肿瘤是指过度增殖分化的肿瘤细胞，可以侵犯周围组织和器官，发生远处转移，起源上皮组织细胞的恶性肿瘤称为癌，起源间叶组织细胞的恶性肿瘤称为肉瘤，恶性肿瘤大多生长迅速，破坏和浸润的能力强，可以严重危害人体生命健康，临床上常见的恶性肿瘤主要包括肝癌、肺癌、骨肉瘤等。

3. 交界性肿瘤

交界性肿瘤是介于良性肿瘤与恶性肿瘤之间的肿瘤，可能会侵犯周围组织和器官，但是很少发生远处转移，比如交界性浆液性肿瘤、交界性黏液性肿瘤等。

三、肿瘤的分级和分期

（一）肿瘤的分级

肿瘤的组织学分级依据肿瘤细胞的分化程度、异型性、核分裂象和有无坏死来确定，一般用于恶性肿瘤。对于上皮性肿瘤，较常采用的是三级法，即Ⅰ级为高分化，属低度恶性；Ⅱ级为中分化，属中度恶性；Ⅲ级为低分化，属高度恶性。如食管或肺的鳞状细胞癌可分为Ⅰ级、Ⅱ级和Ⅲ级。胃或大肠癌可分为分化好、分化中等和分化差，或分为低度恶性（Low-Grade，包括分化好和中分化）和高度恶性（High-Grade，包括低分化和未分化）。中枢神经系统肿瘤通常分成4级，Ⅰ级为良性，Ⅱ、Ⅲ和Ⅳ级分别代表低度、中度和高度恶性。Ⅳ级肿瘤包括胶质母细胞瘤、松果体母细胞瘤、髓上皮瘤、室管膜母细胞瘤、髓母细胞瘤、幕上原发性神经外胚层瘤（PNET）和非典型性畸胎瘤样/横纹肌样瘤。

（二）肿瘤的分期

目前，被大家普遍应用的为国际抗癌联盟（UICC）制定的 TNM 分期系统。

TNM 分期系统是目前国际上最为通用的分期系统。

TNM 分期系统是基于肿瘤的范围（"T"是肿瘤一词英文"Tumor"的首字母），淋巴结播散情况（"N"是淋巴结一词英文"Node"的首字母），是否存在转移（"M"是转移一词英文"Metastasis"的首字母）。

每一种恶性肿瘤的 TNM 分期系统各不相同，因此 TNM 分期中字母和数字的含义在不同肿瘤所代表的意思不同。TNM 分期中 T、N、M 确定后就可以得出相应的总的分期，即 Ⅰ期、Ⅱ期、Ⅲ期、Ⅳ期等。有时候也会与字母组合细分为 Ⅱa 或 Ⅲb 等。Ⅰ期的肿瘤通常是相对早期的肿瘤有着相对较好的预后。分期越高意味着肿瘤进展程度越高。

四、肿瘤的形态结构

（一）大体形态

1. 形状：因肿瘤生长的部位不同形态各异，一般呈实性或囊性。膨胀性生长的肿瘤边界清楚或有包膜，浸润性生长的肿瘤边界不清，边缘不规则，常呈犬牙交错状、蟹足样或放射状伸入邻近的正常组织内。

2. 肿瘤的体积：肿瘤大小不一，一般位于躯体浅表或狭窄腔道（如颅腔、椎管和耳道）的肿瘤较小，位于深部体腔（如腹膜后和纵隔）的肿瘤体积较大。大者可达数十千克，小者小到不易被肉眼发现，微小癌或隐匿性癌直径不超过 1 cm，如甲状腺乳头状微癌；特大肿瘤多为生长缓慢、长在非要害部位的良性或低度恶性的肿瘤；恶性肿瘤生长迅速，易转移，在未达到巨大体积前患者往往已死亡。

3. 肿瘤的颜色：多数肿瘤的切面呈灰白、灰红或灰褐色，体积较大的肿瘤常伴有出血、坏死或囊性变。有时可从肿瘤的色泽推断肿瘤的类型，如脂肪瘤和神经鞘瘤呈黄色，血管瘤呈红色，含黑素性肿瘤呈灰黑色或黑色，粒细胞肉瘤在新鲜标本时呈绿色，软骨性肿瘤呈浅蓝灰色，淋巴管肌瘤切开时可见乳白色液体流出等。但由于肿瘤不断增大，瘤组织营养不良，发生瘀血、出血、坏死、纤维化等继发性改变，可致颜色改变。

4. 肿瘤的数目：通常单个出现，有时可为多个或呈多中心性生长。但多灶性肿瘤并不罕见，有报道，子宫平滑肌瘤可多达 310 个，多发生骨髓瘤、神经纤维瘤、家族性大肠腺瘤病，常见有数百个病灶。转移性肿瘤大多为多个病灶，常累及多种器官，甚至广泛播散到全身，称为弥漫性癌病。

5. 肿瘤的质地：取决于肿瘤实质和间质的成分和数量，以及有无伴发变性和坏死等。一般来说，实质多于间质的肿瘤较软，反之则较硬。癌的质地一般硬而脆；而高度恶性的肉瘤则软而嫩，呈鱼肉样；各种腺瘤、脂肪瘤和血管瘤的质地较柔软；纤维瘤病、平滑肌瘤则较坚韧；而骨瘤或伴有钙化、骨化的肿瘤质地坚硬。①特别坚硬者：硬癌、骨肿瘤、软骨瘤、钙化上皮瘤；②特别柔软者：海绵状血管瘤、脂肪瘤、黏液瘤、髓样瘤；③骨骼系统以外的肿瘤一般都较其起源组织或邻近组织坚硬。肿瘤组织的坚硬度也可因变性、坏死、囊性变而变软，或因纤维化、钙化、骨化而变硬。

6. 肿瘤包膜：良性肿瘤一般包膜完整，恶性肿瘤包膜不完整或无包膜。

（二）组织结构

任何肿瘤的形态结构都可分为实质和间质两部分。

1. 实质：实质是肿瘤的主要部分，由肿瘤细胞组成，决定肿瘤的特性及其生物学行为。良性肿瘤的瘤，细胞与其起源组织相似，而恶性肿瘤则多显示与其起源组织有相当程度的差异，这种差异越大，表示肿瘤细胞的分化程度越低，反映出肿瘤的恶性程度越高；反之，瘤细胞在形态上越接近起源组织，则瘤细胞分化程度越高，反映肿瘤的恶性程度越低。因此，根据肿瘤的细胞形态可识别其组织来源，根据肿瘤分化程度，可衡量肿瘤的恶性程度。构成肿瘤实质的瘤细胞类型和形态多种多样。肿瘤病理学通常根据瘤细胞的类型及其排列方式来进行肿瘤的分类、命名和诊断，并根据瘤细胞的分化程度和异型性来确定肿瘤的性质。

2. 间质：间质是肿瘤的支持组织，由结缔组织、血管和神经等组成，起着支持和营养肿瘤实质的作用。间质不具有肿瘤的特性，在各种肿瘤中基本相似，只是在数量、分布、各种间质成分的比例上有差别。肿瘤的生长依靠间质的支持，但又受间质固有成分及浸润细胞等制约，即实质与间质互相依赖又相互拮抗。间质中结缔组织的固有细胞由纤维细胞和纤维母细胞组成，还包括一些未分化间叶细胞和巨噬细胞。未分化的间叶细胞多分布于血管周围，具有多向分化的潜能。结缔组织中的纤维成分包括胶原纤维、弹力纤维和网状纤维。结缔组织的基质由粘多糖和蛋白质组成。间质内往往还有数量不等的淋巴细胞、浆细胞、中性粒细胞和嗜酸性粒细胞浸润，常为宿主针对肿瘤组织的免疫反应。一般来说，淋巴造血组织肿瘤、胃肠道黏液腺癌、乳腺髓样癌等肿瘤内的结缔组织较少，而乳腺硬癌、胆管癌和一些促进结缔组织增生的肿瘤内的结缔组织则较多。网状纤维多存在于间叶组织肿瘤内，可出现于瘤细胞之间，而在癌组织中，网状纤维仅围绕在癌巢周围，在癌和肉瘤的鉴别诊断中具有一定的参考价值。间质内血管的数量因肿瘤而异，一般来说，生长较快的肿瘤血管丰富，生长缓慢的肿瘤血管稀少。间质内的神经多为固有神经，指纹状、漩涡状或不规则分支状，腔隙常有不规则扩张。

（三）超微结构

一般来说，恶性肿瘤的核异形且大，核膜常曲折，核质比例大，核仁及常染色质都较显著，染色质在有丝分裂期凝集成染色体，染色体的数目偏离正常的二倍体，出现超二倍体、亚四倍体、多倍体、非整倍体，形态不规则，表现为易位、断裂、缺失、重复、倒置、环状等。染色体的改变随恶性程度的递增而加重。肿瘤细胞的线粒体变得十分畸形，线粒体嵴变少，排列方向杂乱。粗面内质网在肿瘤细胞中一般是减少，也有的仍保留丰富的粗面内质网，但显畸形。分化较好或分泌功能旺盛的肿瘤中高尔基体发达，恶性程度高的肿瘤细胞内高尔基体不易见到。肿瘤细胞中微丝减少，直径较小。弹力纤维也减少，肿瘤细胞的微管一般也减少。肿瘤细胞的中间丝在结构和数量上无明显改变，各种中间丝的生化组成及其抗原性具有细胞类型的特点，肿瘤细胞仍可能保持这种特点。肿瘤的溶酶体在侵袭性强的瘤细胞中数量显著增多，常见的为多泡体及残余体。生长活跃的肿瘤细胞有丝分裂增多，中心体容易见到。通常肿瘤细胞的细胞膜连接结构减少，细胞表面可出现较丰富的不规则的微绒毛、胞质突起和伪足等。

（四）排列方式

常见上皮性肿瘤的排列方式有：腺泡状排列，腺管状排列，栅栏状排列，乳头状排列，筛孔状排列，圆柱状排列，菊形团样排列，条索状排列，片状、实性团或巢状排列，丛状排列等。非上皮性肿瘤的排列方式有：栅栏状排列，漩涡状排列，洋葱皮样排列，腺泡状排列，分叶状、结节状或弥漫片状排列，交织的条索状或编织状排列，波纹状排列，席纹状或车辐状排列，鱼骨样或人字形排列，器官样排列，丛状排列，菊形团样排列等。

第二节　肿瘤病因学

一、化学致癌因素

（一）化学致癌物的分类

1. 根据化学致癌物的作用方式分类

根据化学致癌物的作用方式可将其分为直接致癌物、间接致癌物、促癌物三大类。

（1）直接致癌物

直接致癌物是指这类化学物质进入机体后能与体内细胞直接作用，不须代谢就能诱导正常细胞癌变的化学致癌物。这类化学致癌物的致癌力较强、致癌作用快速，常用于体外细胞的恶性转化研究。如各种致癌性烷化剂、亚硝酸胺类致癌物等。

（2）间接致癌物

间接致癌物是指这类化学物质进入体内后须经体内微粒体混合功能氧化酶活化，变成化学性质活泼的形式方具有致癌作用的化学致癌物。这类化学致癌物广泛存在于外环境，常见的有致癌性多环芳香烃、芳香胺类、亚硝胺及黄曲霉毒素等。

（3）促癌物

促癌物又称为肿瘤促进剂，促癌物单独作用于机体内无致癌作用，但能促进其他致癌物诱发肿瘤形成。常见的促癌物有巴豆油（佛波醇二酯）、糖精及苯巴比妥等。

2. 根据化学致癌物与人类肿瘤的关系分类

（1）肯定致癌物

肯定致癌物是指经流行病学调查确定并且临床医师和科学工作者都承认对人和动物有致癌作用，其致癌作用具有剂量、反应关系的化学致癌物。

（2）可疑致癌物

可疑致癌物具有体外转化能力，而且接触时间与发病率相关，动物致癌实验阳性，但结果不恒定；此外，这类致癌物缺乏流行病学方面的证据。

（3）潜在致癌物

一般在动物实验中可获某些阳性结果，但在人群中尚无资料证明对人具有致癌性。

（二）化学致癌物的代谢活化

根据间接致癌物代谢活化的程度，一般将未经代谢活化的、不活泼的间接致癌物，称为前致癌物；经过体内代谢转变为化学性质活泼、寿命极短的致癌物称为近致癌物。近致癌物进一步转变成带正电荷的亲电子物质，称为终致癌物，终致癌物与 DNA、RNA、蛋白质等生物大分子共价结合而导致它们的损伤，从而引起细胞癌变。

在间接致癌物的代谢活化过程中涉及一系列酶类。其中最重要的活化酶是混合功能氧化物系统。这类酶系统包括细胞色素 P450 和 P448。近年来，对细胞色素 P450 基因多态性与肿瘤关系的研究已逐步成为肿瘤分子流行病学研究的热点。细胞色素 P450 是一个超基因家族，根据其氨基酸序列的相似性，细胞色素 P450 可分为许多家族和亚家族。哺乳动物中，细胞色素 P450 超基因家族至少可分成 10 个家族，包含有 100 多个基因。细胞色素 P450 是外源性化学物质体内生物转化最主要的代谢酶。该酶主要存在于内分泌组织、平滑肌组织、肝、肾、肺、脑及脂肪组织中的滑面内质网上，在线粒体中也可检测出一些细胞色素 P450 的活性。目前认为细胞色素 P450 基因的多态性是肿瘤易感性的一个重要方面。它们通过对致癌物的环氧化、羟化、脱烷基化、氧化、还原、结合以及水解，从而使致癌物活化或代谢成水解产物排出体外，因此该酶系统对化学致癌物的代谢具有两重性。如 3：4-苯并（a）芘是一种间接致癌物，其在代谢活化过程中须经过酶介导的两次环氧化和一次水化，从而形成近致癌物 7：8-二氢二醇-9：10-环氧化物。这一化合物的 10 位氧为亲电物质，可形成终致癌物而与细胞 DNA 等大分子结合；但是如果该环氧化物进一步水化，则可形成四醇化合物与谷胱甘肽或葡萄糖醛酸结合而解毒。

因此，间接致癌物代谢活化过程是多种酶类参与的过程。同一种酶类对不同类型的化学致癌物的代谢可能有不同的作用，即酶的作用方式取决于化学致癌物的结构以及代谢产物与细胞大分子结合的特性。

（三）DNA 加合物的形成

致癌物经过酶活化最终形成带有亲电子基团的终致癌物后，可与细胞的生物大分子结合，其中 DNA 是终致癌物攻击的主要目标。终致癌物与 DNA 结合导致 DNA 的化学修饰，形成致癌物-DNA 加合物。

致癌物与 DNA 的结合有非共价键及共价键两种方式。其中非共价键结合又有内插及外附两种类型。一些平面型的芳香烃可以平行地插入两个碱基对之间，但另一些致癌物可与碱基中不参与碱基配对的部位结合。非共价键结合方式主要见于体外实验，体内主要以共价键方式形成致癌物-DNA 加合物。

DNA 加合物形成后可以造成多种形式的 DNA 损伤，如碱基替代、缺失、插入、颠换；甲基硝基亚硝基胍（MNNG）可导致碱基烷化；双功能烷化剂可导致 DNA 交联；亚硝胺类致癌物可引起 DNA 单链、双链断裂。这些损伤则进一步造成移码突变、点突变，使 DNA 复制时发生碱基配对错误；DNA 单链或双链的断裂及交联损伤则影响 DNA 复制与转录，从而形成体细胞恶变的分子基础。

化学致癌物除了可与细胞核 DNA 结合外，目前证明亦可与线粒体 DNA 交互作用，形成致癌物修饰的线粒体 DNA。目前，尚不清楚这种 DNA 加合物的形成对细胞生物学功能有何影响，可能与细胞能量代谢障碍、离子内环境失衡等有关。

加合物的形成与基因突变之间有明显的相关。在多环芳烃类化合物（PAH）形成的加合物中，PAH-鸟苷酸加合物主要诱发小鼠 ras 基因 12 和 13 位密码子突变（G-T），而 PAH-腺苷酸加合物则诱发 61 位密码子突变（A-T）；黄曲霉毒素（AFB1）形成的加合物可导致 P53 基因的 249 位密码子突变，其突变类型（GC-TA）与 AFB1-N7-鸟苷酸加合物的致突变类型是一致的；人类肺癌细胞中 ras 基因、P53 基因的突变类型主要是 G-C，与烟草中多环芳烃类致癌物形成的加合物的突变特性相一致。

由于 DNA 加合物既是一种暴露标志物，同时又是一种效应标志物，因此在生物监测中具有特别的意义。近年来应用不同的方法可以从细胞或体液中检测加合物的水平，以此作为人体暴露致癌物的标志。如应用免疫亲和纯化联合高效液相色谱测定尿液中黄曲霉毒素 B 的鸟嘌呤加合物，从而可以对人体接触黄曲霉毒素的状况进行评价。

（四）化学致癌物诱发的肿瘤与特定的基因改变有关

化学致癌物攻击的靶子为细胞的瘤基因和抑瘤基因，从而引起瘤基因的激活和抑瘤基因的失活。化学致癌物诱发的肿瘤常表现为特定的基因位点改变，即这种特定的基因位点改变与化学致癌物类型有关，或与肿瘤类型有关。如烷化剂引起 G-A 碱基置换，苯并（a）芘引起 G-T 改变；在人肺癌 K-ras 基因常见 G-T 的改变，而结肠癌中 K-ras 基因则常呈 G-A 变化。抑瘤基因 P53 的突变热点是外显子 5 至 8，在人结肠癌中 P53 主要的突变类型为 G-A，但是在原发性肝癌中却主要是密码子 249G-T 转换，这种特定位点的改变主要见于中国或南非肝癌患者，被认为与黄曲霉毒素的暴露有关。

（五）化学致癌物的累积和协同效应

人的一生不可避免地接触各种化学致癌物，致癌物同时或相继作用于机体后，表现为化学致癌物的累积作用和协同作用。所谓累积作用是指两种或多种致癌物同时或相继作用于机体，其复合效应等于单独作用之和。此外，实验证明，动物同时暴露于几种致癌物，对靶器官有协同效应，当用二甲基苯蒽和二亚硝基哌嗪同时处理大鼠，鼻咽癌的发生率明显高于两药单独使用的发病率而且比分别单独使用两药的发病率之和还高，发病的时间提前。因此，化学致癌作用与致癌物的剂量有关。

二、物理致癌因素

人类对物理致癌物的研究已有一百多年的历史。地球上的生命在宇宙射线和放射性物质产生的电离辐射环境中发展进化，人类也正暴露于各种人造或人为增强的辐射源中。随着分子生物学技术的发展，在对物理因素致癌的分子机制研究中，提出了 DNA 损伤中双链断裂，涉及大量基因改变，引起染色体缺失或重组，诱发肿瘤形成的见解。相信通过不断的深入研究，将进一步阐明物理性致癌因素与肿瘤的发生发展的关系，从而为人类提供更有效的防护措施。

三、生物性致癌因素

生物性致癌因素主要是指肿瘤病毒。另外，某些肿瘤的发生也与一些真菌、细菌和寄生虫感染有关。

目前，根据已经得到的研究资料，动物肿瘤的病毒病因可以肯定，这主要与病毒的肿瘤基因（又称癌基因）密切相关。某些动物肿瘤的癌基因在病毒核苷酸链上排列位置已经确定，随着这方面的研究不断深入发展，必将为人类恶性肿瘤的发生机制的阐明及其防治提供科学的依据。

肿瘤病毒包括 DNA 肿瘤病毒和 RNA 肿瘤病毒，具有生命体的一些基本特征，其致癌作用特点为：①肿瘤病毒是具有生命的微生物，含有 DNA 或 RNA，可进行复制和遗传产生子代病毒，继续发挥致癌作用；②肿瘤病毒对动物和人类具有感染性，有些病毒对某些细胞具有特殊的亲嗜作用，引起疾病并诱发肿瘤；③肿瘤病毒的核酸（DNA）可以整合到宿主细胞 DNA 链上，通过不同的机制而使细胞发生癌变；④有些肿瘤病毒基因组中含有特殊的序列，即病毒癌基因（v-onc），可编码转化蛋白，进而使细胞发生恶变。由于上述的作用特点，使病毒在致癌机制研究中具有特殊的地位。

一般认为，病毒致瘤必须具有下列证据：①病毒感染发生在肿瘤出现之前；②肿瘤细胞中显示病毒特异性抗原或特异性颗粒；③病毒 DNA 整合到宿主细胞的基因组中，整合的病毒基因在体外能导致细胞的恶性转化并能传代；④消灭病毒应该使该肿瘤不形成或至少使肿瘤发生明显减少。

目前已知的动物致瘤病毒有 600 株以上，在一定条件下，可引起从两栖类到灵长类动物的肿瘤或体外培养的细胞发生转化，其中 1/3 属 DNA 病毒，2/3 属 RNA 病毒。

四、激素因素

20 世纪 40 年代，生物学家 Bitter 基于老鼠雌激素与乳腺癌关系的实验研究提出了激素可能引发肿瘤的观点。至今，发现与激素有关的肿瘤有乳腺癌、前列腺癌、子宫内膜癌、卵巢癌、甲状腺癌、骨癌以及睾丸癌等。激素在恶性肿瘤生长中起的作用主要是通过促进细胞分裂引起的。

在美国，对激素有反应的肿瘤新生物占新诊断男性肿瘤的 35% 以上，女性肿瘤的 40% 以上。在乳腺癌患者中，乳腺癌的生长通常受到类固醇激素调节。更年期妇女，长期服用雌激素可能增加患乳腺癌的风险。在卵巢未被切除的妇女，应用雌激素的总量达 1 500 mg 以上，其发生乳腺癌的风险是未使用者的 2.5 倍以上。血清中总的和游离的雌二醇较高，可以明显增加乳腺癌的发病风险。目前临床常进行肿瘤细胞中雌激素受体（Estrogen Receptor，ER）或孕激素受体（Progesterone Receptor，PR）的浓度测定，用于判断抗激素治疗是否有效及判断预后。在男性中，前列腺癌是发病率最高的恶性肿瘤之一。前列腺的主要危险因素主要是年龄。虽然对前列腺癌及循环血中睾酮水平的前瞻性研究目前尚无明确结论，但有动物实验表明，皮下注射一定剂量的外源性睾酮可以增加老鼠的发病率。

五、遗传因素

除了外界因素外，机体本身的因素与恶性肿瘤的发生的关系也不容忽视，特别是机体的免疫系统和遗传背景，不仅影响机体对恶变细胞的识别和排斥，而且影响机体对损伤DNA修复和致癌剂（或致癌前体）生物转化的速率，约5%的人类肿瘤呈现家族遗传性。近10年来，癌基因、抑癌基因和肿瘤凋亡相关基因的研究成为热点。

（一）癌基因与原癌基因

原癌基因的激活及抑癌基因的失活是肿瘤发生的分子基础，现认为，肿瘤是多种癌基因多阶段途径协同作用的结果。癌基因是指细胞内或病毒内存在的，能诱导正常细胞发生转化，使正常细胞获得一个或多个新生物特性的基因。

在进化过程中这类基因高度保守，属于看家基因。按照原癌基因的结构，产物的功能及所在位置，将已知的细胞癌基因分为下列四类：①蛋白激酶类；②信息传递蛋白类；③生长因子及其受体类；④核内蛋白类。细胞癌基因普遍存在于各种细胞，在正常情况下的表达有时间、空间的限制，参与细胞分化及增殖，正常细胞中的原癌基因和肿瘤细胞中的癌基因的核苷酸顺序十分相似。后者可使NIH3T3细胞恶性转化，前者经激活后才具有转化能力，说明在正常情况下细胞原癌基因不致癌，生理条件下内外环境中的某些刺激可激活癌基因，从而调节细胞的生长、分化和信息传递。因此，癌基因并不是肿瘤所特有，而是细胞的生长、分化和信息传递基因，是细胞的正常基因，只有在异常表达或发生突变时，才会导致肿瘤发生。细胞癌基因的生理功能主要表现为两方面：一是调节细胞生长；二是参与细胞分化和发育过程。虽然细胞癌基因的表达产物和表达方式不同，但具有作用相关性，它们在时间、空间上协同作用，能维持并协调细胞的正常增殖与生长发育。具有正常生理功能同时又具有潜在致癌能力的原癌基因，其致癌潜能的发挥，通常需要首先被激活。常见的激活因素有病毒、化学物质、辐射等。激活的机制可分为两大类：一类是由病毒诱导的活化，如反转录病毒感染动物细胞后，得到一个动物细胞的原癌基因顺序，并把它整合进自己的基因组内，这样原癌基因便被激活。反转录病毒感染动物细胞后，也可将它本身基因组内的一个强大增强子或启动子插入动物细胞原癌基因的附近或内部，使原癌基因激活。另一类是非病毒诱导的活化，如点突变基因扩增和染色体重排。

1. ras 基因

事实上，ras 基因参与多种肿瘤的发生发展，只不过突变率相差很大。①不同肿瘤类型，ras 基因的突变率相差明显，最高可达 90%（胰腺癌），其次是甲状腺癌（53%）和结肠癌（47%）。②突变 ras 基因的种类与某些肿瘤类型密切相关，即有优势激活现象。如胰腺癌、结肠癌、肺癌等以 K-ras 突变为主，造血系统肿瘤多发现 N-ras 的突变，泌尿系肿瘤则以 H-ras 突变为主。目前的资料表明，H-ras 和 K-ras 的表达不仅与膀胱癌、肾盂癌、肺癌、结肠癌有密切的关系，而且也与胆囊癌、胰腺癌、肾母细胞癌、慢性淋巴细胞白血病、黑色素瘤形成密切相关。N-ras 表达水平上升虽然主要发生在造血系统的恶性肿瘤中，如 APL、AML、BL，但在神经母细胞瘤、纤维肉瘤、横纹肌肉瘤中的表达也有一定的上升，并可能是这些肿瘤形成的主要原因。因此，检测 ras 突变对了解肿瘤的发生发展，以及监测恶性肿瘤的治疗效果具有重大意义，对临床工作具有重要指导意义。

2. myc 癌基因

C-myc 基因是 myc 基因家族的重要成员之一，C-myc 基因既是一种可易位基因，又是一种受多种物质调节的可调节基因，也是一种可使细胞无限增殖，获永生化功能，促进细胞分裂的基因。myc 基因参与细胞凋亡，C-myc 基因与多种肿瘤发生发展有关。

myc 基因定位于染色体 8q24，IgH、JgK、Jgλ 链的基因位点分别在 14q32、2p13 和 22q11，在 BL 细胞中往往出现 C-myc 基因位点与 Ig 基因位点之间的易位，即 C-myc 易位到 Ig 位点的高活性转录区，从而组成一个高转录活性的重排基因，启动 C-myc 转录，使 C-myc 表达增强，促进细胞恶变，最后导致肿瘤的发生。

C-myc 基因主要通过扩增和染色体易位重排的方式激活，与某些组织肿瘤的发生、发展和演变转归有重要关系。在不同的人体肿瘤细胞系中，包括粒细胞性白血病细胞系，视网膜母细胞瘤细胞系，某些神经母细胞病细胞系，乳腺癌细胞系及某些肺癌细胞系，已发现 C-myc 或 C-myc 相关序列的扩增，在人结肠癌细胞系中也观察到 C-myc 基因的扩增。C-myc 癌基因已在成骨肉瘤、软骨肉瘤、脊索瘤、脂肪肉瘤、横纹肌肉瘤中发现扩增，还发现 ras 与 myc、sis 与 myc、myc 与 fos 具有偶联激活、协同致瘤作用。

（二）原癌基因激活成为癌基因的机制

1. DNA 重排

促进子插入具有高活性的启动子或加强子，使原癌基因持久、过量地表达。这种启动子或加强子可来自细胞外（外源性），也可以来自细胞内，预计细胞内某种基因的启动子或加强子由于染色体易位亦可能产生同样的作用，但直接的证据尚有待充实。染色体易位是原癌基因 DNA 重排的典型例子,断裂的原癌基因(上游区)与另一基因的促进子(或加强子)重组而得到激活。人 B 淋巴瘤中免疫球蛋白基因与 C-myc 的重排,使 C-myc 激活。过去归之于免疫球蛋白基因的加强子对 C-myc 的作用,目前有证据表明 C-myc 的激活可能另有其他的原因。

负调控区的失活或丢失:已有证明,不少原癌基因,如 C-myc、C-fos、小鼠 C-mos 等在旁侧顺序具有抑制转录启动的负调控区,人 C-myc 的负调控区在 55′端 428-1 188bp 处,而在 B 淋巴瘤中,该区发生多点突变或部分丢失。关于 ras 基因族,Duesberg 认为 I 号外显子被切断时,ras 基因即被激活,但还有待更多实验证据支持。

2. 基因放大

基因扩增,可导致基因过量表达。在人体肿瘤中,如人肝癌中出现 N-ras 重排及其基因放大,小细胞肺癌中 C-myc 及 L-myc 基因放大与癌转移可能有关。神经母细胞瘤中 N-myc 基因放大明显与病程发展有关,基因放大一般被认为与恶性演进有关,未必是恶性变早期的改变。

3. 点突变

在人体肿瘤中,已从膀胱癌、小细胞肺癌(Ha-ras、Kit-ras),胃癌(N-ras)、乳腺癌(Ha-ras)中证明在 12 或 61 号编码子出现点突变,从而引起一个氨基酸的置换。上述突变可使其编码的蛋白 P21 的 GTPase 酶活性明显下降,从而影响 P21 的生物学活性。

4. 其他调控的异常

反式调控系统:已证明某些基因产物,包括病毒 HTLV-I、H 中 TAT(LOR)区、SV40 中的某些片段,RSV 的 gag 区,可以影响其他基因的转录,原癌基因很可能会接受其他基因(包括病毒的基因物)的控制或影响。值得注意的是 V-myc 进入细胞后,可关闭细胞本身 C-myc 的表达,同时,C-myc 激活后亦可使另一个正常表达的 C-myc 等位基因关闭,提示 C-myc 产物对 C-myc 的转录发生 trans 的负控制。

转录后的调控异常:如成纤维细胞在生长因子处理后,C-myc 的 RNA 量增高并非转录水平的改变,生长因子作用前后的细胞转录水平相同,显然是 mRNA 转录后加工或稳定性的改变,基因的转录后调控目前了解甚少。

(三)抑癌基因

在恶性肿瘤发病过程中,除了癌基因起作用外,还涉及另一类基因,即肿瘤抑制基因或称抗癌基因,是一类抑制细胞生长和肿瘤形成的基因,在生物体内与癌基因功能相抵抗,共同保持生物体内正负信号间相互作用的相对稳定。抑癌基因的失活和癌基因的激活都是癌化过程的一部分。抑癌基因主要有以下功能：①诱导终末分化；②维持基因稳定；③触发衰老，诱导细胞程序性死亡；④调节细胞生长；⑤抑制蛋白酶活性；⑥改变 DNA 甲基化酶活性；⑦调节组织蛋白酶活性；⑧调节血管形成；⑨促进细胞间联系。癌基因受内外多种因子的激活，使细胞生长分化失控，增强了细胞瘤性转化的可能性；当抑癌基因失活时，进一步加剧细胞瘤性转化，最终导致了细胞癌变的发生。恶性肿瘤转移是肿瘤患者死亡的主要原因，它涉及肿瘤细胞与宿主之间错综复杂的关系。目前认为，肿瘤细胞转移基因的激活和转移抑制基因失活，可诱发肿瘤细胞转移表型而导致转移的发生，原发部位肿瘤组织中具有转移潜性的细胞群是肿瘤转移的细胞生物学基础。

到目前为止，发现的癌基因已有 100 多个，抗癌基因有 7 个，转移基因及转移抑制基因各有一些。它们的发现和深入研究，提高了人们对恶性肿瘤的发生、发展规律，以及对细胞增殖与分化的调控机制和浸润转移机制的认识。

1. P16 基因

P16 基因又叫 MTS 基因，是 1994 年美国冷泉港实验室 Kamb 等发现的抗癌基因，是细胞周期中的基本基因，直接参与细胞周期的调控，负调节细胞增殖及分裂，在人类 50% 肿瘤细胞株发现有纯合子缺失、突变，故认为 P16 是比 P53 更重要的一种新型抗癌基因。有人把它比作细胞周期中的刹车装置，一旦失灵则会导致细胞恶性增殖，导致恶性肿瘤发生。P16 基因已经在肺癌、乳腺癌、脑肿瘤、骨肿瘤、皮肤癌、膀胱癌、肾癌、卵巢癌和淋巴瘤、黑色素瘤中发现纯合子缺失以及无义、错义及移码突变，表明 P16 基因以缺失、突变方式广泛参与肿瘤形成。检测 P16 基因有无改变对判断患者肿瘤的易感性以及预测肿瘤的预后，具有十分重要的临床意义。

2. P53 基因

P53 基因是迄今发现与人类肿瘤相关性最高的基因。在短短的 10 多年里，人们对 P53 基因的认识经历了癌蛋白抗原、癌基因到抑癌基因的三个认识转变，现已认识到，引起肿瘤形成或细胞转化的 P53 蛋白是 P53 基因突变的产物，是一种肿瘤促进因子，它可以消除正常 P53 的功能，而野生型 P53 基因是一种抑癌基因，它的失活对肿瘤形成起重要作用。P53 正常功能的丧失，最主要的方式是基因突变。P53 突变可分为三类：①零突变：即突变体无功能，不参与相互作用；②负突变：即失去负调控功能，并能使野生型失活，但并不直接参与致癌；③正突变：失去负调控功能，并获得转化能力，这种突变体可在细胞恶性转化中代替癌基因起启动作用。

P53 基因与人类 50% 的肿瘤有关，目前发现的有肝癌、乳腺癌、膀胱癌、胃癌、结肠癌、前列腺癌、软组织肉瘤、卵巢癌、脑瘤、淋巴细胞肿瘤、食管癌、肺癌、成骨肉瘤等，人类肿瘤中 P53 突变主要在高度保守区内，以 175、248、249、273、282 位点突变最高。

3. RB 基因

RB 基因是第一个被发现的人体中的抑癌基因，即视网膜母细胞瘤基因。基因所编码的蛋白与核内的一些转录因子相结合。这些转录因子也是蛋白质，与 RB 基因发生特异结合，启动一套由结合位点所调控的基因的表达。myc 基因的蛋白产物也是一种转录因子。RB 产物与 myc 产物的结合属于细胞正常的生理功能，而在肿瘤细胞中发生了突变的 RB 蛋白不能与 myc 蛋白结合，故推断肿瘤细胞中因 RR 蛋白与 myc 转录因子不能结合，因而引起细胞转化。已发现 RB 基因的缺失和突变及其引起 RB 蛋白失活，伴同许多恶性肿瘤的发生，包括视网膜母细胞瘤、骨肉瘤、乳腺癌和肺癌等。另外，由致癌病毒，如一些腺病毒、乳头状瘤病毒和 SV40 病毒所产生的转化蛋白，可与 RB 基因产物结合，阻断后者的抗肿瘤作用。总之，肿瘤的发生、发展涉及多方面、多层次的问题。从本质上来讲，是那些调控细胞生命最基本活动的基因，如癌基因、抑癌基因、凋亡相关基因等出现异常改变所致。癌基因所编码的生长因子、生长因子受体、第二信使以及调节基因表达的转录因子对细胞生长、增殖、发育、分化起着重要作用，而抑癌基因、凋亡相关基因对细胞增殖、生长起调控作用，以维持基因间的平衡，若这种平衡被打破，则可能导致肿瘤的发生。

六、免疫因素

原发性和继发性免疫缺陷者容易发生肿瘤，尤为淋巴组织肿瘤。这可能与对致癌病毒易感或缺乏对慢性抗原刺激反应的正常反馈机制有关。继发性免疫缺陷见于医源性免疫缺陷，如长期应用免疫抑制剂的器官移植患者易发生肿瘤，大量化疗、放疗引起的免疫抑制可能在原有肿瘤被有效治疗的同时发生另一种肿瘤。这可能是由于长期或大量使用免疫抑制药物损害淋巴网状系统免疫监视功能，降低机体对肿瘤细胞或突变细胞的监视作用所致。然而，免疫系统可能有刺激肿瘤生长的作用，这种刺激效应可能是由于淋巴细胞激活其他产物对肿瘤生长的直接作用所致。人们目前尚不清楚在肿瘤中刺激性或抑制性反应何者占优势，这些可能与肿瘤抗原的特征、抗原递呈方式以及宿主免疫细胞相互作用的初始部位有关。

肿瘤的免疫治疗是肿瘤生物治疗的基础，在肿瘤的综合治疗中发挥着重要作用。肿瘤的免疫治疗分为主动免疫治疗和被动免疫治疗两种类型。主动免疫治疗是指用制备抗原刺激肿瘤宿主，使宿主发生免疫反应，从而消除肿瘤或抑制肿瘤的生长。主动免疫治疗又可以分为非特异性主动免疫治疗和特异性主动免疫治疗两种。早期的肿瘤免疫治疗多应用非特异性主动免疫，该方法要用免疫佐剂进行免疫刺激，如卡介苗、短小棒状杆菌、左旋咪唑等。用肿瘤细胞或肿瘤细胞提取物进行治疗也须和免疫佐剂联合使用。这些免疫治疗大多数不成功，现在很少使用。早期开发肿瘤疫苗进行肿瘤主动免疫现仍是研究的热点，目前尚无实质性的突破。在肿瘤被动免疫中使用独特的单克隆抗体治疗 B 细胞淋巴瘤和 T 细胞白血病已取得了令人满意的效果，是肿瘤治疗今后研究的方向之一。

肿瘤的发生、发展和治疗均与机体免疫因素有关，然而免疫抑制并不导致常见的肿瘤增多，而是少见的淋巴网状系统及与病毒相关的恶性肿瘤显著增多。因此，为肿瘤患者设计免疫治疗计划方案时，要警惕由此造成的免疫抑制或免疫缺陷导致新的肿瘤的发生。

第三节　肿瘤的发病机制

一、微生物与肿瘤

高等生物是由不同体细胞组成的功能性器官系统。正常体细胞的生长和分化在基因水平受到系统、精确的调控。但在物理、化学或生物因素的作用下，它们可能发生调节失控，其中一部分细胞获得自我生长能力，在其所在组织部位异质性增生形成肿瘤。微生物感染是生物致瘤的重要因素之一，由微生物感染引发的肿瘤占整体肿瘤发生率的 20%左右。

（一）人类致瘤病毒

1. 致瘤病毒的发现

每一类致癌反转录病毒都以一种特殊的机制引发肿瘤。反转录病毒引发癌症是因为它们的基因组包含转导细胞的基因，当在宿主细胞内表达时就变为癌基因（这些基因编码的蛋白能引起转化或肿瘤发生）。这种病毒所携带的能使细胞发生恶性转化的基因称为病毒癌基因，其在正常细胞的副本称为细胞癌基因。在另一种情况下，当病毒整合到宿主细胞基因组的原癌基因附近，原癌基因的转录就会被不恰当地激活。研究反转录病毒的癌基因及原癌基因对于我们理解肿瘤的起源具有重要意义。

2. 与人类肿瘤相关的病毒

目前认为，由微生物感染引发的肿瘤占整体肿瘤发病率的 20%左右，对于某些肿瘤如宫颈癌、肝癌，病毒感染是其发病的主要诱因。

多瘤病毒是普遍存在于小鼠的一组病毒，最早从恒河猴肾细胞分离到的多瘤病毒即 SV40（Simian Virus 40），最近对人类 BK 病毒和 JC 病毒的特性研究也证实，将这些病毒注射到新生小鼠，可产生肿瘤。多瘤病毒广泛存在于不同种类的哺乳动物体内，病毒可在不同种属来源的培养细胞中生长、繁殖。多瘤病毒在增殖性感染期间，病毒早期基因利用另一剪切方式合成重叠蛋白质，即所谓 T 抗原，这种具有种属多样性的 T 抗原在溶原性病毒感染周期中功能各异，有的是协助激活晚期基因表达，有的增加病毒 DNA 的复制速率。多瘤病毒转化细胞时能以部分或者全部病毒基因组的形式整合到细胞染色体，这些整合到细胞染色体的病毒基因一般是早期基因。SV40 的 T 抗原与细胞蛋白产生反应，具有转化细胞的功能。

（二）致瘤病毒的类型

1. RNA 致瘤病毒

RNA 致瘤病毒在分类上属于反转录病毒科。反转录病毒生活周期是以 RNA 和 DNA 为模板进行遗传物质的扩增。首先病毒感染细胞后，利用宿主细胞的 RNA 聚合酶将病毒 RNA 反转录成单链 DNA，然后合成双链 DNA，最后整合到宿主基因组中，此时双链 DNA 可转录成感染性 RNA，以这种方式整合到染色体的病毒基因参与了反转录前病毒颗粒的产生，当其与人群接触时可横向传染新的人群。因此，反转录病毒是通过垂直或纵向传递遗传物质（病毒将遗传物质整合到宿主染色体形成原病毒，然后将病毒遗传物质传给后代），其形式不同于 DNA 病毒的横向感染（即通过受感染的宿主细胞传播给邻近的细胞）。

由于病毒的基因组结构差异，根据体外培养中是否需要辅助病毒产生完整的病毒颗粒又可分为非缺陷型和缺陷型 RNA 致瘤病毒。带有 src 癌基因的肉瘤病毒含有完整的 gag、po1 与 env 基因，属于非缺陷型病毒；缺陷型 RNA 致瘤病毒基因结构缺失 po1 和 env 基因，但含有与病毒致瘤相关的癌基因，需要在辅助病毒的协助下才能产生完整的病毒颗粒。RNA 致瘤病毒根据在动物体内的致瘤能力及时间分为急性和慢性 RNA 致瘤病毒。急性 RNA 致瘤病毒接种动物后 3~4 周可诱发肿瘤；慢性 RNA 致瘤病毒导致动物发生肿瘤的过程可达 5~12 个月时间周期，它们不携带癌基因，只能通过 LTR（Long Terminal Repeat，长末端重复序列）整合到宿主细胞的 DNA，使插入部分以下的基因过度表达而引起肿瘤。反转录病毒的致瘤机制并不是唯一的。一个重要的例子是 HIV-1 反转录病毒，它可以感染 CD4 受体阳性的 T 淋巴细胞，杀死 T 细胞，摧毁机体免疫系统，这就是所谓的艾滋病。艾滋病患者免疫机能的下降增加了其他继发性疾病发生的机会，包括卡波氏肉瘤。

2. DNA 致瘤病毒

DNA 病毒感染细胞后立即启动早期基因的转录，这些早期基因的表达产物通常是激活中、晚期基因表达的转化蛋白。DNA 病毒基因组由单链、双链或部分双链的核苷酸组成。带有双链 DNA 基因组的病毒可以分成 22 个家族，其中感染哺乳动物的病毒有腺病毒科、疱疹病毒科、乳头瘤病毒科、多瘤病毒科及痘病毒科。这些双链 DNA 基因组有线型的也有环形的。这些病毒 mRNA 的合成依赖于宿主的 RNA 聚合酶。带有部分双链 DNA 的有缺口的病毒基因组，如嗜肝 DNA 病毒科，其缺口要在 mRNA 合成之前修补成完整的双链。合成的 RNA 作为带缺口 DNA 基因组复制的模板，该过程需要病毒编码的反转录酶，类似于反转录病毒。目前和人类肿瘤发病相关的 DNA 致瘤病毒有 EBV、HPV、HHV8、HBV 等，它们分别可引起鼻咽癌、宫颈癌、Burkitt 淋巴瘤、肝癌等肿瘤。

（三）微生物的致瘤机制

尽管致瘤病毒归属不同家族，但它们仍然有许多共同特征。理论上讲，任何病毒只要能编码蛋白促进细胞周期的进行或抑制细胞凋亡，就有转化细胞并导致肿瘤发生的潜能。致瘤病毒一个很重要的特性就是病毒具有感染却不杀伤宿主细胞的能力。有的病毒能诱导分泌某些蛋白或细胞因子从而刺激未感染细胞生长，诱导组织增生，或者下调免疫系统对感染细胞的杀伤作用，这类病毒也有导致肿瘤发生的潜能。

近年来，研究者提出了很多解释病毒导致癌症的机制理论。其中最为广泛接受的一个理论认为：当致瘤病毒感染细胞后，其遗传物质往往会整合到细胞的染色体上，引起细胞癌变，这种现象也叫细胞转化。转化作用可使细胞生长不受控制，并最终形成肿瘤。已有的研究表明，病毒转化细胞是一个独立发生的过程。单个病毒颗粒感染易感细胞就足以引起转化，而且在转化细胞中会存在全部或部分病毒基因组，一般都伴有特异病毒序列的持续表达。当特定的病毒基因表达后，转化细胞不再需要（部分反转录病毒除外），也不会产生感染性病毒颗粒。更重要的是，病毒转化蛋白只通过有限的几种分子机制来改变细胞的增殖特性。

1. 病毒癌基因

基于病毒癌基因与细胞基因的序列相似性不同，将病毒癌基因分为两类：第一类病毒癌基因的成员与细胞基因具有非常高的相似性，例如转导型反转录病毒及一些疱疹病毒。很显然，这些病毒癌基因的序列是由病毒从感染的细胞基因组上捕获而来。细胞原癌基因在进化过程中高度保守，大量研究发现许多脊椎动物的原癌基因与酵母具有同源性。因此可以断定，这些基因的产物必定具有对于真核细胞不可缺少的功能。并且，单拷贝的病毒癌基因足以使感染的细胞转化，表明其功能一定超过了与其同源的原癌基因。因此病毒癌基因是显性转化基因。第二类病毒癌基因的成员与细胞基因没有明显的相关性，但是这些基因的编码产物包含的短氨基酸序列在细胞蛋白中也存在。至于这种癌基因的真正起源仍不清楚。

2. 致瘤病毒 DNA 的整合

被致瘤病毒转化的细胞核中通常保留了病毒 DNA，这些 DNA 序列是感染的 DNA 基因组的全部或部分序列，或者是在反转录病毒感染的细胞中合成的前病毒 DNA。病毒 DNA 的整合作用指某些致瘤病毒感染细胞后，其遗传信息整合到宿主细胞核的基因组中，并能够作为正常细胞的一部分随细胞的增殖由亲代垂直传递给子代。病毒整合酶对前病毒 DNA 的整合是反转录病毒生命周期的重要一步。这种前病毒可随机整合于细胞 DNA 的任何位点，但保持病毒基因与对照序列的固定顺序。如果病毒携带的病毒癌基因可使细胞发生癌变，那么它整合于细胞基因组的哪个位点并不重要（前提是病毒转录子不会被细胞染色体的转录惰性区域所屏蔽）。否则，病毒整合于细胞基因组的特定区域是诱导肿瘤发生的关键，病毒通过激活整合位点附近的癌基因表达而促进细胞转化。

病毒 DNA 在转化的细胞中存在的第二种机制是以一种稳定的染色体外附加体存在，例如 B 细胞 EB 病毒和乳头瘤病毒。伴随着细胞 DNA 的合成，病毒基因组也进行复制，并有秩序地将复制的病毒 DNA 分配到子代细胞，从而在每个细胞中保持有几十到上百个拷贝的病毒附加体。因此，为了持久改变细胞生长性状，除了需要病毒直接调控细胞生长和增殖的编码基因，还需要病毒进行附加体复制的编码基因。

3. 微生物蛋白的细胞转化功能

很多病毒可以通过病毒信号转导蛋白调控被感染细胞的生长和增殖。一些疱疹病毒的基因组能编码启动信号转导的膜蛋白，这一机制在 EB 病毒的潜伏膜蛋白 1（LMP1）中研究的较为透彻。LMP1 是与人 B 淋巴细胞永生化相关的几个病毒基因产物之一，这个病毒蛋白能抑制培养的表皮细胞的分化，能在已建立的啮齿目成纤维细胞系中诱导出典型的转化表型。LMP1 是一个细胞膜整合蛋白，作为组成性活化的受体起作用。在缺乏任何配体的情况下，LMP1 蛋白发生寡聚化，在细胞膜上形成通道，活化细胞转录调节因子 NF-kB。LMP1 蛋白能与活化的肿瘤坏死因子受体家族成员结合相同的胞内蛋白。当定位在细胞膜上时，仅 LMP1 C 末端的胞内结合区就足以引起 B 细胞的永生化和细胞转录调节因子的活化。研究认为 LMP1 激活了信号通路，使 NF-kB 从其胞浆抑制子上释放出来，从而入核启动基因转录。在其他的 EB 病毒蛋白缺失的情况下，LMP1 的持续性信号传递可引起细胞性质及基因表达的改变，这些改变与被 EB 病毒感染发生永生化的原代 B 细胞的典型变化一样。这些变化包括某些细胞黏附分子丰度的增加，以及随之引起的细胞黏附和凝集的增加。在被感染的细胞中，转录激活因子 EBNA-2 蛋白确保 LMP1 的产生。EBNA-2

蛋白也能刺激若干细胞基因的转录，这些细胞基因编码可能影响细胞生长的蛋白，如 Fgr 酪氨酸激酶。另一个病毒膜蛋白 LMP-2A，能提高 LMP1 稳定性，从而增强它的信号传递。

嗜肝病毒的 DNA 片段可插入宿主基因组中，这个特性在肿瘤的发展中起着重要作用。在 90% 患肝癌的土拨鼠中，myc 癌基因附近都有土拨鼠肝炎病毒 DNA 的插入，并伴随着这个癌基因家族成员的活化。越来越多的证据表明，插入的病毒 DNA 序列本身编码的蛋白能导致人肝癌的产生，其中一个是 X 蛋白，它就是由插入的病毒 DNA 编码合成的。乙型肝炎病毒 X 蛋白能够激活 NF-kB 及其他通路，促进细胞基因的转录，包括原癌基因。某些条件下，它能够抑制外界信号引起的凋亡。同时病毒 X 蛋白还能增加转基因鼠对化学致癌物的敏感性，因此被视作一种肿瘤促发剂。人肝癌的发展需要较长的时间周期，这个过程会发生一些低概率事件，可能有病毒 X 蛋白和肝癌细胞中其他蛋白的参与。而病毒蛋白和其他因子在肝癌的发生中所起的作用，如免疫损伤等，也都还需要进一步验证。

人乳头瘤病毒的两种亚型（HPV16、HPV18）编码的蛋白 E6 和 E7 可引起被感染细胞的永生化，诱发产生宫颈癌。E6 通过 E6AP-泛素途径降解 P53 蛋白，而 E7 则导致 pRB 的降解。这两种机制导致两个非常重要的抑癌基因 P53 和 RB 失活，促进细胞的恶性转化。

4. 微生物与肿瘤的转化医学

既然微生物感染在癌症发生过程中起着至关重要的作用，那么通过预防感染、开发新的抗微生物药物则能达到控制肿瘤发生的目的。另一方面，利用某些病毒在肿瘤中特异性繁殖的特点，可以开发溶瘤病毒进行肿瘤治疗。

（1）疫苗

疫苗是为了预防、控制传染病的发生、流行，用于人体预防接种的预防性生物制品。疫苗制作的原理，是将病原微生物（如细菌、立克次氏体、病毒等）经过人工减毒、灭活，或利用基因工程的方法制备微生物蛋白并用于预防传染病。疫苗保留了病原微生物刺激动物体免疫系统的特性，又去除了微生物的致病性。当动物体接触到这种不具伤害力的病原微生物后，免疫系统便会产生一定的抗体等保护物质；当动物再次接触到这种病原微生物时，动物体的免疫系统便会依循其原有的记忆，激活二次应答来阻止病原微生物的伤害。疫苗的发明是人类发展史上一件具有里程碑意义的事件。威胁人类几百年的天花病毒在牛痘疫苗出现后便被彻底消灭了，迎来了人类用疫苗迎战病毒的第一个胜利。目前用于人类疾病防治的疫苗有 20 多种，根据技术特点分为传统疫苗和新型疫苗。传统疫苗主要包括减毒活疫苗和灭活疫苗，新型疫苗则以基因工程疫苗为主。

（2）抗病毒药物

除了疫苗之外，新型抗病毒药物的出现也为抑制病毒复制、预防病毒致癌提供了新的思路。以丙型肝炎病毒（HCV）为例，HCV是一种RNA病毒，可以引起肝脏炎症，导致肝功能损伤或肝衰竭。大多数HCV感染患者直到肝损伤变得比较明显时才出现症状，这一过程可能需要几年的时间。一些慢性HCV感染患者多年以后会出现瘢痕及肝硬化，可导致出血、黄疸、肝腹水、感染或肝癌等并发症。

（3）溶瘤病毒

溶瘤病毒是一类具有复制能力的肿瘤杀伤型病毒。其原理是通过对自然界存在的一些致病力较弱的病毒进行基因改造制成特殊的溶瘤病毒，利用靶细胞中抑癌基因的失活或缺陷从而选择性地感染肿瘤细胞，在其内大量复制并最终摧毁肿瘤细胞。目前研究最深入的溶瘤病毒包括腺病毒和Ⅰ型单纯疱疹病毒（Herpes Simplex Virus，HSV）等。溶瘤病毒通过细胞表面分子入侵到肿瘤细胞中，因而溶瘤病毒治疗的有效策略之一就是要改造出具有特异性的溶瘤病毒，再以那些在肿瘤细胞中过度表达的特异性受体为靶向，使病毒入侵到肿瘤细胞中并行使后续的各项功能。目前，多种溶瘤病毒正在进行临床实验。

二、化学、放射致癌

（一）化学致癌

人们认识化学物致癌是从观察特殊职业人群的肿瘤发病率开始的。早期发现伦敦扫烟囱工人中阴囊皮肤癌以及化学和橡胶厂工人中膀胱癌的发病率明显增加。20世纪初，日本学者通过煤焦油涂擦兔耳的实验，首次证实了化学物质的致癌作用。进一步研究发现，化学致癌物与DNA结合是化学致癌的关键。目前研究表明，不良居住环境和生活方式的长期暴露是人类癌症发生风险的主要决定因素；而宿主患癌风险高低与自身的遗传易感性密切相关，这主要取决于机体对致癌物的代谢能力，DNA修复能力以及对肿瘤促进剂的反应等。

（二）放射致癌

在物理致癌因子中，有直接证据的包括电离辐射、紫外线（Ultraviolet Light，UV light）和石棉等。这些因素的致癌性已十分明确。紫外线主要来自太阳辐射，与人类皮肤癌的发生相关。虽然石棉纤维含有化学成分，但因为它们致癌的主要原因是其物理作用，通常归为物理致癌物。

1. 电离辐射的分类及概念

电离辐射的暴露可来自天然或人为因素。天然的射线主要来自自然界的土壤、岩石、植物以及建筑材料等。其中，氡是最大的天然辐射源之一。另外，我们还暴露在宇宙辐射中，高海拔地区居住的人遭受的宇宙辐射高于海平面地区。这些天然的辐射又称为本底辐射。根据海拔、地理、房屋建造的主要建材类型的不同，本底辐射各不相同。

人源性的辐射暴露是另一重要的辐射来源。绝大多数人为的辐射源来自医疗，包括影像诊断、核医学和肿瘤放射治疗。这些辐射源射线主要是 γ 射线、X 射线和电子线。γ、X 射线属电磁辐射，电子、质子、α 粒子和中子射线属于粒子辐射。电磁辐射和粒子辐射统称为电离辐射。依据射线在组织中沿着次级粒子经迹上的线性能量传递大小（Linear Energy Transfer，LET），可以将射线分为低传能线密度（或称为低 LET 射线）和高传能线密度（或称为高 LET 射线）。

2. 电离辐射的损伤与修复

电离辐射作用于细胞导致 DNA 的损伤，主要表现为单链断裂和双链断裂。哺乳动物细胞的放射损伤常分为三种：

（1）亚致死性损伤

细胞受到辐射后，在一定时间内能完全修复的损伤。

（2）潜在致死性损伤

细胞受到辐射后，在适宜条件下，损伤能修复，否则这种损伤将转化为不可逆损伤。

（3）致死性损伤

细胞所受的辐射损伤在任何情况或条件下都不能修复。

3. 辐射致癌的机制

辐射初期会引发与细胞衰老和端粒缩短相关的克隆性端粒不稳定的自然过程。由于辐射相关的端粒重排和不稳定的染色体易位连接，辐射后一部分错配的基因损伤会倾向于在其子代中出现第二次改变。某些放射相关癌症的发生即与这种病理过程有关，这在乳腺癌中已得到证实。

基因的不稳定性，特别是功能异常的端粒更倾向于与辐射诱导的双链断裂相互作用，增加了错配的可能性。这种情况在单链断裂和双链断裂相对不足或低剂量时特别重要。这可解释在小于 50cGy 辐射时诱导的基因不稳定性呈剂量依赖的关系，而当剂量更高时，诱导的不稳定性则不依赖于剂量而呈平台方式。

单个细胞启动进展成肿瘤的可能性受到周围组织细胞和全身宿主因子的影响，而辐射能影响细胞-细胞、细胞-组织以及宿主因素之间的相互关系。目前的研究主要集中在辐射参与肿瘤发生进展的调节机制。

4. 传能线密度辐射与患癌风险

（1）低传能线密度辐射

理解患癌风险与辐射剂量之间的关系对于评估一般人群在日常情况下遭受低剂量辐射暴露时的风险有重要意义。低剂量暴露下风险的准确评估，对于调整环境和职业暴露是十分必要的，特别是对于评估某些医用放射的利弊，并决定其是否使用或怎样使用，都具有重要的意义。典型的例子就是关于儿童进行 CT 扫描的风险评估。通常这种检测使人体所遭受的辐射剂量约是一般 X 线摄片的 10~15 倍，该剂量被认为可以直接增加癌症发生风险。儿童对辐射诱癌有较高的敏感性，而 CT 检查在儿科医学中的应用正逐渐增加。研究者正在评估这一潜在的风险，以决定是否对儿童患者尽量减少这种操作或降低所遭受的辐射暴露剂量。

根据在细胞和分子水平的辐射理论模型和流行病学与实验研究，主要有两种剂量反应模式：一种是线性模式，一种是线性-平方模式。顾名思义，线性模式是指辐射剂量与患癌风险成正比；线性-平方模式是指低剂量时患癌风险与辐射剂量成正比，而高剂量时其风险则与剂量的平方呈函数关系即表现为迅速的增加。两种模式均显示，在总的暴露剂量较低时（如小于 200 mGy），多分次的低剂量暴露所致的风险累加起来，与遭受总剂量相当的单次暴露所致的患癌风险相当。而在总剂量达到 2~3 Gy 时，线性-平方模式则提示了时间依赖的不同，单次高剂量的暴露较多分次剂量的暴露具有更高的风险。这提示，当总剂量达到或高于 2~3 Gy 时，分次给予比一次性给予的癌症发生风险要小。

（2）高传能线密度辐射

普通人群接受的高 LET 辐射最主要的来源是氡暴露。氡作为气体，能够从岩石和土壤中进入空气。地下的矿物，特别是铀矿，常含有高水平的氡气。氡具有辐射性，但化学上是惰性的和不带电的。而氡自发衰变释放出的次级射线粒子可吸附在灰尘颗粒上，当被人体吸入时，能沉积在肺，导致肺的 α 粒子辐射损伤。对遭受高剂量氡暴露的地下矿工的研究明确显示其肺癌发生风险的增加。这种风险是肺特异性的，没观察到其他实体瘤和白血病发病的增加。研究还提示了肺癌风险和氡暴露之间的线性剂量关系。有关从建筑物中遭受低剂量氡暴露的风险，目前还有争论。有分析数据证明肺癌风险是增加的，美国的相关研究和统计表明，有 10%~15% 的肺癌归因于氡。

经低剂量的高 LET 辐射后，细胞出现的旁观者效应也是目前研究重点。在旁观者效应中，被射线如 α 粒子直接击中的细胞，能发出信号给邻近的未被射线直接击中的细胞，这些信号使未受照射的细胞出现基因的损伤。这种机制仅发生在低剂量且仅部分细胞被直接击中的情况下。

更高剂量的高 LET 辐射不存在这种旁观者效应。这对理解氡和其他高 LET 辐射在低剂量时的效应具有重要的意义。关于低 LET 辐射在低剂量时是否有旁观者效应尚不清楚。

5. 辐射致癌的影响因素与遗传易感性

（1）年龄

暴露时的年龄是辐射诱导癌的易感性影响因素。甲状腺癌风险的增加主要是在儿童期遭受辐射暴露的人，然而在成人其风险很小甚至忽略不计。就乳腺癌而言，儿童和青少年风险最大；相比于年幼者，20 多和 30 多岁的年轻妇女的风险较低；对于大于 45~50 岁的妇女，则几乎没有影响。如果暴露发生在生命的早期，诱导急性白血病、结肠癌、中枢神经系统肿瘤和皮肤癌的风险更大。对整个患癌风险的估计是，幼童是成人敏感性的 10~15 倍。

20 世纪 50 年代中期发表的报告第一次提示，因诊断操作遭受宫内辐射暴露的孕妇，其子代儿童期患白血病和其他肿瘤风险增加。目前认为，宫内遭受每剂量当量的辐射暴露，儿童期患癌风险增加 6%。

（2）遗传易感性

多年来人们知道人群中存在有患自发性癌的高风险个体。通过对这些个体和其家族的研究，发现人类存在一系列涉及特异性肿瘤遗传易感性的基因，从中也发现了许多癌症病理发生的重要概念。

存在这种易感性的个体，其一生中发生特异性肿瘤的概率超过 50%，某些情况下更高。幸运的是，影响这种癌易感性的突变相对罕见。通常在人群中，已知的高外显基因能够解释的癌症约占癌症总数的 5%，但尚不清楚普通人群中更常见的低外显突变或多态性对患癌风险的潜在影响。用传统的流行病学的方法很难检测这些功能多态性的存在及其影响。但是动物模型和人类细胞水平的研究，显示了这种多态性的存在以及其对辐射诱导癌的影响。基于已知的辐射诱导损伤和癌症发生的机制，可以预见，与 DNA 双链断裂修复相关的基因和增加染色体畸变敏感性相关基因的改变是重点研究对象。

关于易感基因与辐射风险的一些重要信息来自放射治疗后第二原发癌的研究。研究显示对于，遗传性视网膜母细胞瘤的患者，其放射诱发的骨肉瘤和软组织肉瘤发病增加。对基底细胞癌综合征患者的研究显示，在受照射区基底细胞癌和卵巢癌的风险增加。另外，Li-Fraumeni 综合征的患者放射诱发的癌的风险也增加。在这些例子中，患者均有相应的抑癌基因的缺陷，如 RB 基因、PTCH 基因、P53 基因等。相似地，在 P53、PTCH 或 APC

基因杂合缺陷的小鼠动物模型也发现了辐射诱导癌的风险增加。来自人和鼠的资料均支持抑癌基因的生殖突变不仅增加自发性癌的风险，也增加辐射诱导癌的风险的观点。

另外，在运动失调性毛细血管扩张症中也发现辐射诱导癌，尤其是乳腺癌的易感性增加。运动失调性毛细血管扩张症是一种因为 ATM 基因缺失或突变引起的隐性遗传综合征，它对急性辐射的细胞杀伤效应具有高度敏感性。该基因是 DNA 损伤信号传导和反应途径的重要成员，该基因纯合缺失的患者其患癌或辐射诱导癌的风险均有增高。ATM 基因杂合突变个体的风险尚不确定，但这些个体对急性辐射效应的敏感性尚在正常范围。ATM 基因杂合性突变对患癌风险的影响也正在研究中。

总之，癌症的发生是一个多病因、多步骤的复杂过程，除了包括化学、物理、生物致癌因子等环境致癌因素的作用外，个体的遗传易感性在癌的发生和进展中起到了重要的作用。虽然对癌症的病因和发病机制目前还没有完全阐明，但随着医学科学技术研究的进步，癌症发生过程正变得逐渐清晰。环境致癌物是癌症发生的源头，认识和鉴定环境中的致癌物，了解致癌物在癌发生机制中的作用对癌症预防和治疗都具有关键性的意义。去除或减少环境中的致癌物是降低癌发生风险的有效方法。

三、癌基因与抑癌基因

（一）癌基因

癌基因是可以通过其表达产物在体外引起正常细胞转化、在体内引起癌瘤的一类基因，也称为转化基因。癌基因首先发现于以 Rous 肉瘤病毒为代表的反转录病毒中，随后人们发现，在正常细胞基因组中也存在与病毒癌基因相似的同源基因，这类基因无促癌活性，故称为原癌基因，其表达产物参与细胞增殖、分化等重要生理调节过程。当细胞受到各种生物、理化等因素作用时，原癌基因可通过突变、重组等发生结构或表达水平的异常，成为能促进细胞转化的癌基因，最终引起肿瘤的发生。

（二）抑癌基因

从 20 世纪 80 年代早期开始，科学家陆续发现了一组基因，其编码的蛋白能抑制细胞增殖或促进其凋亡，因此被称作"肿瘤抑制基因"，也称为抑癌基因，这类基因的失活或丢失能促进肿瘤的形成。经过近 30 年的努力，人们发现抑癌基因的失活与癌基因的激活一样，在肿瘤形成中起着非常重要的作用。如果抑癌基因的一个等位基因发生突变而失去活性，另一个等位基因仍能正常发挥作用；但如果另外一个等位基因也发生突变，那么该基因将丧失对细胞增殖的监控功能，导致肿瘤的发生。其中，第一个突变多半是遗传的，而第二个突变则可能在体细胞中随机出现。与癌基因明显的不同是：抑癌基因的作用往往是隐性的，而癌基因的作用则是显性的。

四、细胞信号通路与肿瘤

研究信号转导离不开通路。基于研究目的的不同，探讨的科学问题不同以及切入点不同，人们往往可以在不同的层次来分类和命名转导通路。例如，可以从细胞的生命活力、细胞的类型、受体的类型、激酶的类型等层次和方面研究细胞不同生命活动的信号转导，并以此命名不同的转导通路。

（一）酪氨酸激酶受体通路

酪氨酸激酶受体是细胞信号转导网络中最重要的传导通路之一。几乎所有的生长因子刺激细胞增殖的信号，以及大部分细胞因子的信号、抗原结合淋巴细胞表面受体诱发细胞各种反应，都离不开酪氨酸激酶受体通路。许多癌基因的产物也与酪氨酸激酶受体通路密切相关。

（二）G 蛋白偶联受体通路

G 蛋白偶联受体的激活方式是，当配体（如激素等）与受体膜外区结合后，触发受体构型发生变化。一方面，膜内区与受体相连的 G 蛋白中 α 亚单位从 β 亚单位的结合中游离出来，与 α 亚单位相连的 GDP 被水解，GTP 随即与之结合并使得 α 亚单位被激活，进而催化下游的效应子，如腺苷酸环化酶、磷脂酶等，产生出第二信使，如 cAMP、DAG 和 PIP3 等。另一方面，受体激活亚单位，再通过活化 Ras 蛋白，启动和激活 MAP 激酶通路。

（三）Wnt 信号通路

最早对 Wnt 通路的了解来自于对致癌病毒和过硬发育机制的研究。人们一般把 Wnt 基因编码产物所介导的信号转导通路称为 Wnt 信号通路。Wnt 信号通路在胚胎发育过程中具有重要作用，例如调节果蝇胚胎发育中体节及成虫盘模式的正确形成，爪蟾的背-腹模式和神经形成，决定细胞命运等。Wnt 通路异常将导致多种发育缺陷。研究结果还表明 Wnt 通路与人类一些常见恶性肿瘤如大肠癌、黑色素瘤、乳腺癌、肝细胞癌的发生和发展亦密切相关。在 Wnt 通路中，与人类肿瘤关系最密切的是 APC 基因，由于 APC 基因在肿瘤细胞中的表现形式（基因的两个拷贝都失活）具有隐性遗传的特征，所以是一个典型的抑癌基因。APC 基因和结肠癌的发生密切相关。它突变后可导致结肠上皮细胞过度增生，形成息肉，最终导致肿瘤的形成。大约 85% 散发性结肠癌中可检测到 APC 基因缺失或失活，而 APC 基因缺失或失活是结肠癌发生的早期事件。结肠癌细胞中 APC 的失活可直接导致 β-catenin 在核内的累积，导入正常的 APC 基因后该现象可消除。随后综合一些新发现，提出了一个揭示结肠癌、黑色素瘤发生的疾病模型，进一步解释了 APC 基因在肿瘤形成中的作用机制。APC 突变后，使其不能有效地与 β-catenin、GSK-3β 和 Axin 结合而形成复合物，β-catenin 降解受阻从而在胞内累积，随即进入核内，激活靶基因的表达。此外，β-catenin 氨基端的 Ser/Thr 磷酸化位点的突变也可影响其降解过程，造成胞内 β-catenin 水平升高，从而激活 Wnt 通路。

（四）其他重要的信号通路

近年来，在研究肿瘤发生发展的过程中，还有一些重要的信号转导通路是人们研究的热点，例如，Hedgehog 转导通路 Jntergrin 转导通路、TNF 和 Fas 转导通路、NF-kB 转导通路等。

五、肿瘤的侵袭与转移

恶性肿瘤的十大生物学标志有：持续的增殖信号使其保持长期的慢性增殖；能够逃避生长抑制因子对其增殖的负性调节；扰乱细胞内的能量供应保证肿瘤的恶性生长；对凋亡、自嗜、坏死等死亡途径的抵制，具有复制永生化特性；能诱导肿瘤周围血管生成为肿瘤提供营养输送及转移途径；活化侵袭及转移能力；基因组不稳定性及易突变性使得肿瘤的变异性很强；肿瘤周围经常发生促肿瘤发展的炎症；能逃避免疫系统的杀伤破坏作用，以及解除细胞能源调节。这些特性是恶性肿瘤危害人身体的根本因素，每个特性对恶性肿瘤的发生发展都起着重要的作用。其中比较显著的基本特性就是肿瘤的侵袭转移，也是近年来科研人员关注的肿瘤研究焦点之一。肿瘤侵袭转移是指恶性肿瘤细胞发展到一定阶段脱离原发肿瘤，通过脉管系统等转移至继发组织或器官且继续增长成与原发肿瘤同质的转移瘤的过程，转移性的肿瘤采用手术切除及放化疗等对原发肿瘤有效的手段，难以控制且复发的可能性更高，而转移也使得肿瘤可以侵害多种器官组织，因而肿瘤转移已成为临床中多数肿瘤患者最常见的致死原因。

侵袭主要是指癌细胞侵犯和破坏周围正常组织，进入循环系统的过程，同时癌细胞在继发组织器官中定位生长也包含侵袭过程。转移是指侵袭过程中癌细胞迁移到特定组织器官并发展成为继发性癌灶的过程。肿瘤侵袭转移是恶性肿瘤发展到一定阶段在多种基因及多种机制调节下的结果，虽然当前对肿瘤转移的机制认识还十分有限，肿瘤转移治愈的可能性依然很低，但是认识肿瘤发生发展和侵袭转移状态并采取积极的治疗新手段，新方法进行干预，对于恶性肿瘤的诊断治疗有着非常重要的意义。

（一）肿瘤转移的形成过程

90%癌症相关的死亡都同转移相关，肿瘤转移是指恶性肿瘤细胞脱离原发肿瘤，通过各种转移方式，到达继发组织或器官而继续增殖生长，形成同原发肿瘤性质相同的继发肿瘤的全过程，然而对于癌症发病转移机制的研究还有待进一步深入。

侵袭是肿瘤细胞基因组不稳定导致某些具有生长优势和侵袭性生长表型的恶性细胞克隆群体产生，并侵犯、破坏周围正常组织。转移是指侵袭过程中癌细胞迁移到特定组织器官并发展成继发性转移灶的过程。侵袭和转移是肿瘤转移过程中的两个不同阶段，侵袭在肿瘤转移早期以及肿瘤定植过程中都会发生，而转移则为肿瘤侵袭的最终结果。

肿瘤侵袭转移的实现依赖于多个调控机制，是一个多元调控体系共同调节的复杂过程。此过程的实现依赖于癌基因与抑癌基因的调控，通过转移相关基因的过表达或表达抑制，实现对整个转移过程的调节，这个过程中还会涉及肿瘤细胞表面结构、侵袭能力、黏附能力、产生局部凝血因子或血管形成能力以及代谢分泌功能的改变。这些肿瘤侵袭转移相关的调控机制和状态变化将在下面做进一步介绍。

肿瘤转移的具体过程如下：

早期细胞异质性形成。在肿瘤环境中，异质性是由 DNA 突变导致的肿瘤基因组固有不稳定性、染色质重排以及表观遗传学改变造成的。基因组不稳定性可能直接由引起肿瘤发生的突变导致。如视网膜母细胞瘤（Rb）细胞周期抑制因子的失活会改变有丝分裂检验点调节因子 Mad2（调节产生非整倍性）的表达。癌基因信号如 Akt 激活的调节因子能通过使损伤信号如激酶 Chk1 失能从而减弱 DNA 损伤检验点反应。此外，表观遗传学易变性也被证实为肿瘤细胞异质性的重要原因。

选择侵袭表型的压力。多种抑制肿瘤形成的机制会抑制有癌变损伤细胞的不正常增殖。这些抑制机制多为细胞固有的，逃避这些肿瘤抑制通路是原发肿瘤的标志。然而另一类完全不同的选择压力则来自于肿瘤细胞之外。抑制肿瘤发生的肿瘤微环境的因子主要包括：细胞外基质成分、基底膜、活性氧、营养物和氧的抑制物以及免疫系统的攻击等。

在肿瘤发生发展过程中，低氧是促进恶性肿瘤细胞生长同时降低细胞凋亡敏感性的很强的选择压力。对低氧压力的细胞反应包括低氧诱导因子-1（HIF-1）的稳定，HIF-1 能促进血管生成、厌氧代谢、细胞存活和侵袭转录复合物的稳定。HIF-1 表达稳定的肿瘤更倾向于转移复发，并且患者存活时间更短。因此，分析"上皮细胞低氧特征"的整体转录水平可被当作乳腺癌和卵巢癌转移风险的独立预测因子。同时 HIF-1 的一系列靶基因可作为转移发生的调节因子，除了已经知道的 HIF-1 诱导的趋化因子受体 CXCR4 以外，最近又证实了另一个 HIF-1 的靶基因赖氨酰化氧（LOX），LOX 在小鼠模型中被证实能调节人乳腺癌细胞转移并与雄性激素受体阴性的乳腺癌患者的存活期缩短有关。

肿瘤转移能力启动的前提条件。某些肿瘤的发生依赖于小部分有自我更新能力的恶性肿瘤细胞，这些肿瘤起始细胞被当作肿瘤干细胞。现已证明乳腺和大脑中的实体恶性肿瘤中包含有肿瘤启动能力的细胞。这些细胞能够由低数量的移植细胞产生次级肿瘤。究竟是什么分子机制赋予肿瘤细胞启动形成次级肿瘤能力的呢？Valk-Lingbeek 等已证明多梳蛋白 Bmi-1（转录抑制因子）能调节正常造血和神经干细胞的细胞自我更新及白血病干细胞的肿瘤启动。Wnt/p-catenin、Hedgehog 及 Notch 信号通路在正常干细胞和恶性肿瘤细胞中均能诱导细胞自我更新。激活正常自我更新机制的遗传改变也能增强细胞的转移能力。例如，在小鼠胰腺癌肿瘤细胞中 Hedgehog 信号转录效应因子 Glil 的过表达能诱导这些细胞的肺转移。

细胞黏附的改变。同正常上皮细胞相比，恶性肿瘤细胞表现出较低的细胞间黏附。当细胞朝着恶性变的方向发展时，上皮肿瘤失去 E-cadherin 介导的黏附作用。已被证实肿瘤中 E-cadherin 缺失的机制包括表观遗传学沉默、蛋白水解裂解等。整合素是肿瘤形成过程中调节其恶性表型的重要调节因子。其中结合细胞外基质层黏连蛋白的 $\alpha 6\beta 4$ 整合素同致癌受体酪氨酸激酶形成信号复合物。$\alpha V\beta 33$ 和 $\alpha 3\beta 1$ 整合素被证实参与肿瘤转移后期，尤其是循环肿瘤细胞到脉管系统的黏附过程。因此，细胞黏附性质改变使肿瘤细胞不再牢固结合于组织结构上而朝着恶性变的方向发展。

细胞迁移。细胞迁移的分子事件包括动态细胞骨架改变、细胞基质相互作用、局部蛋白质水解、肌动蛋白-肌浆球蛋白收缩。调节节点包括小 GTPase（如 Rho、cdc42 和 Rae）、整合素包含的焦点黏附的组装和去组装。生长因子信号（通过 Met 受体由 HGF 调节）能直接或间接地调节多个活性。乳腺组织中恶性肿瘤细胞比重组细胞外基质的转化细胞转移速率更快，这种快速运动表明恶性变肿瘤细胞有沿着胶状细胞外基质纤维迅速运动的能力，同时这种运动能力的获得同肿瘤细胞的转移表型密切相关。

拮抗细胞外凋亡信号。尽管凋亡逃避是肿瘤细胞的一个标志，但是肿瘤细胞向恶性变转变的过程中很可能还需要其他抵御诱导凋亡的机制。肿瘤细胞中抗凋亡效应因子（BCL2、BCL-XL 及 XIAP）的异位过表达使得肿瘤细胞拮抗凋亡诱导，从而在多个实验模型中能增强转移效率。此外，caspaseS 的表达缺失也能通过使肿瘤细胞对黏附缺失压力拮抗增强肿瘤侵袭和转移能力。

基膜和细胞外基质的降解。有蛋白水解破坏基膜能力的细胞才能发展成为恶性有转移能力的肿瘤细胞。细胞外蛋白水解酶是通过特异性定位、自我抑制和分泌组织抑制因子机制来进行精密酶活性调控的。癌细胞则利用不同的机制来破坏这些精密的调节，并在基底膜和间质细胞外基质中激活蛋白水解活性。除了促进肿瘤侵袭外，这些细胞外蛋白酶能产生不同的有生物活性降解肽，这些产物能调节转移、肿瘤细胞增殖和存活以及肿瘤血管生成。

除了肿瘤细胞间的相互作用外，肿瘤侵袭发生还需要肿瘤细胞同多种非转化的募集在肿瘤基质的细胞中发生相互作用。

肿瘤细胞侵袭肿瘤相关脉管系统。血管发生表型的获得（即"血管发生转换"）是实体瘤进化的重要阶段。这一过程是在原有脉管上诱导新的脉管生成并通过循环募集血管前体细胞。在晚期肿瘤中还能观察到淋巴管形成。由于缺乏淋巴内皮细胞间的连接，淋巴结转移常被用作多种恶性肿瘤和黑色素瘤的侵袭转移早期诊断的指标。然而另一些转移恶性变如肉瘤则无可检测的早期局部淋巴结转移，因而难以进行早期诊断，导致远端转移出现危害患者的健康。

其实通过侵袭方式进入脉管系统的多数肿瘤细胞在短期内会死亡，导致肿瘤死亡的原因可能来自肿瘤自身，同时会受到机体的免疫环境的影响。因而只有那些具有高度转移能力的肿瘤细胞才能逃逸种种使其损伤的内外影响，通过脉管循环系统到达继发脏器，锚定黏附，溢出血管，最终在继发脏器增殖形成转移癌灶。现已发现多种能够促进肿瘤细胞在脉管系统中存活的机制。

循环肿瘤细胞能通过利用血小板作为盾牌来促进自身在脉管系统中存活。早期造血转移瘤的组织病理学分析发现造血系统转移瘤常伴有血栓症的出现及血纤蛋白的降解，在试验模型中，中断肿瘤细胞和血小板间相互作用能证实血小板对肿瘤转移多个器官的引发作用。了解肿瘤细胞同血小板黏附以及二者间相互作用的关系，通过选择性抑制这种相互作用但不破坏机体正常止血，能够开发出抗转移的治疗新方法。

肿瘤细胞溢出。肿瘤转移细胞在某位点渗出内皮脉管系统进入靶组织的过程即为渗出。在转移骨肉瘤细胞中细胞骨架锚定蛋白埃兹蛋白能促进肿瘤细胞渗出。抑制这一蛋白表达会导致肿瘤细胞在转移渗出到肺实质前发生凋亡。Weis 和 Cheresh 等证实 VEGF 可能是辅助转移细胞从血管渗出的信号。暴露于 VEGF 的内皮细胞中的 Src 家族激酶受到活化能诱导内皮细胞连接的破坏，从而有助于转移渗出。

肿瘤定植模式。肿瘤转移细胞的器官选择性不是随机的。对乳腺癌患者的次级肿瘤生长进行分析后，Stenphen Paget 提出散布的肿瘤细胞（即"种子"）能定位到利于其生长的器官的微环境（即"土壤"）中，临床肿瘤患者观察的结果支持了这一观点。例如，系统性的乳腺癌常会转移到肺、骨、肝脏和脑，这些似乎同乳腺组织没有直接循环联系的器官。晚期胰腺癌则有转移复发的更精确的器官选择模式，骨是最主要的转移位点，然而很少转移到如肺或肝等内脏器官。

事实上，多数患者不会发展成弥散性转移，即使经历了两年连续的脉管分流。此外，尽管尸检能看到转移，但常常这些转移肿瘤都是无痛生长的。

目前认为有两个决定因素影响肿瘤转移器官特异性；首先，肿瘤转移前在靶向器官中要有特异性的适宜转移发生的微环境；其次，侵袭的转移细胞要表现出适当的能有效定植到新位点的功能。

产生不同的构架。最近的转移启动机制认为，转移启动包括造血干细胞出骨髓通过循环系统被动员并在初级肿瘤分泌的激素因子的作用下进入转移定植的目标位点。这些被动员的造血细胞的分子特性为表达 VEGFR1、CD133、CD34 和 c-kit。这些细胞能归巢转移要到达的位置。VEGFR1 表达前体靶向抑制的中和抗体实验表明，预适应对肿瘤转移发展十分重要。表达酶失活 VEGFR1 的小鼠其移植的原位肿瘤实验表明肺转移的倾向性降低。此研究中在内皮细胞和远端初级肿瘤的肺部巨噬细胞中，需要 VEGFR1 信号来转移前诱导 MMP9 表达。肺部 MMP9 的转移前诱导能使肺的微环境更适于转移肿瘤细胞从循环系统中侵袭入肺部组织。因此，VEGFR1 配体及其所介导的下游信号是巨噬细胞样骨髓干细胞发生肿瘤依赖型募集和靶组织位点转移预适应所必需的。

转移休眠。临床观察中常能发现成功切除原发肿瘤多年后患者发生远端器官转移。是何种限速因子使得肿瘤细胞要经历较长的休眠期后才能发生肿瘤的转移复发呢？有些科学家认为可能是肿瘤细胞停留在细胞周期 GO 期来逃避机体的杀伤。也有些情况可能是在刺激转移位点缺乏血管生成的诱导从而抑制的微转移灶形成。然而当转移灶处组织受损伤时，休眠的转移瘤灶可以增殖并表现出临床症状，分析可能是由于损伤的组织能分泌器官特异性修复生长因子，这些因子不仅促进正常细胞生长同时也能促进肿瘤细胞生长。此外，在机体免疫功能低下时，也能诱发休眠肿瘤细胞的增殖生长。

EMT 与肿瘤转移。在过去的 30 年，发育生物学家定义了一个细胞生物学过程——上皮间质细胞转换（EMT）在胚胎形态发生中起到重要作用。EMT 转录因子诱导的分化转移过程在多个重要形态发生过程中起到调节作用，使得细胞从上皮样表型转变为间质样状态。在最近研究中发现，EMT 这一过程在诱导非肿瘤干细胞（non-CSCs）进入肿瘤干细胞（CSC）样状态过程中也起到重要作用。EMT 过程能赋予上皮细胞一系列有利于其从初级肿瘤散布和定植转移的能力。因而科学家认为，EMT 可能是解释肿瘤散布的有力机制。同时，通过 EMT 产生的细胞会获得更强的抗凋亡能力，进而能够从原发灶通过血液和淋巴管在面对血流动力学和机体免疫系统攻击的情况下成功到达转移灶。此外，通过 EMT 过程的 CSC 样状态的肿瘤细胞在转移灶定植过程中也起到十分重要的作用。虽然 EMT 是解释肿瘤转移一个十分有力证据，但却不是导致肿瘤转移的唯一原因。其他一些已被证实或未被发现的细胞生物学过程，也要参与到诱使某些肿瘤细胞恶性变的过程当中。

肿瘤发生过程中的 EMT 的活化需要肿瘤细胞同周围间质细胞间的信号相互作用。晚期癌的肿瘤细胞团能募集周围多种基质细胞，如成纤维细胞、肌成纤维细胞、粒细胞、巨噬细胞、间质干细胞以及淋巴细胞，这些细胞募集形成反应性基质，造成 EMT 诱导信号释放的炎性微环境。其实 EMT 相关特性在初级肿瘤中不是遗传和表观遗传进化的直接产物，而只是对初级肿瘤形成的环境信号的适应。

（二）肿瘤转移的器官选择性

大部分恶性肿瘤转移到继发组织器官是通过血液循环和淋巴循环，也有少部分通过宿主腔隙转移。而肿瘤转移的过程中并不是随着血行及淋巴流动方向到达脏器的，有证据显示，不同来源的肿瘤细胞有其对应的比较容易发生转移的特定脏器，因而肿瘤转移是有组织、非随机、存在器官选择性的过程。目前认为，局部播散主要受解剖和机械因素影响，而远处转移具有器官特异性的特点。

不同来源的肿瘤转移潜能及倾向转移的器官组织不同，但是继发肿瘤常发生于肺、骨、肝、大脑等脏器。根据临床资料总结，倾向于转移到大脑的肿瘤有肺癌、乳腺癌、黑色素瘤、肾细胞癌及结肠癌，倾向于转移至肺的有肾细胞癌、结肠癌、黑色素瘤、乳腺癌及肉瘤，倾向转移至肝的有结肠癌、胰腺癌、乳腺癌、肺癌及胃癌，倾向转移至骨的有乳腺癌、肺癌、前列腺癌、肾细胞癌及结肠癌等。

肿瘤转移的器官选择性主要取决于原发肿瘤细胞的表型、组织器官微环境的影响。不同肿瘤的肿瘤转移潜能不同，而原发肿瘤细胞的生物学特性对细胞的增殖、分化、生存能力起着决定性因素，这也是其转移潜能中重要的一部分。而组织器官微环境对肿瘤转移的影响分为两个方面：一个是原发组织器官微环境对肿瘤细胞生长状态的影响，肿瘤微环境通过肿瘤细胞自分泌、旁分泌和内分泌产生正性或负性调节细胞增殖生长的因子，这些正、负性的生长信号在微环境的调节下达到一个动态平衡的状态，调节细胞生长；另一个是原发或继发器官微环境内存在的转移介质分子对转移的影响，生长因子、黏附因子及化学趋化因子都与肿瘤转移的器官选择性相关，特别是化学趋化因子能诱导肿瘤细胞的蠕动性从而决定肿瘤细胞是否能逸出血管并在继发器官中运行。EGF 被认为是肿瘤细胞侵袭的主要诱导因子。肿瘤细胞表达 EGF 受体，微环境中的 EGF 与细胞表面的受体结合导致细胞获得运动侵袭能力并分泌 CSF-1，后者趋化吸引并活化巨噬细胞。巨噬细胞受 CSF-1 刺激增生并分泌 EGF，EGF 进一步激活肿瘤细胞形成正反馈调节环路。

（三）肿瘤转移的分子机制

1. 黏附分子

黏附分为细胞与细胞黏附及细胞与基质黏附两大类，细胞间的黏附又分为同型细胞黏附和异型细胞黏附。肿瘤细胞的黏附性在建立和维持细胞极性和细胞形态中起着至关重要的作用，在肿瘤侵袭转移过程中扮演着至关重要的角色，肿瘤细胞黏附其他肿瘤细胞、宿主细胞或 ECM 成分的能力影响其侵袭和转移，造成组织结构的破坏，形成恶性肿瘤。值得注意的是，黏附在侵袭过程中起双重作用，侵袭和转移的过程是黏附和去黏附交替发生的过程。肿瘤侵袭第一步就是原发肿瘤中细胞与细胞间黏附缺失，允许个体肿瘤细胞从原发肿瘤组织脱落游离，从而具有转移潜能；进入脉管系统以后，肿瘤细胞依靠与脉管内皮细胞及细胞外基质间的黏附得以生存并在循环系统中转移，是肿瘤转移过程中的关键步骤；而后在形成转移灶的过程中，黏附也起着十分重要的作用。

黏附由黏附分子介导。细胞黏附分子（CAM）均为跨膜糖蛋白，都具有细胞外连接区和胞浆内功能区。通常由胞浆内功能区启动，通过胞浆外连接区与相应的配体结合，介导细胞与细胞或细胞外基质发生相互作用。黏附分子种类繁多，与肿瘤转移相关的黏附分子主要有五大类：钙黏附素、整合素、选择素、免疫球蛋白超家族、透明质酸受体类（包括 CD44 等）。其中钙黏附素和免疫球蛋白超家族类黏附分子主要介导同型分子间黏附，而整合素和选择素主要介导异型分子间黏附。

（1）钙黏附素

钙黏附素是一类 I 型跨膜蛋白，在 Ca^{2+} 的存在下介导同型细胞间的黏附。钙黏附素调节黏着点及桥粒，是细胞间黏附与细胞信号传导的关键分子，在组织分化中起至关重要的作用。广泛表达的钙黏附素有 E、P 和 N 三种，尤其在早期分化时，大脑是钙黏附素种类表达最多的，可能是由于大脑需要形成多种特有的细胞间接触，从而有利于建立起大脑复杂的布线图。

E 钙黏附素被认为是钙黏附素中影响肿瘤侵袭转移较重要的一种分子。E-Cad 的编码基因（CDH1 基因）位于第 16 号染色体第 16q22～q23.1 位点，是最早被考虑的抑癌基因之一。它的胞外部分负责与相邻细胞的钙依赖性的同嗜性相互作用，而其胞质部分通过 α-链蛋白、β-链蛋白、γ-链蛋白与细胞骨架中的肌动蛋白相互连接，从而参与维持细胞间的紧密相互作用。E-Cad 可介导同型细胞间的黏附，使肿瘤细胞间保持密切接触，难以脱离原发肿瘤进入周围组织或血管，从而抑制肿瘤的转移。

肿瘤转移早期，肿瘤细胞发生上皮间质转换（EMT），即从侵袭迁移能力弱的上皮细胞形态表型转换为具有侵袭转移潜能的间质细胞形态表型，从而获得运动和侵袭能力。在此过程中，细胞表面的 E-Cad 表达下降，而 N-Cad 表达上升，肿瘤细胞间的黏附转变为肿瘤细胞与细胞基质间的黏附，肿瘤细胞的运动能力升高而得以侵袭转移；而 E-Cad 丢失造成的侵袭能力升高是可以逆转的，向低表达 E-Cad 的细胞转染 E-Cad，细胞的侵袭能力重新丢失且转换回上皮细胞形态。在多种肿瘤中的诸多研究证据显示，E-Cad 的去调节与肿瘤侵袭性相关联：抗 E-Cad 抗体处理能使细胞获得侵袭性；E-Cad 表达缺失的肿瘤细胞向侵袭性癌细胞转化；E-Cad 表达水平与多种恶性肿瘤的临床分期相关联；E-Cad 在转移过程中的重要作用也使其成为抗肿瘤转移药物研究的新星，某些抗肿瘤转移药物以 E-Cad 为作用靶点。但值得一提的是，E-Cad 蛋白的减少并不是黏附作用丧失的唯一原因，只是其中一个较重要的原因。

（2）整合素

整合素是一组由（120~185kDa）和（90~110kDa）两个亚单位通过二硫键非共价结合而成的异二聚体细胞表面糖蛋白，它们有广泛的特异性，并在细胞与细胞基质相互作用中起重要作用。众所周知，脊椎动物中目前发现有 18 种 a 亚基和 9 种 β 亚基，它们通过不同组合至少可形成 24 种整合素二聚体。配体与整合素的结合需要有二价阳离子同时结合。整合素为细胞黏附分子家族的重要成员之一，是动物细胞与细胞外基质结合的主要受体，主要介导细胞与细胞、细胞与细胞外基质（ECM）之间的相互黏附，并介导细胞与ECM 之间的双向信号传导。作为调节细胞外基质与肌动蛋白骨架之间的双向互动的跨膜连接器的异二聚体，它们可充当细胞表面受体的信号转导蛋白，接收基质结合活化的信号后活化各种细胞内的信号途径。

整合素的表达和肿瘤发展的关系很复杂。整合素介导的黏附存在双向调节，细胞表面整合素的高表达可使细胞黏附增加，但是由整合素介导的黏附可以被表达它们的细胞快速调节，却不影响其本身的表达水平。总体而言，整合素依赖的迁移受三种变异的影响：基质下层中配体的浓度、整合素表达水平及整合素-配体亲和力。此外，整合素对肿瘤细胞侵袭迁移作用除了介导黏附胞外基质、影响细胞外环境外，还可以通过调节细胞信号通路、控制细胞骨架变形和能量代谢，从而改变细胞形态、移行、增殖及生存。

（3）选择素

选择素是一类介导异型分子结合、Ca^{2+} 依赖的细胞黏附分子，能识别特异糖基并与之结合。不同于其他细胞黏附受体分子通过蛋白与蛋白间结合相互作用，选择素通过碳氢键连接。选择素由可结合糖类配体的凝集素样胞外段及 ECF 样结构组成，根据附属调节蛋白的不同可分为 L、E 和 P 三种。L 选择素存在于各种白细胞表面，参与白细胞与其他细胞表面寡糖分子的结合，为淋巴细胞归巢受体。P 选择素存在于血小板及内皮细胞的储存颗粒，细胞活化后迅速转运至细胞表面，参与肿瘤细胞与血小板的黏附结合。E 选择素存在于内皮细胞，不仅参与内皮细胞与颗粒细胞及白细胞结合，还是肿瘤细胞与内皮细胞结合的主要组成部分。循环淋巴细胞在静脉毛细血管中的淋巴结里与特异内皮细胞表面有微弱的黏附性，淋巴细胞与内皮细胞起始黏附作用十分微弱，可以使淋巴细胞在内皮细胞表面转动，而这种微弱黏附就是由 E 选择素介导的。

转移过程中不同细胞糖类及血凝素表达水平种类不同，选择素通过胞外段结合糖类配体的强弱介导癌细胞与血细胞、内皮细胞等异种细胞间的定向黏附，在肿瘤转移中起重要作用，可能影响肿瘤转移中的器官选择倾向。

（4）免疫球蛋白超家族

免疫球蛋白超家族是一类细胞外结构中含有 Ig 分子特有的结构域的同源黏附因子，包括 70 多种分子，与肿瘤侵袭转移相关的包括 N-CAM、ICAM、VCAM、CEA 等。它们的上调表达与肿瘤细胞的高转移力相关。

ICAM-1 是一种分子量为 90KD 的糖蛋白，可结合 β2 整合素，间接介导肿瘤细胞和内皮细胞的结合，使外侵袭作用增强。研究证据显示 ICAM-1 在某些类型的鳞状细胞癌和黑色素瘤中表达，是恶性皮肤癌发展的标志。在 Hodgkin 病和恶性黑色素瘤中 JCAM-1 的表达水平的增加与疾病的恶化程度、肿瘤的侵袭转移能力增强及患者的不良预后相关。此外，部分肿瘤患者检测到循环形式的 ICAM-1，它可以帮助肿瘤细胞逃逸细胞毒 T 细胞和 NK 细胞的免疫监视杀伤效应，促使肿瘤发生转移。

VCAM-1 是分子量为 110KD 的糖蛋白，主要分布在内皮细胞、上皮细胞、巨噬细胞和树突细胞表面。它是 β2 整合素的配体，在骨髓基质细胞中持续表达，对骨髓淋巴瘤转移起一定作用。它也能从细胞表面脱落游离进入血液循环，在肿瘤患者中发现 VCAM-1 血液循环数量增加。

CAM 调节直接的细胞与细胞间的黏附（同型或异型的）以及细胞与基质间的黏附。这些相互作用使细胞与组织结合，从而有利于细胞间及细胞与周围环境之间的信息交流。CAM 和黏附受体的胞内段与多功能衔接蛋白结合调节细胞骨架纤维与细胞内信号蛋白的相互关系。具有特异性结构和功能的 CAM、黏附受体及 ECM 的进化使得细胞具有整合到有不同功能的各类组织中去的能力。

（5）透明质酸受体类

透明质酸需要通过大量的含有 HA 结合域的黏附受体黏附在多种肿瘤细胞表面，每种黏附受体都有其特异的三维构象。透明质酸表层膜具有疏松、含水且多孔的特性，它可以保持细胞分离而使其可以自由活动及增殖。细胞运动的停止及细胞间黏附的启动通常都与透明质酸的下降、HA-结合的细胞表面分子下降以及可降低基质中透明质酸含量的胞外酶透明质酸酶的升高相关。因此，透明质酸在细胞迁移中起一定作用。

CD44 是一种分布极为广泛的透明质酸受体，其本质为一种多功能的细胞表面跨膜糖蛋白，主要与 ECM 中的透明质酸、胶原蛋白等基质分子结合，参与细胞与基质间的异质性黏附。CD44 编码基因位于 11 号染色体，全长约 50kb，共由 20 个高度保守的外显子组成，每个外显子长度 70~210bp 不等，中间由长短不一的内含子分隔。依赖于早老素的

CD44 的蛋白水解可产生 CD44B 肽段和 CD44-ICD，CD44-ICD 转移至细胞核并促进转录，这是调节 CD44 表达水平的经典反馈机制。CD44 主要以跨膜受体形式存在，同时也可以作为基质的整体组成成分，在体液中也以可溶性蛋白的形式存在。多数原代细胞表达的 CD44 处于低亲和力状态而不能与 HA 结合，而相比于正常原代细胞，许多肿瘤衍生细胞表达的 CD44 处于高亲和力状态，能调节与 HA 的组成性结合。CD44 可作为受体与 ECM 中的透明质酸、层黏蛋白等成分结合；也可与细胞骨架蛋白结合参与细胞伪足形成，促进细胞迁移运动；也可参与透明质酸的摄取及降解、淋巴细胞归巢及 T 细胞活化。

编码基因中 20 个外显子因转录方式不同可拼接形成异型分子。标准 CD44（CD44s）为无拼接变化的 10 个外显子的表达产物，是白细胞 CD44 的主要存在形式，可与组织间隙中微静脉末端的高柱状内皮细胞表面的透明质酸结合，在淋巴细胞归巢中发挥重要作用。CD44v 为可发生拼接变化的另 10 个外显子的不同表达产物，存在于上皮细胞及间质细胞，在肿瘤细胞中的表达有数量的改变，且常有不同拼接出现，参与肿瘤细胞的侵袭与转移。

已在人类各种恶性肿瘤的研究中发现 CD44s 普遍存在，CD44v 在恶性肿瘤组织中阳性表达率高低不一，但它的阳性表达者较易发生脉管浸润和远处转移，阳性表达者无瘤生存期短、生存率低、预后差。CD44v 于 5 例原发性脑瘤及 26 例脑转移瘤的表达模式：前者只表达 CD44s，后者 21 例表达 CD44，22 例表达含各种不同可变外显子的 CD44v。含 v6 外显子的 CD44v6 的高表达与人胰腺癌、鼻咽癌、结肠癌细胞的高转移潜能及不良预后相关。实验表明具有转移潜能的细胞系表达 CD44v6，反之则不表达。给动物注射特异性抗体可以阻止实验性转移。CD44v9 在人胃癌细胞表面的存在与患者存活时间的长短成负相关。CD44v 可能模仿活化的 T 淋巴细胞而进入淋巴结。

细胞的脱落与聚合、黏附与去黏附贯穿在肿瘤细胞转移过程的始终，肿瘤细胞之间、肿瘤细胞与 ECM 之间的黏附与去黏附在肿瘤转移过程中都不是单一发生的事件。肿瘤细胞之间如果黏附力减弱，就能导致肿瘤细胞从原发瘤体脱落，而肿瘤细胞进入血管后却又需要相互聚合形成瘤栓才能更好地在血液循环中生存；肿瘤细胞迁移过程中，肿瘤细胞与 ECM 之间的黏附与去黏附交替进行，如在肿瘤细胞进出脉管时，与 ECM 及内皮细胞的黏附。即使在生长增殖过程中，肿瘤细胞也必须首先与 ECM 黏附，而后在 M 期又要去黏附。由此可见，黏附分子介导的黏附作用在肿瘤转移过程中扮演着十分重要的角色。

2. 蛋白水解酶

在癌细胞的侵袭和转移过程中会遇到一系列的组织屏障，这些屏障由 ECM 中的基底膜及间质、基质所组成，其主要成分包括各型胶原、弹力蛋白及蛋白聚糖等。不同的基质成分是由不同的蛋白水解酶降解的。基质的溶解发生在紧靠肿瘤细胞的局部，通过肿瘤细胞自身分泌或宿主细胞受诱导分泌或基质内的酶前体激活，使肿瘤细胞周围蛋白水解酶活性增强，对组织屏障进行降解，为肿瘤细胞移动形成通道。由于多种蛋白水解酶能与其内源性抑制物相互作用，故侵袭与否主要取决于水解酶与相应抑制物的平衡，当水解酶活性过强抑制因子无法抑制过强的水解酶活性时，就会导致肿瘤侵袭转移的发生。

蛋白水解酶在肿瘤侵袭转移中主要是通过与其相应的抑制物相互作用来催化 ECM 的降解，各种蛋白水解酶之间协同，以级联反应完成 ECM 的降解。同时通过促进有丝分裂、降低恶性细胞间的黏附力、刺激血管形成等机制促进肿瘤侵袭的发生。

同肿瘤侵袭相关的蛋白降解酶可以分为以下四类：基质金属蛋白酶类、丝氨酸蛋白酶类、半胱氨酸蛋白酶类、天冬氨酸蛋白酶类。

3. 血管生成

血管生成为肿瘤生长及转移所不可缺少的条件。许多肿瘤产生能诱导血管生成的生长因子，还有一些肿瘤则通过诱导周围正常细胞合成和分泌这类因子来诱导血管的发生。新生血管能滋养生长的肿瘤细胞，为肿瘤生长和转移提供足够的养分，如 VEGF、EGF 和 FGF 通过促进血管生长大大增加肿瘤转移的概率，同时增加有害突变发生的可能性。

（1）血管生成过程

肿瘤周围毛细血管是在周边组织原有血管基础上延伸扩展形成的，与生理性新生血管生成不同，肿瘤血管具有不断生长形成新生血管的能力。在结构上肿瘤血管通常形状不规则，不会形成明确的小动脉、小静脉和毛细血管，而是常常具有多重性。血管形成过程包括血管内皮细胞在生长因子的刺激下激活、内皮细胞分泌蛋白酶降解基底膜、内皮细胞的迁移和增殖、新毛细血管管腔的形成、募集周围细胞，以稳定新形成的毛细血管网络。在内皮细胞迁移过程中可分泌 PA 和其抑制因子，以及 MMPs 和胶原蛋白酶，维持各种蛋白酶平衡是保证新生血管形成的关键，同时也是促使新生内皮沿自身基底膜生长形成管腔的重要因素。

（2）肿瘤血管生成相关因子

已证实多种相关因子参与肿瘤血管生成调节，如促血管生成因子、血管内皮生长因子（VEGF）、成纤维细胞生长因子（FGF）、血管生成素、表皮生长因子（EGF）、抗血管生成因子、血管抑制素、内皮抑制素等。这些物质直接或间接作用于血管内皮细胞，使内皮细胞形态发生改变，毛细血管芽向肿瘤组织生长，并由内皮细胞产生的一种蛋白封闭新生血管开口端从而形成完整管状结构。下面对血管形成过程中起到重要作用的 VEGF 进行介绍。

（3）VEGF

VEGF 是肿瘤血管生成中最重要的因子之一，是胚胎血管发育中生成的第一个控制血管生成和发育的因子。VEGF 家族共有五大成员：VEGF-A、VEGF-B、VEGF-C、VEGF-D、PGF。VEGF 的主要生物学功能是促进内皮细胞增殖、新生血管生成和增加血管通透性，诱导内皮细胞表达 integrin 及受体，诱导内皮细胞分泌多种组织蛋白酶（uPA）。

多项研究表明抗 VEGF 抗体处理同放疗或化疗联合应用比单独施用时抗肿瘤效果更明显。目前临床试验的 VEGF 抑制因子主要包括 VEGF 人源化的单克隆抗体（rhuMab VEGF）、抗 VEGFR2 抗体、抑制 VEGFR-2 信号转导的小分子和可溶性 VEGF 受体。rhuMab 的二期临床试验数据表明，rhuMab 同常规化疗联合应用延长转移结肠癌患者的存活时间，但这一治疗手段会带来血栓形成、高血压及蛋白尿等不良反应。

不同血液恶性肿瘤（如骨髓瘤、T 细胞淋巴癌、急性淋巴细胞白血病、恶性淋巴瘤等）来源的细胞系中均有 VEGF 表达。许多白血病细胞系中同时能检测到 VEGF 受体的表达。已证实靶向人粒细胞性白血病细胞系中 VEGFR-1 和 VEGFR-2 的抑制作用的小分子的存在。此外，VEGFR-2 的抗体能抑制异种器官移植并延长裸鼠的生存时间。

（4）肿瘤血管生成抑制因子

目前作用最强、实验效果最好的肿瘤血管生成抑制剂是内皮抑素（Endostatin），目前在美国已进行 I 期和 II 期临床试验。内皮抑素在体外能有效抑制内皮细胞的增殖和迁移，诱导 EC 凋亡而对非 EC 细胞无作用。同时，在体内 Endostatin 能抑制血管生成，防止原发肿瘤切除后转移瘤的生长，治疗 6 个疗程后诱导肿瘤退化。

虽然 Endostatin 抗血管生成治疗效果显著，但其作用机制尚未完全阐明。内皮抑素的抗血管生成活性可能是通过抑制内皮细胞迁移、诱导内皮细胞凋亡实现的，影响内皮细胞中参与血管生成调控的多条信号通路，上调与血管生成抑制相关的基因。

抗血管生成疗法的作用机制虽不十分明确，但此疗法已表现出低毒、广谱、特异性高以及不易产生抗药性等优势。

4. 肿瘤转移相关调控基因

肿瘤转移是一个很复杂的生物过程，其中涉及多个癌基因与抑癌基因的改变，并与癌基因及抑癌基因之间的表达失衡有关。与肿瘤转移相关的基因很多，包括编码基因、癌基因、突变的抑癌基因、特异的肿瘤转移基因等。

第二章 肿瘤病理学与肿瘤检查

第一节 肿瘤病理学

一、肿瘤病理学的基本概念

（一）增生

增生指组织细胞的增多，同时常伴有细胞的肥大，但无异型性。它是在某种刺激（如理化的、生物的）因子作用下，引起组织与细胞的生理性或病理性变化。一旦刺激因子去除，一般可恢复到正常状态。在被覆上皮一般表现为上皮组织增厚、细胞增多；在间叶组织一般表现为细胞增多、排列紧密等。

（二）不典型增生

不典型增生属于癌前病变、指上皮细胞的异型增生，主要形态学表现为细胞核相对增大、核膜增厚、染色质增多、核形不规则、核浆比例增大。其处于一种不稳定状态，在某种因素继续作用下可转变为恶性肿瘤，如去除某些因素，又可恢复至正常状态。现在很多学者倾向认为不典型增生可分两型：炎性不典型增生和瘤性不典型增生。炎性一般不发生恶性转化，为 DNA 二倍体；瘤性可发生恶变，是真正的癌前病变，多为 DNA 非整倍体，应密切随访观察。根据病变程度又可分为三级。①Ⅰ级：轻度，病变位于上皮全层的下1/3；②Ⅱ级：中度，病变位于上皮全层的2/3；③Ⅲ级：重度，病变几乎累及全层。

（三）原位癌

原位癌又称上皮内癌、浸润前癌、本位癌等。重度不典型增生的上皮细胞进一步发展已累及上皮全层，但未侵犯基膜，是最早期的癌，是不可逆转的。其特点是癌细胞的异型性更加明显，核形不规则，核膜增厚，染色质增粗，核仁突出，核浆比例增大，有丝分裂增多；癌细胞 DNA 分析主要为增殖倍体及较多非整倍体。

（四）化生

化生通常指一种组织或细胞，在某些因素作用下，由一种组织转变为另一种组织。一般认为，组织的化生通常为器官或组织的保护性反应。如子宫颈管柱状上皮或腺上皮的鳞状上皮化生，支气管假复层纤毛柱状上皮的鳞状上皮化生，胃黏膜上皮的肠上皮化生。这些化生可以抵御有害因子对局部的侵袭。

（五）分化

分化即细胞由幼稚到成熟的过程。在肿瘤病理学中是指肿瘤细胞与起源组织的成熟细胞的相似程度。肿瘤细胞分化越好，与其相应的起源组织越接近；分化越差，成熟程度越低，则偏离正常越远，与相应的起源组织形态上差异越大，肿瘤的恶性程度越高。病理学家根据瘤细胞分化水平的不同，常将一些组织的恶性肿瘤分为高分化、中分化、低分化和未分化。分化与肿瘤的生长增殖潜能和恶性程度成反比。

（六）瘤样病变

瘤样病变是一组与肿瘤相似的增生性病变，其本质不是真性肿瘤，而是一种组织的畸形，如血管瘤、错构瘤等。但有些组织的瘤样病变可转变成真性肿瘤，如色素性绒毛结节性滑膜炎可变为滑膜肉瘤，应视为癌前病变处理。

（七）间变

间变指在肿瘤病理学中细胞缺乏分化，与其起源的正常细胞差异很大，表现为显著的异型性、幼稚性和生长活跃性。间变为一种分化未成熟且同时伴有异常分化，即间变的肿瘤细胞，不仅原始、幼稚、分化低，而且在分化过程中偏离常轨，发生了质的变化。

（八）癌前疾病

癌前疾病是一个临床概念，一种独立的疾病，在某种因素作用下，可以变成癌症。如胃癌前疾病、慢性胃溃疡、慢性萎缩性胃炎、胃息肉等。其他的如着色性干皮病等。

（九）癌前病变

癌前病变是一个病理学概念，指各种上皮组织细胞的非典型性增生，是具有癌变潜能的良性病变。通常泛指任何肿瘤的前驱病变，也包括肉瘤的前驱病变。如胃黏膜非典型性增生、子宫内膜非典型性增生、乳腺导管上皮非典型性增生等。肉瘤前病变如白血病前期、淋巴瘤前驱等也是癌前病变。

（十）交界性肿瘤

交界性肿瘤又称交界性病变，为一种非独立性病变，是介于良性与恶性肿瘤之间的一大类病变，更多指的是瘤样增生与恶性肿瘤之间的一种病变。在某种因素作用下，病变可继续发展，有可能转变为恶性肿瘤。

（十一）隐匿癌

隐匿癌指原发癌非常小，临床上未能发现，首先发现的是转移性癌。如，甲状腺隐匿性乳头状癌，直径小于 1 cm，但 40%的病例术前已有颈部淋巴结转移。

（十二）小癌

小癌指体积很小的癌。各种器官的微小癌的标准不一。肝微小癌，单个癌结节或相邻两个癌结节的直径之和不超过 3 cm；小肝癌，直径小于 5 cm，两者临床上多无症状，又称亚临床肝癌；胃微小癌，直径小于 0.5 cm；小胃癌，直径小于 1.0 cm。

（十三）浸润

浸润即某些物质或细胞在质或量方面异常地分布于组织间隙的现象。肿瘤浸润是恶性肿瘤的生长特征之一，是肿瘤细胞和细胞外间质在宿主多种因素调节下相互作用的结果，是肿瘤转移的前奏。

（十四）扩散与转移

扩散指肿瘤在生长过程中向邻近或远处的蔓延，包括向周围组织的直接蔓延和远处播散。而转移为播散的一种方式，即肿瘤细胞脱离"母体"，通过某种渠道（如血道、淋巴道、腔道等）运转到与原发组织或器官不相连续的部位，在那里生长出同样一种类型的肿瘤，称为转移。扩散与转移是两个不同的概念。

二、肿瘤的组织病理学基础

(一) 病理检验的一般程序

1. 标本的验收

标本应由医院制剂室配制的缓冲中性福尔马林液固定（pH 值为 7.0~7.4），以保证切片质量。接受标本时应首先核对送检标本与病理申请单是否相符，检查固定液是否足够。如标本过大应先观察，切开后进行固定。有教学和科研需要时可先彩色照相，选取新鲜组织做电镜、免疫组织化学或其他实验研究。巨检前应将标本编号并进行登记。

2. 肉眼观察

检查前应先核对标本号、姓名、标本名称等与申请单是否相符，再详细阅读病理申请单上的病史和临床诊断。观察活检组织时，一般应注意其大小、形状、颜色、质地和块数，大小是用尺测量后按厘米、毫米记录；如想切除标本，应先描述整体情况，测量其体积（长×宽×高），必要时还要称重量，然后沿长径切开，记录切面情况，必要时用简图说明。

3. 选取组织块

在肉眼观察的同时，应选择合适的部位取组织块，以便包埋制片后做镜下观察。选材必须以有代表性与有诊断价值为原则，一般最好选病变与正常交界处。各种脏器应多做切面检查，特别是甲状腺、前列腺等，有时需要做间隔 2 mm 平行切面，以免漏掉微小癌灶。巨检结束后，应尽可能对切除标本做出肉眼诊断，以便与镜下所见对照。

4. 显微镜检查

镜检前应先核对病理号与切片数，包埋块数与记录单是否相符，详细阅读申请单上所列各项，然后再观察切片。先用低倍镜观察一般结构，再用高倍镜进一步详察细微结构，做到全面细致。根据镜下所见，结合肉眼诊断和临床情况，考虑各种可能的诊断，通过互相鉴别，排除其他病变，做出诊断。如果患者以前曾在本院做过病理检查，应一并复查对照。对不能确诊或疑难的病例，应送上级医师进行复查。有些病例须反复取材、特殊染色和免疫组织化学检查时，应先根据光镜所见发出初步报告，待各项辅助检查结束时，及时发出最终报告。

5. 病理诊断报告

病理检验医师应实事求是，根据病理材料客观地做出诊断，做到既不诊断过头，也不诊断不足，并且避免漏诊。一般采用以下 5 种级别：①明确的诊断：对有把握者，可直接做出诊断，如食管鳞形细胞癌；②有保留的诊断：50％把握，可在诊断病名前冠以考虑或可能，如胃黏膜活检见高度异型增生的腺管，考虑为管状腺癌，亦用于肯定性质而难以确定类型时，如小细胞恶性肿瘤，可能为恶性淋巴瘤；③可疑的诊断：多数由于取材不足，难以肯定诊断，应根据实际情况写明"疑为"或"高度疑为"字样；④送检标本缺乏典型的特异性病变者，可写"符合"临床诊断，如肉芽肿性淋巴结炎，可符合结核；⑤根据送检材料，既不能肯定，也不能否定临床诊断时，则可写明"不能排除"，例如增生的淋巴组织，不能排除恶性淋巴。对非明确的诊断，一般常须进一步检查确诊。

诊断报告的形式：肿瘤切除标本的组织病理学诊断，应包括肿瘤的部位、大体类型、大小（长×宽×高）、组织学类型、浸润范围、切缘情况，血管、淋巴管和神经有无浸润，以及淋巴结转移情况等，以便考虑是否需要进一步扩大手术，补充化疗或放射治疗等。特殊或罕见的肿瘤，介于良、恶性之间的交界性肿瘤，或生物学行为不甚明确之肿瘤，必要时应在备注栏内注明意见或有关参考文献，以供临床参考。

（二）常用的病理检查方法

1. 常规石蜡切片

石蜡切片是病理学中最常用的制片方法，故称常规切片。各种病理标本固定后，经取材、脱水、浸蜡、包埋、切片和染色等，一般24h即可完成全部制片过程。卫生部要求各级医院切片质量优良率在75％～85％以上，以保证诊断质量。一般4d左右就可做出病理诊断。石蜡切片的优点是取材可以广泛而全面，制片质量比较稳定，阅片容易。适用于各项钳取、切取和切除标本检查。病理检查中80％～90％应用常规切片。有时还可根据科研工作的需要，做成大切片，以部分或整个脏器切面做成一张切片，长达5～10cm或更大，以观察病变的全貌，但切片体积越大，厚度越厚，越不利于细微结构的观察。

2. 快速石蜡切片

将上述常规制片过程简化，并在加温下快速进行，在加热条件下，依次用福尔马林固定、丙酮脱水和浸蜡后，将组织嵌入预制的蜡块中，然后切片和染色。每一块组织的全部制片过程仅20min左右，取材组织可达1.0cm×1.0cm，一般约30min即可做出诊断报告。此法优点是设备简单，只要有石蜡切片机的基层医院均可进行。此法的病理形态与常规切片相似，可适用于各种标本的快速诊断，尤其是软组织肿瘤或宫颈锥形切除标本；不足之处是耗费人力和试剂较多，废气污染小环境，取材略小，制片质量有时不易掌握，花费的时间比冰冻切片要长。

3. 冰冻切片

恒冷切片机是目前常用的冰冻切片机，切片过程均在恒冷箱内进行，温度可以根据需要调节。单个组织块 15~30min 可发出报告，多个组织块连接切片时单耗时间还可缩短；制片质量稳定良好，与石蜡切片相似并可用于组织化学和免疫组织化学的制片。缺点是此机价格较贵，基层医院难以常规开展。

4. 印片和刮片

在没有条件进行快速石蜡制片、冰冻切片时，可根据巨体检查取可疑组织做印片或刮片。将印片或刮片经固定及染色后，根据细胞学形态做出快速诊断。此法一般属应急措施，其确诊率要低于冰冻组织学切片，但比单纯肉眼诊断要高，诊断医师须具备足够的经验，并密切结合临床和肉眼所见。此法亦可与其他快速切片法联合应用，使细胞学和组织学互相取长补短，有利于提高确诊率。

（三）组织病理学检验的应用范围

1. 常规石蜡切片

如前所述，所有活组织检查标本毫无例外地均应送病理做常规石蜡切片检查，如本院无病理科（室）时应及时送上级医院病理科检验，当地无病理检验单位则送外地做出病理诊断，绝对不允许把标本丢弃，以致延误病情而影响诊治。在肿瘤医院门诊中，有时可见到一些转移与复发病例，询问原发病灶则未经病理检验，或送检后患者一直未知病理结果，以致错失及时治疗的良好机会。

2. 快速切片

临床各科申请快速诊断应事先征得病理科（室）的同意，因此属于手术中的会诊关系，但急诊或术中意外发现者除外。快速石蜡或冰冻切片由于耗费人力和试剂远较常规切片为多，因而目前尚不能广泛应用于常规，即使选择性用于部分常规诊断，事后仍须用石蜡切片对照归档，故快速切片主要用于术中病理会诊。当前的一般指征有：①确定病变是否为肿瘤，用于未经组织病理学证实的病例，如属肿瘤，应判断肿瘤为良性、恶性或介于两者之间的交界性。②了解肿瘤的扩散情况，特别是邻近器官、组织或淋巴结有无浸润或转移；明确手术切缘情况，有无肿瘤累及手术范围是否合适。③帮助识别手术中某些意外，以及确定可疑的微小组织，如甲状旁腺、输卵管、输精管或交感神经节等。④判断手术取材是否足以供诊断，如在探查手术时，尽管肉眼所见酷似晚期肿瘤，仍应取材送快速切片，待诊断确定后才能结束手术，否则事后未获病理诊断将影响进一步治疗和疗效分析。⑤取新鲜组织供特殊研究的需要，如电镜取材、肿瘤药物敏感试验、流式细胞分析技术、激素受体测定或淋巴细胞标志等，但这种研究常需要先确定诊断，也可与诊断同步进行。

快速病理诊断时由于取材不能过多，且时间紧迫、技术要求很高，故其确诊率较常规切片为低，有一定的误诊率和延迟诊断率。以冰冻切片为例，一般确诊率为 90.4%～98.1%，误诊率为 0.7%～3.5%，延迟诊断或不能确诊率为 1.4%～6.1%。Otxeson 等报道术中病理会诊的理由，34.6% 为特殊研究需要，其延迟诊断率及误诊率远较其他各组为高。

三、肿瘤病理诊断技术

（一）免疫组织化学与免疫细胞化学技术

1. 免疫组织化学与免疫细胞化学技术原理

免疫组织化学与免疫细胞化学技术是从组织化学与细胞化学方法衍生出来的，是在单克隆抗体技术产生后，利用免疫学原理，将抗原抗体反应应用于组织细胞化学而进一步通过级联放大，增加敏感性，最后用辣根过氧化物酶（简称 HRP）显色，从而定位组织细胞中抗原（蛋白多肽、酶）等多种基因产物的特异方法。

其基本原理是利用抗原与抗体特异性结合形成"抗原–抗体复合物"的机制，通过化学反应使标记抗体的显色剂（荧光素、酶、金属离子、同位素）显色来确定组织细胞内抗原或抗体（多肽和蛋白质），对其进行定位、定性及定量研究的技术。

2. 免疫组织化学技术的主要步骤与常用标记物

（1）免疫组织化学技术的主要步骤

主要步骤如下：①提取抗原；②用免疫原免疫动物（兔）制备抗血清（多克隆抗体）或免疫动物（鼠）后，用杂交瘤技术制备单克隆抗体；③纯化抗体；④抗体标记组织切片；⑤染色反应；⑥观察结果。

（2）常用标记物

第一，酶标记物：为最常用的标记物。理想的标记酶应具有以下条件：①底物是特异性的，且易于显示；②酶反应产物稳定，定位良好；③酶的活性高并且稳定；④酶与抗体的结合不影响抗原–抗体的特异性反应；⑤被检组织中不应存在内源性相同的酶或其底物。常用的标记酶有辣根过氧化物酶（HRP）、碱性磷酸酶（AKP）、葡萄糖氧化酶（GOD）等。

第二，荧光标记物：是指在高能量光波的激发下能产生荧光的物质。常用的有异硫氰酸荧光素（FITC）、四甲基异硫氧酸罗达明（TIUTC）。

第三，亲和组织化学标记物：生物素和卵白素系统，其亲和力明显高于抗原抗体的结合力。

第四，金属标记物：如铁蛋白和胶体金，多用于免疫电镜。

3. 常用免疫组织化学染色方法

（1）直接法

将荧光素（免疫荧光法）或酶直接标记在第一抗体上，以检查相应的抗原。直接法具有特异性强的特点，但敏感性差，耗费抗体多。

（2）间接法

先用荧光素或酶标记第二抗体，一抗为特异性抗体，二抗仅有种属特异性。特点是：①预先标好二抗，较方便；②比直接法敏感，但仍差。

（3）PAP 法与双 PAP 法

过氧化物酶-抗过氧化物酶复合物法（Peroxidase—Antiperoxidase Complex，PAP），先将辣根过氧化物酶（HRP）免疫兔/羊/鼠，制成兔/羊/鼠抗 HRP，然后再与 HRP 结合，形成一个稳定的多角形结构（PAP）。特点是：①敏感性较高；②背景染色相对低；③双 PAP 敏感性更高，但背景相对较重。

（4）ABO 法

卵白素-生物素过氧化物酶复合物法（Avidin Biotin-Peroxidase Complex，ABC），利用卵白素与生物素特有的高度亲和力，先将生物素与酶结合形成生物素化 HRP，再以生物素化 HRP 与卵白素按一定比例混合，形成一个复合物。同时先将二抗生物素化。

①如将卵白素换成链霉亲和素，则为 SABC（Strept-ABC）法。

②将链霉亲和素和生物素先联结起来，则称 LSAB（Labelled Strept Avidinbiotin）法。

③用链霉素抗生物素蛋白联结辣根过氧化物酶，则为 S-P（Strept Avidin Peroxidase Conj Ugated Method）法。

④若用碱性磷酸酶标记链霉卵白素则称 SAP 法。若分别用碱性磷酸酶和辣根过氧化物酶标记链霉卵白素，则称 DS 法。

其特点是：①敏感性高（比 PAP 高 8~40 倍）；②背景淡，链霉亲和素更好；③方法较简便，时间较短；④应用范围广，也可用于原位杂交和免疫电镜。

（5）链式聚合物偶联技术

链式聚合物偶联技术（EPOS 和 EnVision 系统）为近几年发展起来的快速、高敏的免疫组化新方法。其中心环节是使用了一个酶标的"脊状"葡聚糖分子。EPOS（Enhanced Polymer One-Step）是将一抗连接于酶标葡聚糖上，直接与组织特异抗原结合，然后用底物显色剂显色，因而减少了一步免疫化学步骤。EnVision 是将第二抗体与酶标菊聚糖连接，与已结合的第一抗体反应，最后与底物显色剂显色。由于这些方法都避免使用（链霉素）卵白素和生物素，因此可以消除由内源性生物素所导致的非特异性染色。特点是：①敏感性高；②方法简便、省时；③提高一抗稀释度；④背景清晰。

4. 免疫组织化学染色过程中须注意的有关事项

免疫组织化学染色过程中须注意的有关事项主要有以下几个方面：

（1）正确设置免疫组织化学的对照

对照原则：首先对照第一抗体；替代对照要注意相同的原则；阳性结果阴性对照，阴性结果阳性对照；染色清晰，定位准确。

①空白对照：用 PBS 置换第一抗体。

②血清替代对照：用同种动物的正常血清代替第一抗体。

③抑制对照：用未标记的抗体先和相应的抗原结合。

④吸收对照：用纯化的抗原对抗体先行吸收。

⑤阳性对照：用已知或已被实验证明为阳性的组织。

⑥自身对照：利用组织切片内的各种不同的组织成分做对照。

（2）假阳性反应

①非特异性反应：边缘现象、皱折和刀痕、出血和坏死等。

②内源性过氧化物酶：红细胞、炎细胞、退变坏死细胞和某些腺上皮分泌物，以及某些富含过氧化物酶的组织，如脑、肝等。

③抗体的交叉反应：抗体本身含有与人体组织发生交叉反应的成分。

④试剂浓度过高或失效。

（3）假阴性反应

①组织固定不当或固定时间过长。

②抗体效价过低或久置失效。

③组织中抗原被黏稠基质或分泌物阻隔。

④DAB 或 H_2O_2 的浓度不当。

（二）原位杂交技术

原位核酸分子杂交（In Situ Hybridization，Ish）是应用特定标记的已知核酸探针与组织或细胞中待测的核酸按碱基配对的原则进行特异性结合，形成杂交体，杂交后的信号可以在光镜或电镜下进行观察。由于核酸分子杂交的特异性强、敏感性高、定位精确，并可半定量，因此该技术已广泛应用于生物学、医学等各个领域的研究之中。

1. 荧光原位分子杂交技术

荧光原位分子杂交技术（Fluorescence In Situ Hybridization，FISH）的发展为研究染色

临床常见肿瘤疾病病理诊断与治疗

体上 DNA 的序列提供了一个最直接的方法。其具有经济、安全、快速、稳定、灵敏度高等优点，多彩 FISH 可在同一核内显示两种或多种序列，还可对间期核染色体进行研究；应用不同的探针可显示某一物种的全部基因，某一染色体染色片段及单拷贝序列；结合共焦激光显微镜可对间期核及染色体进行三维结构研究，精确检测杂交信号。

2. 用于荧光原位杂交技术（FISH）的探针

（1）重复序列探针

基于染色体重复序列的探针有两种：一种是着丝粒探针，主要用于确定特定染色体的数目，如鉴定三体、单体等染色体数目异常。特别是在没有或中期染色体质量不好时，这些探针也能从间期细胞获得信息。另一种是端粒探针，用于确定特定染色体数目和末端变化等。可鉴定 G 显带或 FISH 涂染探针不能发现的隐匿易位。

（2）涂染探针

染色体涂染探针通过流式分拣或正常中期染色体显微切割获得所需全长染色体，再进行 DOP-PCR 扩增、荧光标记获得。所标探针与肿瘤细胞中期染色体杂交检测特异染色体的细胞遗传学改变，特别是验证可疑的染色体重排。但不能检测细小的染色体内变化，如缺失、复制或倒位。染色体涂染可以分析整个基因组，并可以一次扫描全部染色体异常。

（3）区带特异探针

区带特异探针可用于检测复杂或隐匿的染色体变化，如与疾病关联的缺失、扩增、倒位和易位。这类探针不仅可以用于实体瘤的诊断，也可检测微小残留病灶，以及存档材料的遗传学分析。

（4）反义涂染

用流式分拣或染色体显微切割技术分离出感兴趣的异常染色体，经过扩增、标记作为涂染探针与正常中期染色体杂交（CGH 也可认为是反义 FISH，即用肿瘤 DNA 与正常中期染色体）。应用显微切割技术分离异常染色体未知区域，通过反义涂染揭示其特性。除了 G 带染色体，显微切割技术也可用在 mFISH 的中期染色体上，进一步测定已证实的染色体间的变化。

3. 荧光原位杂交技术系列

（1）多色荧光原位杂交

多色荧光原位杂交（Multicolor-Fish）是应用不同光谱的荧光染料结合探针标记技术，将 24 条（22 条常染色体和 2 条性染色体）不同的涂染探针标记上不同的荧光染料，做原位杂交可以检测每条染色体，即使是在肿瘤细胞高度重排的核型中也可以通过不同的颜色加以辨认。其主要用于染色体隐匿性重排及复杂染色体核型。

①光谱染色体核型分析（Spectral Karyotyping，Sky）：原理是 24 条染色体特异涂染探针用 5 种荧光染料通过不同的组合标记每条探针，再同时杂交。此方法结合了傅里叶频谱、电荷偶合设备成像和光学显微方法，将荧光素产生的发射光信号放大，经过干涉仪和光谱透镜后，荧光素发射光谱之间的微小差异即可被 CCD 相机捕获，发射光谱首先被分配给蓝、绿、红 3 种颜色，变成可视的图像显示出来。在所有的多色染色体带型技术中，SKY 的信噪比最低。SKY 技术的重要应用之一就是增补和完善传统细胞遗传学获得的资料，极大地方便了数量大、复杂的染色体异常分辨。

②24 色多元荧光原位杂交：24 色多元荧光原位杂交（Multiplex-Fish，M-FISH）是近年建立的一种新技术。其原理是使用 5 种荧光染料按比例标记探针，杂交后形成 24 条染色体各自呈现特异的荧光色彩以供核型分析。为研究人员提供了更丰富详尽的细胞遗传学信息，包括确定标记染色体的来源、检测微小的染色体易位和检测复杂的染色体易位，尤其为肿瘤细胞染色体分析提供了全新、高效的方法。M-FISH 组合标记同 SKY 相似，只是检测和区分不同荧光信号的方式不同。

③组合比率荧光原位杂交：组合比率荧光原位杂交（combined binary ratio FISH，CO-BRA-FISH）与上述方法不同，其通过比率标记 24 条人染色体涂染探针只用 4 种荧光染料，3 种荧光染料标记 12 条染色体涂染探针，另一种荧光染料标记另外 12 条探针，并通过专门滤镜获得图像。

④着丝粒多元荧光原位杂交：M-FISH、SKY 等通常需要大量的 DNA 探针（微克），杂交需要 2~3 天，而且不能检测间期细胞核，未标记的染色体涂染探针市场上不易得到。着丝粒多元荧光原位杂交（Centromeric Multiplex-Fish，CM-FISH）用着丝粒探针代替色体涂染探针，通过切口平移法标记，杂交和 FISH 一样，只需要 10~15min，即可洗片，大大缩短了杂交时间，而且很强的荧光信号。所获图像用普通软件即可分析。

（2）交叉物种彩色显带

交叉物种彩色显带（Cross-Species Color banding，Rx-FISH）其原理是利用其他动物物种的染色体制备探针池，与待检的人的中期染色体杂交。人类与长臂猿的基因组 DNA 有 98%的同源序列，且同源序列在二者的基因组中的分布不同，因此杂交后，可在人的中期染色体上呈现不同的颜色，形成彩色带纹。根据彩色带型的变化，这种方法可以很好地区分易位、重复、缺失以及倒位。SKY 及 M-FISH 往往不能明确指出缺失和倒位，而 Rx-FISH 可以获得明确的结果。

（3）原位杂交显带技术

为了准确定位原位杂交部位所处染色体及其区带，染色体必须显带。但杂交与显带过程会互相影响。后来人们注意到，人类短间隔插入重复序列中的一种 Alu 家族，Alu 片段约 300 bp 长，在基因组中重复约 90 万次，平均间隔 3~4 kb 就插入一个。有人利用部分 Alu 序列作为引物，用 PCR 方法扩增 Alu 之间的 DNA，称 Alu-PCR 法。但 Alu 序列在基因组内分布不是随机的，有些区域比较密集，有些区域较稀疏。只有前者才有 PCR 产物。人们用 Alu-PCR 产物作为探针与人类染色体标本杂交，结果得到类似 R 带的荧光带型。故人们在进行基因定位时，只须将目的探针与 Alu-PCR 探针同时应用，用不同颜色的荧光标记，就可同时显示杂交信号和染色体带型。

（4）FISH 基因定位

基因定位时，不但需要确定某段靶序列在染色体上的位置，还须确定两个或两个以上靶序列在线性 DNA 分子的排列次序和距离，才能绘出基因图。一般用同位素杂交：先确定每一靶序列在中期染色体上的位置，然后根据它们到端粒的距离确定出线形排列次序。而用 FISH 方法，两种或两种以上的探针能同时与中期染色体杂交，只要根据两种颜色杂交位点的相互位置，就能直接确定次序。但中期染色体是线形 DNA 分子经过折叠和包装后形成的，若两个靶序列相距很近，例如间距小于 1 Mbp，受包装过程的影响，它们在线形 DNA 分子上的排列与在中期染色体上的排列不一定相同，甚至可能完全相反。

学者们发现，靶序列之间在间期核的平均相对距离与它们在线形 DNA 分子上的距离呈正相关。利用间期核 FISH 分析不但能排除染色体包装的影响，还能提高测距的分辨率。

（5）荧光原位杂交技术的应用

荧光原位杂交技术的应用十分广泛，目前主要有如下几个方面：

第一，基因定位与基因制图：原理前面已叙述。荧光原位杂交（FISH）已经极大地加速了人类基因定位和基因制图的进程。

第二，基因诊断：精确、直观、明了。

第三，间期细胞遗传学。

第四，FISH 在肿瘤生物学中的应用。①肿瘤细胞遗传学；②基因定位，FISH 可用于分离出的癌基因与抑癌基因初步定位；③病毒基因插入基因组部分的检测，利用 FISH 可以检测到病毒整合到人基因组中的情况，对深入研究病毒致癌机制，以及检测、防治肿瘤均具有重要意义；④基因的扩增与缺失，原癌基因的激活方式有突变、基因扩增、易位、病毒序列插入，抑癌基因的失活方式有点突变、基因缺失，FISH 为研究基因的扩增和缺失提供了新的方法，能将基因扩增和染色体重复分开。

（三）生物芯片技术

生物芯片技术是将大量具有生物识别功能的分子或生物样品有序地点阵排列在支持物上，并与标记的检体分子同时反应或杂交，通过放射自显影、荧光扫描、化学发光或酶标显示可获得大量有用的生物信息的新技术。生物芯片技术包括基因芯片、蛋白质芯片、细胞芯片、组织芯片以及元件型微阵列芯片、通道型微阵列芯片、生物传感芯片等新型生物芯片。可对 DNA、RNA、多肽、蛋白质、细胞、组织以及其他生物成分进行高效快捷的测试和分析。生物芯片技术可应用于测序、疾病诊断、药物筛选等方面。

1. 基因芯片

基因芯片是指采用原位合成或显微打印方法，将大量 DNA 探针固化于支持物表面上，产生二维 DNA 探针阵列，然后与标记的样品进行杂交，通过检测杂交信号来实现对生物样品进行快速、并行、高效的检测。可自动、快速地检测出成千上万个基因的表达情况，为基因诊断、药物筛选以及新基因发现提供了有力的手段。

2. 蛋白质芯片

蛋白质芯片技术的基本原理是将各种蛋白质有序地固定于滴定板、滤膜和载玻片等各种载体上成为检测用的芯片，然后用标记了特定荧光素的蛋白质或其他成分与芯片作用，经漂洗将未能与芯片上的蛋白质互补结合的成分洗去，再利用荧光扫描仪或激光共聚焦扫描技术测定芯片上各点的荧光强度，通过荧光强度分析蛋白质与蛋白质之间相互作用的关系，由此达到检测多种蛋白质及其功能的目的。如抗体芯片可排列数百种单克隆抗体，通过这张芯片，人们在一次实验中就能够比较几百种蛋白的表达变化。对于诊断疾病，如传染病、肿瘤、遗传病等临床工作以及信号传导、细胞周期调控、细胞结构、细胞凋亡和神经生物学等基础研究都具有广泛的应用前景。

3. 组织芯片

组织芯片又称组织微阵列，是 1998 年在 cDNA 微阵列的基础上发明的，它将数十个、数百个乃至上千个小的组织片整齐地排列在一起置于载玻片上，形成微缩的组织切片，是继基因芯片和蛋白质芯片之后生物芯片家族的又一新成员。

组织芯片的原理是根据不同需要，利用特殊的仪器，将多个（病例）小组织片高密度整齐地排列固定在某一固相载体上（载玻片、硅片、聚丙烯或尼龙膜等），而制成微缩的组织切片。

组织芯片的特点：①体积小、信息含量高，可根据不同需要进行组合和设计；②既可用于形态学观察，也可用于免疫组织化学染色、原位杂交、FISH 等原位组织细胞学观察和研究，且自身内对照和可比性强；③高效快速，低消耗，可高效利用库存蜡块肿瘤标本。其最大潜在作用是将基因、蛋白水平的研究与组织形态学相结合，使应用同一实验指标，同时快速研究大量不同组织样本（高通量、多样本）的设想成为现实，减少了实验误差，几十倍、上百倍的提高组织病理学研究的效率，节约实验材料和试剂，同时使实验结果有更可靠的可比性；对于原始病理资料的保存和大量样本的回顾性研究具重要的意义。

组织芯片的应用范围：①研究目的基因在不同病变（肿瘤）间的表达差异；②寻找疾病新基因，疾病（肿瘤）中新基因、突变体与基因多态性的检测；③药物的筛选；④疾病的病理诊断；⑤质量控制等。

第二节　肿瘤影像学检查

一、X 线检查

X 线在临床上的应用越来越广泛，目前已成为确定肿瘤的位置、形状、大小及判断性质最常用的方法之一。分为普通检查和造影检查等。

1. 普通 X 线检查：是简单、常用的检查方法。适用于肺、纵隔、胸膜、横隔、心包等胸部肿瘤的检查。

2. 造影检查：为了弥补 X 线密度分辨率低及人体某些部位缺乏自然对比的缺点，将造影剂引入某一器官或组织与其周围形成对比。适用于肿瘤与正常组织的 X 线对比度差的部位。

二、MRI 检查

20 世纪 70 年代磁共振成像（magnetic resonance imaging，MRI）的出现是医学影像学的一次飞跃，进入 90 年代，MRI 的发展突飞猛进，磁共振已经从单纯的形态学观察发展为形态观察与功能性研究相结合的检查方法。

（一）原理

人体不同组织，不论它们是正常的还是异常的，其组织、器官 T_1 值（纵向弛豫时间）、T_2 值（横向弛豫时间）的差别是很大的，这是磁共振成像的基础。MRI 的作用之一就是利用这些差别来诊断和鉴别诊断疾病。人体中氢原子的数量最多，且只有一个质子而不含中子，最不稳定，最易受外加磁场的影响而发生核磁共振现象，人体一旦进入磁场中，体内的磁性核就具备了共振的特性，人体可以吸收电磁波的能量，然后再发射具有特定频率的电磁波，计算机就可以把这种电信号转化为图像，称为核磁共振成像，用于临床诊断。

（二）MRI 在肿瘤诊断中的应用

1. 头颈部：对脑肿瘤的诊断，MRI 较 CT 图像对比及分辨率好，可行多方向平面扫描，而且无伪影。尤其在检查头顶部、后颅窝和颅底部等靠近骨壁的脑组织时，因无骨的干扰，明显优于 CT。对幕上胶质瘤、垂体瘤、转移瘤、鞍上及鞍旁肿瘤，CT 和 MRI 两者相当。诊断幕下肿瘤，则 MRI 优于 CT。脑膜瘤的诊断两者相当，但观察骨质增生、破坏和病理钙化，CT 优于 MRI。听神经瘤中 MRI 可发现较小的管内肿瘤。

2. 脊柱肿瘤：MRI 可以直接地、无创伤性地观察脊髓本身，可诊断髓内实质性或囊性病变，对急性脊髓压迫和硬膜内、外以及髓外肿瘤的诊断和定位是行之有效的方法。

3. 胸部：判断有无纵隔或肺门淋巴结增大，为肺癌的分期提供依据。

4. 肝脏疾病、胰腺疾病：在诊断肝内转移瘤时 MRI 比 CT 平扫敏感，对肝癌、血管瘤和囊肿的诊断与鉴别诊断，MRI 均优于 CT。胰腺疾病 CT 优于 MRI。

5. 肾及肾上腺：①肾肿瘤，对碘过敏或躯体过大、过于肥胖者，CT 和超声检查有困难时，MRI 扫描可提供诊断信息。MRI 检查还可用以发现恶性肿瘤是否伴有肾静脉或下腔静脉内瘤栓。②肾上腺，MRI 在肾上腺疾病诊断中比 CT 优越之处在于，它能通过肿瘤信号的分析鉴别其良、恶性。

6. 女性骨盆：MRI 主要用于妇科肿瘤分期。

（1）子宫内膜癌：MRI 可作为一种非创伤性的肿瘤分期和制订治疗方案的依据。T_2 加权像可以发现肿瘤的存在，其敏感性可达 84%，对肿瘤分期的准确性可达 92%。

（2）子宫颈癌：MRI 通过直接显示肿物、测量其体积以及对邻近器官的侵袭来分期。

（3）卵巢癌：MRI 的作用为对肿瘤分期，但仍有限度。不能区分肿瘤的恶性程度，只能了解肿物是囊性，还是实性，有无出血和判定肿瘤包膜的厚度及肿瘤的扩展。

（4）良性病变：MRI 检查的适应证是，发育异常的分类，平滑肌瘤的诊断和定位，子宫内膜异位的诊断及超声尚未确诊的盆腔肿块。

7. 男性骨盆。

（1）前列腺：MRI 虽然并不能对前列腺癌和前列腺肥大进行可靠的鉴别，但它在了解肿物侵及范围及瘤体组织内的变化方面有一定的优势。

（2）膀胱癌：对膀胱癌的分期有一定的价值。

8. 肌肉骨关节系统。

（1）髓腔：MRI 可清晰地显示原发肿瘤在髓腔内的改变及向周围侵袭的情况，在肿瘤分期时非常有用，对骨转移瘤的诊断也很敏感，可与放射性核素检查媲美。

（2）软组织肿瘤：MRI 能提供有关肌肉、神经和血管受侵的信息。

（三）MRI 检查的禁忌证

1. 危重患者需要生命监护系统和生命维持系统者。

2. 体内有金属异物者，如带有心脏起搏器或体内带有磁铁性医疗装置的患者。

3. 无法控制的不自主运动及不合作的患者。

4. 高热或散热功能障碍者禁用。

5. 妊娠患者，尤其妊娠早期慎用。

（四）MRI 的缺点

1. 扫描时信号采集较慢，需时较长。

2. 自旋回波成像时，钙无信号，在诊断以钙化为特征的病变时，会受到影响。

3. 部分患者检查受到限制。

（五）优点

1. 对机体无损害，MRI 图像信号的采集不是利用电离辐射，也无须含碘的对比剂，在检查前不用对患者进行特殊的准备，加之它是一种无创伤性的检查，所以易为患者所接受。

2. 对软组织分辨率高，可清晰地显示脂肪、内脏、肌肉，并能区分大脑灰质与白质、血管与周围组织等。

三、CT 检查

CT 其全称为计算机体层摄影术（X-ray computed tomography），扫描过程是用高准直的 X 线束扫描人体需要检查的部位，穿过人体的 X 线被探测器接收，再经模数转换器转成数字信号传送给计算机，计算机计算出该断面上各单位体积的 X 线吸收值，排列成数字矩阵，数字矩阵再通过数模转换器，由图像显示器将不同的数据用不同的灰度等级显示出来，形成了 CT 横断图像。

（一）平扫

平扫即不使用静脉内造影剂的 CT 扫描，多用于肺部病变、骨骼系统、尿路结石和胆囊结石的检查，也可用于部分肿瘤患者治疗后的随访。

（二）增强扫描

增强扫描指静脉内使用造影剂后进行的 CT 扫描。增强扫描前一般应常规进行平扫，特别是实质性脏器。增强扫描的方式有多种：①常规增强扫描：静注造影剂后在合适的时间内进行的 CT 扫描，是目前应用最多的增强方法，可用于全身各个部位的检查；②多期扫描技术：包括双期、多期，指在一定的时间内，多次进行目标部位的 CT 扫描。增强扫描有利于提高 CT 的密度分辨率，提高 CT 对解剖结构的显示及肿瘤血供特点观察的效果，多期扫描技术更有利于小病灶的检出和病变的定位、定性。

（三）薄层扫描

一般指≤5 mm 的扫描，可以提高小病灶的检出率和囊实性病变判断的准确性，提高 CT 对病灶内部细节和周围改变的显示。

（四）CT 重建技术

螺旋 CT 的原始容积资料输入工作站后，可内插重建任意数量的重叠图像，然后按临床需要进行多种模式的图像重建。常用的重建技术有：①多层面重建术（MPR）；②多层面容积重建术（MPVR），包括最大密度重建（MIP）和最小密度重建（MINP）；③表面遮盖法重建技术（SSD）；④仿真内镜重建技术（VE）；⑤容积重建术（volume rendering）。重建的图像在肿瘤诊断的应用中，对于显示肿瘤的部位、大小及与周围组织、器官的关系，显示表浅隆起或凹陷性病变有一定的价值。

（五）CT 血管成像

CT 血管成像（CTA）是经静脉注射造影剂强化靶血管，通过螺旋 CT 容积扫描，结合计算机三维重建，多角度、多方位观察、显示血管的技术。临床上主要应用于：①血管性病变的检查，如动脉瘤、动脉狭窄及门静脉、下肢血管等；②评价肿瘤或病变与邻近血管的关系。

（六）CT 的临床应用

CT 在肿瘤的诊断中占有极其重要的地位，对肿瘤分期、判断预后，制订治疗计划以及治疗后随访都有重要意义。

1. 头颈部 CT 问世后首先应用于颅脑疾病的诊断，并取得了丰富、成熟的经验。对脑肿瘤和耳、眼眶、鼻咽等部位的肿瘤有较高的诊断价值。

2. 胸部：对肺部、纵隔结构显示良好，能清晰地分辨出血管、气管、食管和淋巴结，发现其他 X 线检查难以发现的胸部肿瘤。

3. 腹部：主要用于腹部实质性脏器及腹膜后的检查。对肝脏占位性病变诊断价值较大，包括肝癌、肝囊肿、肝海绵状血管瘤等。对胆囊肿瘤、胰腺肿瘤有重要诊断价值，并能观察胰腺阻塞性黄疸梗阻部位。可显示肾上腺、肾实质、肾盏与肾盂，注射造影剂后还可分辨出肾皮质与髓质，可诊断肾癌、肾囊肿。CT 对腹膜后组织显示清楚，对腹膜后肿瘤及其周围组织关系、淋巴结情况能清楚显示。

4. 盆腔：CT 可显示膀胱、子宫、阴道、直肠、前列腺及盆腔中的血管和淋巴结等。

5. 脊柱及椎管：CT 可准确显示椎管的形状、大小、椎骨及椎间关节的形态及结构，以及椎管内外软组织等。

（七）CT 检查的优、缺点

1. 优点：检查方法简便、迅速、无痛苦、无创伤，应用安全；显像清晰、分辨率高。

2. 缺点：对比度不如 MRI 高，采用 X 线，对人体有一定的损害，有时会出现伪影，细小病变仍可能被遗漏。

四、超声检查

超声波是指频率大于 20 000 Hz 的声波，它在人耳的听觉范围（20~20 000 Hz）之外。当超声波在不同的介质中传播时，在两种介质的交界处有部分超声波的能量反射回来，被探测器所接受，并将其转换成图像显示出来。由于肿瘤与正常组织的结构、密度、血管分布的不同，所以当超声波抵达两者交界面时，即会有一部分能量反射回探测器。目前使用的超声波分 A 型和 B 型两种。

（一）A 型超声

1. A 型超声

具有结构简单，携带、使用方便，价格便宜等优点。缺点是不能直接显示病变区域的图像，分辨率及穿透率较差。目前已较少使用。

2. 临床应用

（1）对实质性脏器，确定有无肿大。

（2）对颅脑及眼球后占位性病变有一定意义。

（3）浆膜腔积液的测定及穿刺部位定位。

（二）B 型超声

1. B 型超声：可以从图像上观察病变的大小、范围、部位及其与周围组织的关系。

2. 临床应用：常用于脑、眼、乳腺、肝、胆、胰、肾等处肿瘤的检查，而且可鉴别肿瘤的实质性、囊性、混合性、均质性或非均质性。

（三）彩色多普勒超声（彩超）

常用的超声探头有线阵探头、凸阵探头、高频探头、腔内探头、穿刺探头及术中探头等。一般腹部超声常规用 3.0~5.0 MHz 频率的探头；浅表组织与器官选用 7.5~10 MHz 频率的探头；腔内探头及术中探头也都为高频探头。

（四）检查前患者准备

大多无须特殊准备，做胆、胰、胃及后腹膜时应空腹，必要时饮水后观察；经腹壁做盆腔器官如子宫、卵巢、前列腺及膀胱检查者须膀胱充盈；经阴道超声须避开月经期。

（五）探测方法

1. 经体表扫查：为超声检查常用方法。

2. 经腔内扫查：由特制的超声腔内探头直接或通过内镜置于食管、胃、十二指肠、膀胱、尿道、直肠、阴道或宫腔内进行扫查，图像较体表超声更满意，能分辨微小病变。

3. 术中扫查：在手术中，用消毒的术中超声探头直接置于受检脏器表面，探测位于深部的小肿瘤，常用于小的胰岛素瘤及深部的肝脏小肿瘤的术中定位。

（六）超声检查在肿瘤诊断中的应用

1. 腹部肿瘤

（1）肝脏肿瘤

第一，原发性肝癌。灰阶超声可清楚地显示肿瘤的大小、数目及位置。常见声像图表现为：①均匀低回声型。形态常呈圆形或类圆形，具纤细包膜或无包膜，后方回声轻度增强，多见于直径为 1~1.5 cm 的小肝癌。②镶嵌型，形态常不规则，表现为低回声区内有一个或数个高回声结节，结节之间有低回声光带间隔。③高、低混合回声型，形态常不规则，在低回声区内可见高回声或等回声结节，可伴液性暗区，周围有暗环，多见于直径 5 cm 以上的较大肿瘤。④等回声型，形态呈圆形或类圆形，内部回声常较均匀，周围常有暗环，大小为 3~4 cm，此型不多见，也容易漏诊。⑤高回声型，多为弥漫型肝细胞癌，常无明确边界，其内呈粗大密集的结节，不易与肝硬化鉴别；也可为 4~5 cm 圆形、类圆形病灶，内部呈均匀高回声，周围有无回声暗环围绕。彩色多普勒血流成像（CDFI），能显示肿块内点、线状彩色血流，可测及动脉血流流速曲线，阻力指数（RI）多大于0.6，在较大的肝癌中，有可能测及高速血流，如在肿瘤内搏动性血管中测及最大流速超过60 cm/S，提示动静脉瘘血流曲线。

继发表现可见卫星病灶，血管及胆管内癌栓，血管及胆管受肿瘤压迫或挤压而扩张或移位，肝门部或腹主动脉旁淋巴结肿大，腹腔积液。

第二，继发性肝肿瘤。声像图表现常为多个占位病灶，有时大小、回声相似；也有单个病灶，声像图表现与转移灶大小及原发肿瘤的部位、病理类型有关，有的不具特异性。如"牛眼征"多见于乳腺癌或肺癌的转移；均匀弱回声常见于恶性淋巴瘤、黑色素瘤或鼻咽癌转移；结肠肿瘤转移多呈高回声，有时伴钙化；而低回声、高回声病灶可见于各种癌肿的转移；转移病灶内伴液性暗区，除肿瘤较大、内部坏死液化外，可见具分泌功能肿瘤的转移。

第三，血管瘤。声像图表现：①较小的血管瘤（1~2 cm）多呈圆形或椭圆形的高回声区，边界清晰，内部常有细小管状结构或圆形无回声区，呈网状结构，可见细小管道进入肿瘤组织；②大的海绵状血管瘤多呈混合回声，形态常不规则，常有较厚的高回声边界，内部回声呈筛网状；③少数小的血管瘤内部呈低回声，且无明显的网状结构，须与小肝癌鉴别。

（2）胆系肿瘤

第一，胆囊癌。声像图表现：①腔内型，为胆囊癌的较早期表现，可为乳头状或蕈伞型，多位于胆囊颈部或底部，自胆囊壁向腔内凸起。基底较宽，不平整，多为等回声，可多发，彩超检测显示其底部流向肿块内的血流可以明确真性肿瘤。②厚壁型或浸润型，早期病灶可仅局限于胆囊颈部，以后逐渐导致整个胆囊壁弥漫性不规则增厚呈低回声，内膜不平。③混合型，表现为胆囊壁的不规则增厚伴有乳头状或蕈伞形的肿块声像图。④实块型，为晚期胆囊癌的声像图表现，胆囊失去正常形态，无胆汁充盈，胆囊区表现为低回声或等回声不均质占位，其内常见结石强光团伴声影，由于肿瘤向外浸润，使胆囊壁高回声光带连续性中断，甚至消失，胆囊轮廓不清，如发现其中结石强光团则能明确诊断。

第二，胆管癌。可发生于肝内外胆管，多见于肝门部左右肝管汇合处、胆囊管与肝总管汇合处以及胆总管末端。

声像图直接征象：①肿块型，表现为病情早期，扩张的胆管内出现乳头状低回声或等回声肿块，边界清晰，随着病情进展，肿块逐渐增大，呈团块状堵塞于扩张的胆管，局部胆管壁连续性中断，肿块边界欠清；②胆管壁浸润型，表现为扩张的胆管远端突然截断或管壁增厚，管腔狭窄闭塞，无明显的肿块。

声像图间接征象：①病灶部位以上的胆道系统扩张，根据肿瘤所处胆管部位不同，可产生不同的声像图表现，如肿瘤位于左右肝管汇合处，则左右肝管及肝内胆管扩张，与肿瘤一起形成"蝴蝶形"；肿瘤位于胆总管末端，影响壶腹部时，肝内外胆管、主胰管扩张，胆囊增大；肿瘤位于左或右肝内胆管时，仅局部的肝内胆管扩张，易漏诊或误诊为肝癌。②肝内继发性病灶，局部浸润或转移；血管受压或移位；肝门部或后腹膜淋巴结肿大。

（3）胰腺肿瘤

第一，胰腺癌：胰腺癌可发生于胰腺的任何部位，多见于胰头，约占 3/4。声像图直接征象：胰腺区实质性肿块，多为低回声，形态多不规则，无包膜回声；肿瘤大时内部可因坏死液化呈现囊实混合回声，胰腺形态失常；少数弥漫型胰腺癌的胰腺普遍肿大，边缘凹凸不平，内部呈粗大不均匀的斑点状高回声。间接征象：根据肿瘤所处的不同部位产生不同的压迫征象；肿块位于胰头部，主要表现肿块压迫胰、胆管，引起胰、胆管扩张及胆囊增大；体尾部癌肿主要表现为大血管受压移位及受侵；以及晚期肿瘤引起的转移征象，如后腹膜淋巴结肿大、肝转移灶及腹腔积液等。

第二，胰腺囊性肿瘤：为少见肿瘤，包括胰腺囊腺瘤及囊腺癌。囊腺瘤又分浆液性囊腺瘤及黏液性囊腺瘤。浆液性囊腺瘤非常少见，常由较多细小密集的小囊组成，无恶变倾向；黏液性囊腺瘤呈单囊或多囊，囊腔较大，有恶变倾向。声像图表现常为圆形或类圆形囊实性肿块，有完整包膜，边界清楚；可呈单囊结构，囊壁上可见高回声乳头状凸起；也可见较多纤维分隔呈多房性改变，或者由无数小囊组成蜂窝状结构，声像图表现类似实质占位；如囊性肿瘤囊壁增厚，囊内分隔增厚不均匀，囊壁上有乳头状实质回声，囊内分隔或实质回声内测及动脉血流曲线者常提示恶性。

第三，胰岛细胞瘤：分功能性与非功能性两类。功能性胰岛细胞瘤多见于胰岛素瘤，良性多见，约占 90%，通常瘤体较小就产生明显的低血糖表现。而非功能胰岛细胞瘤以恶性多见，约占 75%，因无明显临床表现，患者常于肿瘤较大压迫邻近器官产生非特异性症状时才就诊，因而发现时肿瘤常较大。胰岛细胞瘤多位于胰体尾部。声像图表现：①胰岛素瘤：肿瘤直径大小 1~2 cm，多呈均匀低回声，圆形或椭圆形，边界清晰；②非功能性胰岛细胞瘤：瘤体常中等大小，也有部分大至直径 10 cm 以上，呈圆形、椭圆形或分叶状，多有包膜，常伴液性暗区；CDFI 显示较丰富血流信号，如肿瘤很大、形态不规则、包膜不完整，常提示恶性。

（4）胃肠道肿瘤

胃肠道超声因受气体干扰，除非肿瘤达到一定体积，经体表探测诊断胃肠道肿瘤不如X线钡餐检查或内镜检查。超声检查的目的是观察肿瘤有无向周围脏器浸润或转移，以及超声发现转移灶时结合病史做胃肠道相应部位扫查以寻找原发灶。早期胃肠道恶性肿瘤经体表超声不易显示。中晚期肿瘤则有如下表现：①含气混合性占位为胃肠道恶性肿瘤的较典型的声像图表现，中心区不规则强回声为胃肠道内气体回声。外周不规则低回声区为肿瘤或胃肠壁不规则增厚所致，常描述为"靶环征"或"假肾征"。②低回声实质占位常为黏膜下或浆膜下肿瘤，多见于胃肠平滑肌来源的肿瘤及淋巴瘤，两者声像图不易鉴别。如肿瘤较大、形态不规则、内部回声不均，常提示恶性；如肿瘤内伴液性暗区，多见于平滑肌肉瘤，位于中上腹者须与胰岛细胞瘤鉴别。

（5）肾脏肿瘤

①肾癌：声像图表现：肾实质内出现占位病变，小的肾癌（直径为 2~3 cm）多呈圆形或类圆形，内部高回声，边界清楚；较大的肾癌（直径 4~5 cm）多为圆形或分叶状，内部呈低回声，边界尚清；大的肿瘤（直径 5 cm 以上）常呈分叶状，内部可坏死液化或出血，呈现高低或囊实混合回声，可伴钙化，边界欠清，肿瘤常向外隆起或挤压肾窦，产生局部肾积水。少数囊性肾癌，可表现为单囊内实质回声区，也可表现为囊腔内较多增厚的纤维分隔。肾癌浸润肾周围组织时可出现肾包膜回声中断；当肾癌伴淋巴转移时可在同侧肾门处或腹主动脉旁见到低回声肿大淋巴结；当肾癌累及肾静脉时，患侧肾静脉扩张，内充满实质低回声光团，严重时可延伸至下腔静脉甚至右心房。

②肾盂癌：声像图表现：当肿瘤达到一定体积时（直径 1 cm 左右），可产生肾窦回声分离，并在无回声区内出现低或等回声肿块。位于肾盂输尿管连接处的肿瘤虽小也可造成梗阻，引起明显的肾积水。早期直径小于 1 cm 时，积水不明显，肿瘤不易显示。肾盂癌转移途径有脱落细胞种植及淋巴转移，超声检查时须注意输尿管、膀胱有无继发病灶及肾门旁有无肿大淋巴结。

③肾血管平滑肌脂肪瘤：又称肾错构瘤，为常见的肾良性肿瘤。常在健康体检或其他疾病常规肾脏超声检查时发现。可单发也可多发。声像图表现有两种：①边界清晰的强回声光团，无声影，多见于直径 0.5~2 cm 的较小肿瘤；②高、低混合回声肿块，为"洋葱样"图形，为肿瘤内部多次出血所致。

（6）肾上腺肿瘤

①肾上腺皮质腺瘤：分功能性及非功能性。常见的有库欣瘤、醛固酮瘤及非功能性皮质腺瘤。声像图表现：肾上腺区见圆形或类圆形低回声实质占位，具包膜回声，有球体感。结合肿瘤大小及临床表现可判断肿瘤的类型：如肿瘤较小（直径 1 cm 左右），临床有高血压、高血钠、低血钾、多尿等原发性醛固酮增多征，则提示醛固酮瘤；如肿瘤直径达 2~3 cm，患者有向心性肥胖、高血压、脂肪肝等，可提示库欣瘤；而非功能性皮质腺瘤较功能性皮质腺瘤少见，临床无症状，常于体检等偶然发现，瘤体多不大，一般直径为 2 cm 左右。

②肾上腺皮质腺癌：分功能性及非功能性。皮质腺癌体积常较皮质腺瘤大，直径多大

于 3 cm。声像图表现：肾上腺皮质腺癌体积小时声像图与皮质腺瘤相似，瘤体中等以上大小时，肿瘤形态常不规则，无包膜或包膜不完整，内部回声不均匀。一般功能性皮质腺癌发现时体积多较非功能性皮质腺癌小。

③嗜铬细胞瘤：90% 发生于肾上腺髓质内，10% 发生于肾上腺外，大多为单侧，10% 双侧，2%~10% 为恶性，常有发作性高血压。声像图表现：肿瘤大小相差很多，但多数直径为 4~5 cm，呈圆形或椭圆形，有明亮包膜。内部呈等回声或较高回声，常伴液性暗区。恶性嗜铬细胞瘤肿瘤形态不规则，包膜不完整，可发生肝转移或周围组织浸润。肾上腺外的嗜铬细胞瘤多位于肾门附近、腹主动脉旁或膀胱壁等处，体积小时超声检测有一定困难，所以如临床高度怀疑嗜铬细胞瘤，超声检查肾上腺区及常见肾上腺外嗜铬细胞瘤的好发部位未发现肿瘤，也不能排除诊断，而且，如临床明确嗜铬细胞瘤的诊断，检查操作时，动作须轻柔，以免按压肿瘤诱发症状发作。

④肾上腺转移性肿瘤：全身多处脏器的恶性肿瘤如肺癌、乳腺癌、胃癌等都易转移至肾上腺。声像图表现与原发性肾上腺肿瘤无明显区别，诊断主要结合病史，如发现双侧肾上腺肿瘤，常提示为转移性。

（7）子宫肿瘤

①子宫肌瘤：为女性生殖器官肿瘤中最常见的良性肿瘤。多见于中年妇女，大小不一。根据其生长部位分肌壁间肌瘤、浆膜下肌瘤、黏膜下肌瘤、子宫颈部肌瘤及阔韧带肌瘤。声像图表现：肌瘤多呈球形，内部呈低回声或等回声，外周假包膜形成弱回声晕圈；肌瘤小无变性时，内部回声较均匀；肌瘤大者可为多层同心圆形中、低相间回声呈旋涡状，或因肌瘤变性液化形成无回声区及钙化形成强回声光斑伴声影，回声不均。多发性肌瘤或大的肌瘤常使子宫增大，形态失常，轮廓线不规则，内膜线移位或不清；浆膜下肌瘤蒂细长、内部回声低时易误诊为卵巢囊肿；少部分肌瘤肉瘤变时，子宫失去常态，明显增大，内部回声杂乱不均，可出现不规则液性暗区。

②子宫内膜癌：好发于 50 岁左右绝经前后的妇女，可分为局限型和弥漫型。声像表现：早期常无特殊表现或局限性子宫内膜增厚；中晚期可表现为子宫增大，内膜不均匀增厚呈团块状，肿瘤可浸润至肌层，肿瘤组织阻塞宫颈管时引起宫腔积液。

（8）卵巢肿瘤

卵巢肿瘤是妇科常见肿瘤，可发生于任何年龄。其组织来源复杂，肿瘤类型繁多，但从声像图上可将肿瘤分为以下几类：

第一，卵巢囊性肿瘤：卵巢囊性肿瘤大多为良性。声像图主要表现：中等大小的圆形或椭圆形液性暗区，边界清晰，包膜光滑，后壁及后方回声增强，部分囊内可有纤细均匀的分隔。

第二，卵巢囊实性肿瘤：占卵巢肿瘤的绝大部分。主要包括浆液性囊腺瘤（癌）、黏液性囊腺瘤（癌）、囊性畸胎瘤等。声像图主要表现：圆形或椭圆形囊实性占位，囊内可有纤维分隔或囊壁上大小不一的乳头状凸起，无回声区内可有细弱光点；如囊壁不光滑，囊壁或囊内分隔不规则增厚，囊壁上有较多细小密集的乳头状凸起或实质部分回声增多者常提示恶性，而 CDFI 测得囊壁或乳头等实质区内有动脉血流信号，RI 小于 0.5 时支持恶性肿瘤的诊断。

第三，卵巢囊性畸胎瘤：为卵巢囊实性肿瘤中的一种最常见的肿瘤。声像图因囊内所含物质的不同而具多种表现。①脂液分层征：囊内密集细小光点回声与无回声暗区之间截然分开，其上方为脂质。呈均匀密集细小光点，下方为液性暗区。②面团征：囊肿内有边界清楚的高回声光团附着于囊肿壁上，为毛发油脂裹成的团块。③瀑布征或垂柳征：为毛发油脂疏松结合未裹成团块时在囊内的表现，其表面回声增强，后方回声逐渐减弱。④星花征：油脂呈均匀细小光点伴有强光点漂浮于液性暗区内，囊内光点可随体位改变而移动。⑤壁立结节征：囊壁上可有结节状强回声光团，后方伴声影。⑥杂乱结构征：当囊肿内含毛发、牙齿、骨骼及油脂等多种成分时，声像图表现复杂，在液性暗区内有强光团伴声影或散在高回声光团、光点；如囊内充满毛发，油脂甚少时声像图可表现为弧形强光带伴声影，肿瘤轮廓显示不清，有时可误认为肠腔气体而漏诊。

第四，卵巢实质性肿瘤：卵巢实质性肿瘤较少，但多为恶性。①卵巢纤维瘤：为卵巢实质性肿瘤中常见的良性肿瘤，常伴胸、腹腔积液，又称 Meigs 综合征。声像图表现为肿瘤常中等大小，呈圆形或椭圆形，边界清晰，内部呈均匀等回声或稍高回声，后方回声衰减。②卵巢癌：为女性生殖器官中常见的恶性肿瘤之一，其声像图特点为肿瘤形态多不规则，边界欠清，内部回声不均，常伴液性暗区；CDFI 可测及丰富彩色血流及动脉血流曲线，RI 小于 0.5，中、晚期肿瘤可出现腹腔积液及肝转移灶。

第五，卵巢转移性肿瘤：约占卵巢恶性肿瘤的 10%，主要来自胃肠道、乳腺等器官恶性肿瘤的转移。由胃肠道、乳腺转移来的卵巢恶性肿瘤又称库肯勃瘤（Krukenberg Tumor）。声像图表现：肿瘤多为双侧，早期卵巢大小及形态无明显改变，转移灶处呈等回声，形态较饱满，易漏诊；肿瘤发展到中等大小时，仍类似卵巢的形态，呈肾形或椭圆形，边界清晰，内部回声较均匀，常伴圆形液性暗区。

（9）膀胱肿瘤

膀胱肿瘤为男性泌尿系统常见的肿瘤，恶性多见。无痛性血尿是膀胱癌的最常见及早期症状。声像图表现：膀胱充盈后，肿瘤自膀胱壁向膀胱腔内凸起，多为等回声或高回声，呈乳头状或菜花状，表面不平。分化好的肿瘤常有蒂，膀胱壁连续性好；分化不良的肿瘤基底较宽，易向膀胱壁浸润，使膀胱壁回声中断。超声能显示 0.5 cm 以上的膀胱肿瘤，能明确肿瘤的大小、数目及位置，并能根据肿瘤的大小、形态及有无同侧肾输尿管积水等继发表现进行分期。

（10）前列腺肿瘤

前列腺肿瘤70%以上为前列腺癌，少数为前列腺肉瘤。声像图表现：前列腺增大，左右两侧不对称，形态不一致，内部回声不均匀，可见强回声钙化斑及低回声结节；晚期肿瘤边界不整齐，肿瘤向周围浸润，表现为不规则低回声占位病变。

（11）腹膜后肿瘤

腹膜后肿瘤除位于腹膜后脏器本身的肿瘤外，还有来源于脂肪、肌肉、纤维、血管、淋巴、神经及胚胎残留等多种组织，70%为恶性肿瘤。

①腹膜后囊性肿瘤：腹膜后囊性肿瘤有单纯性囊肿及囊状淋巴管瘤等。声像图表现为圆形或长圆形无回声暗区，包膜回声光滑清晰，内部透声性好，后壁及囊肿后方回声增强。囊状淋巴管瘤多为数个囊腔组成。

②腹膜后实质性肿瘤：腹膜后实质肿瘤多为恶性，常见的腹膜后恶性肿瘤有脂肪肉瘤、平滑肌肉瘤、纤维肉瘤、黏液肉瘤及恶性淋巴瘤。

第一，恶性淋巴瘤。可为全身淋巴瘤的一部分，也可仅局限于后腹膜，本病儿童及青年多见。声像图表现：脊柱前方及腹主动脉旁有多个圆形或椭圆形弱回声占位，内部回声常较均匀，边界清晰，轮廓光整，后方回声无明显变化。当数个淋巴结融合成块时呈分叶状，淋巴结增大，挤压腹后壁血管使之移位，如肠系膜上动脉与腹主动脉之间夹角增大。

第二，脂肪肉瘤。为最常见的腹膜后恶性肿瘤。声像图表现：肿块较大，呈分叶状或不规则形，边界常清晰，可有包膜或包膜不完整；内部多为低回声，不均匀分布；肿瘤伴坏死液化时，常有不规则液性暗区。

第三，平滑肌肉瘤。为腹膜后较常见的肿瘤。声像图表现：肿瘤多呈椭圆形或分叶状，边界清晰，有包膜回声；内部呈不均匀低回声，常伴少许不规则液性暗区，可伴强回声钙化斑。

③腹膜后囊实性肿瘤。常见的腹膜后囊实性肿瘤是良性囊性畸胎瘤。声像图表现：肿瘤呈圆形或椭圆形，囊壁光滑完整。囊内回声因所含组织不同而呈现多种不同回声，如含平滑肌、横纹肌、脂肪组织时，病灶区为低回声或等回声；如含毛发及油脂时，病灶处可呈球形强光团伴浅声影；如含牙齿、骨骼时，常呈强回声光团伴声影。因此，可把囊性畸胎瘤的不同声像图征象描述为脂液分层征、"面团"征、"瀑布"征、"垂柳"征及"星花"征及"杂乱结构"征等。

2. 胸部、纵隔肿瘤

（1）胸部肿瘤

①支气管肺癌：超声仅能显示生长于肺段及肺段以下的周边型支气管肺癌。声像图表现：分叶状或形态不规则的低回声占位病变，当肿块较大时可出现坏死、液化，形成不规则液性暗区，并可出现气液分层；有时，能观察到随体位改变或呼吸运动而产生的飘浮现象。

②胸膜间皮瘤：原发性胸膜肿瘤较少见，常见为胸膜间皮瘤。声像图表现：与胸壁相贴的圆形或椭圆形中等回声光团，良性者见完整的包膜回声，内部回声均匀；当肿块无完整的包膜回声、形态不规则、回声不均匀尤其胸膜呈弥漫性不规则增厚时，多提示为恶性；伴胸腔积液时，肿瘤显示更清晰。

③胸膜转移性肿瘤：身体其他部位的恶性肿瘤转移至胸膜而发生胸腔积液，多为血性。声像图上可见单侧或双侧胸腔内无回声区，有时在积液的无回声区内见到自胸膜向腔内凸起的较高回声光团，呈乳头状或结节状。超声可能发现原发肿瘤。

（2）纵隔肿瘤

纵隔肿瘤多有其特定的好发部位。如前上纵隔常见胸内甲状腺及异位甲状旁腺来源的肿瘤和胸腺肿瘤；前下纵隔常见畸胎瘤及心包囊肿；中纵隔多见淋巴瘤、淋巴结核及支气管囊肿；后纵隔以神经源性肿瘤及食管囊肿多见。

①纵隔囊性肿瘤：包括胸腺囊肿、囊状淋巴管瘤、心包囊肿、支气管囊肿及食管囊肿等。声像图表现：纵隔内圆形或类圆形无回声区，边界清楚，包膜完整；可呈多房性，后方回声增强，其中囊状淋巴管瘤，单房者表现为典型囊肿声像图，多房者常呈分叶状，内有较多高回声纤维分隔；有的表现为边界欠清，内部回声呈蜂窝状，颈部如有类似病变图像则有助于诊断。

②纵隔实质性肿瘤：胸内甲状腺及甲状旁腺肿瘤，胸内甲状腺肿瘤的声像图表现与颈部甲状腺肿瘤一致。常见为甲状腺囊肿、腺瘤及甲状腺恶性肿瘤。当甲状旁腺功能亢进患者在其颈部找不到肿大甲状旁腺时，须注意纵隔区域扫查以排除异位于纵隔的甲状旁腺肿瘤，但肿瘤小者常不易显示。

A. 胸腺瘤：见于前上纵隔，在纵隔肿瘤中发生率占第 3 位，是成人最常见的纵隔肿瘤，其中恶性胸腺瘤所占比例较高。声像图表现：圆形、椭圆形或分叶状低回声占位，边界清晰，具明显包膜回声，有时可见小片状无回声区。当形态不规则、内部回声不均匀、包膜回声不完整时提示恶性。

B. 畸胎瘤：是常见的纵隔肿瘤，多位于前下纵隔，偶见于后纵隔。分囊性畸胎瘤及实质性畸胎瘤。囊性畸胎瘤声像图表现为圆形、椭圆形或分叶状，边界清晰，囊壁光滑，内部呈无回声或弱回声区，可间有高回声光团，通常呈单房，亦可为多房，当囊壁钙化或有骨组织时，则呈强回声光团伴声影。实质性畸胎瘤恶变倾向较大。内容除含皮脂样液体外，可含毛发、横纹肌、平滑肌、骨骼及淋巴样组织等。因此，声像图上表现为大小不等低回声或等回声区，间以团块状高回声区或伴声影的强回声，有时可伴大小不等的无回声区。如肿瘤形态不规则，与周围组织分界不清，实质部分回声粗大不均匀，可提示恶性。

C. 恶性淋巴瘤：早期淋巴结较小，位于肺门、气管及支气管周围，因受气体干扰，难以显示。当疾病进展，淋巴结增大并融合成块时，超声可显示，肿块呈圆形、椭圆形、分叶状或不规则形，轮廓清楚，内部呈低弱回声，无明显包膜回声。

D. 神经源性肿瘤：神经源性肿瘤多发生于后纵隔脊柱旁沟的神经组织，是纵隔肿瘤中最常见的一种类型，约占纵隔肿瘤的30%。主要有神经鞘瘤及神经纤维瘤，可在胸椎脊柱两旁肋间得到显示。但多数因脊柱、肺部气体影响，显示困难。

3. 浅表器官肿瘤

（1）眼球及眼眶肿瘤

①视网膜母细胞瘤：是婴儿期常见的眼球内恶性肿瘤，可多发，30%发生于双眼。声像图表现：呈圆形、半圆形或不规则形实质肿块，边缘清晰不规则，内部回声不均，多有强光斑伴声影。

②脉络膜黑色素瘤：是成人中最常见的恶性眼内肿瘤，多位于黄斑周围。声像图表现为半圆形或蕈伞形实质肿块，自眼球壁向玻璃体腔内凸起，边缘规则光整；肿瘤局部眼球壁回声较周围正常区域低，称脉络膜凹陷，部分肿瘤有声影。

③脉络膜转移瘤：体内较多脏器的恶性肿瘤如乳腺癌、肺癌及胃癌等可转移至眼球内，声像图表现为不规则、内部回声不均匀的实质性肿块，但无脉络膜凹陷与声影。

④海绵状血管瘤：是最常见的眶内肿瘤。声像图表现多为圆形或椭圆形，边界清晰，内部高回声，分布尚均匀，多位于肌肉圆锥内。

⑤皮样囊肿：是眶内较常见的良性肿瘤，可发生于眶上缘皮下或眶内。声像图表现呈圆形或扁圆形占位病变，边界清晰，可呈囊实性，内部回声不均，有时伴钙化。

⑥泪腺肿瘤：包括泪腺混合瘤及泪腺恶性肿瘤。

A. 泪腺混合瘤：是比较多见的眶内肿瘤。声像图表现为眶外上方椭圆形实质占位，边界清晰；内部等回声，分布可均匀，肿瘤后方边界清楚，眼球常被压迫变形。

B. 泪腺恶性肿瘤：相对少见。声像图表现为肿瘤形态不规则，边界不整齐，内部回声不均，声衰减明显，肿瘤后方显示不清。

⑦神经源性肿瘤：包括神经纤维瘤、神经鞘瘤、视神经脑膜瘤及视神经胶质瘤。

A. 神经纤维瘤：声像图表现呈梭形高回声占位，内部回声分布均匀，无包膜。

B. 神经鞘瘤：声像图表现呈圆形或椭圆形，边界清晰，有包膜，内部常伴液性暗区。

C. 视神经脑膜瘤：声像图表现为视神经增粗呈锥形，边界清晰，声衰减明显，肿瘤后壁显示不清。

D. 视神经胶质瘤：声像图表现为视神经呈管状或梭形增粗，边界清晰，内部回声增高，可有声衰减。

（2）甲状腺与甲状旁腺肿瘤

①甲状腺腺瘤：甲状腺腺瘤是头颈部常见的良性肿瘤，多见于青年女性，可单发或多发。声像图表现：肿瘤呈圆形或椭圆形多见，内部可呈低回声、等回声或较高回声，分布多均匀；边界清晰，有包膜回声；后方回声不衰减，周围常有声晕；肿瘤较大者可伴不规则液性暗区，少数腺瘤内出血可表现为液性暗区内密集细小光点，随重力方向移动。还有极少部分肿瘤声像图表现为囊性占位，内有乳头状凸起，为甲状腺乳头状囊腺瘤。有学者认为，乳头状囊腺瘤有较大的恶变倾向或为低度恶性的肿瘤。因此，应与甲状腺腺瘤囊性变鉴别。

②甲状腺癌：甲状腺癌是头颈部较常见的恶性肿瘤，常单发，也可与腺瘤伴发，女性多见。声像图表现：肿瘤形态不规则，无包膜或包膜不完整，边界欠清；内部呈低回声，分布不均，可有针尖样微小强光点成簇分布；肿瘤常向周围腺体浸润，表现为蟹足样，后方回声衰减；当肿瘤出血坏死时伴液性暗区；伴淋巴转移时可在腺体旁或同侧颈部血管周围测及低回声肿大淋巴结。CDFI 可在肿瘤内测及异常动脉血流曲线，RI 多大于 0.6。

③甲状旁腺瘤（癌）：正常甲状旁腺有 2 对，分别位于双侧甲状腺的中、下极的背侧，大小约 5 mm×3 mm×1 mm。由于体积微小，超声不易显示，但当正常位置的甲状旁腺瘤形成时，超声即能显示检出。甲状旁腺瘤多单发，下甲状旁腺多见。声像图表现：肿瘤多呈圆形、椭圆形，有包膜回声；内部呈低回声（较同侧甲状腺回声低），可伴少许液性暗区。CDFI 多显示瘤体内部点线状、分支状彩色血流。如肿块体积较大、形态不规则、包膜不完整、内部回声不均匀或伴钙化时多提示甲状旁腺癌。

（3）涎腺肿瘤

涎腺肿瘤的超声诊断主要对发生于腮腺及颌下腺的肿瘤进行超声检查观察。常见的涎腺肿瘤有如下 3 种：

①涎腺混合瘤：为涎腺中发病率最高的良性肿瘤，占涎腺肿瘤的 70%。声像图表现：肿瘤呈圆形或椭圆形，边界清晰，轮廓光整；内部可呈均匀低回声或中等回声，可伴细小蜂窝状结构或呈囊实混合回声，肿瘤后方回声无改变。如肿瘤轮廓不完整、形态不规则、内部回声不均匀可考虑恶性混合瘤。

②腺淋巴瘤（Warthin 瘤或 Aden 淋巴瘤）：腺淋巴瘤又称淋巴乳头状囊腺瘤，为涎腺的良性肿瘤，发病率不高。声像图表现：肿瘤多呈圆形或类圆形，形态规则，边界尚清晰，内部呈均匀弱回声，后方回声无改变。

③黏液表皮样癌：为涎腺中最常见的恶性肿瘤。声像图表现：肿块形态不规则，边界不清；内部回声不均匀。常有高回声及低回声交错分布或表现为高回声占位病灶，可有少许液性暗区。

（4）乳腺肿瘤

①乳腺纤维腺瘤：多见于青年女性，可单发也可多发。声像图表现：肿瘤多较小（直径 1~2 cm），呈圆形或椭圆形，边界清晰光滑，有完整包膜，内部呈均匀低回声，少数大者瘤体呈结节状，但活动度好。

②乳腺癌：占女性恶性肿瘤的第一位。声像图表现：肿瘤多形态不规则，边界不整齐，无包膜回声；内部多为低回声，分布不均匀，易向周围浸润生长，呈蟹足样；肿块内可见针尖样强光点，肿块后方回声常衰减。CDFI 能测及异常动脉血流信号。

（5）睾丸与附睾肿瘤

睾丸肿瘤分生殖细胞肿瘤及非生殖细胞肿瘤，前者占 95% 以上，后者不到 5%。在生殖细胞性肿瘤中，约 95% 为恶性，其中绝大部分为睾丸精原细胞瘤；其次为胚胎癌、畸胎瘤（癌）。

①精原细胞瘤：约占睾丸肿瘤的 60%，好发于 30~50 岁青壮年。声像图表现：睾丸弥漫性或局限性增大，睾丸内肿瘤呈圆形或椭圆形。内部回声细小均匀，边界清晰；如肿块占据整个睾丸，表现为睾丸弥漫性增大，应仔细分辨，以免漏诊，如肿瘤内出血坏死可伴不规则无回声区。

②胚胎癌：约占睾丸肿瘤的 20%，多发于 30 岁以下的青年，易早期转移。声像图表现：睾丸肿大，肿瘤边界不整齐，内部回声不均匀，可伴无回声区。

③畸胎瘤（癌）：约占睾丸肿瘤的 10%，多见于 40 岁以下青年。声像图表现：睾丸肿大明显，肿瘤表面高低不平，多呈分叶状；内部回声不均匀，常见不规则液性暗区及回声强光团伴声影。

4. 软组织肿瘤

软组织肿瘤分良性与恶性，良性肿瘤极为常见。

（1）血管瘤：可发生于四肢及颈部皮下，常单发。声像图表现：肿瘤多呈椭圆形或扁平形，边界欠清；内部多为等回声，分布欠均匀，可呈网状结构；CDFI 可测及点线状彩色血流信号，常为低速静脉血流。

（2）纤维瘤：多见于四肢及躯干的皮下，呈结节状，可单发或多发。声像图表现：肿瘤多呈圆形或椭圆形，形态规则，边界清晰，有高回声包膜；内部呈均匀低回声，后方回声不增强。

（3）脂肪瘤：好发于皮下组织。少数发生于深部组织。多见于中年以上肥胖者，常多发。声像图表现：小的脂肪瘤常为椭圆形或长圆形，内部呈高回声，分布均匀，边界清晰，但包膜不易显示；大的脂肪瘤常呈分叶状，内部呈等回声或稍高回声，分布欠均匀，边界欠清。

（4）软组织肉瘤：为恶性软组织肿瘤的统称，发病率低。声像图表现：肿瘤呈椭圆形、分叶状或不规则形，边缘清晰，多无包膜；内部多为低回声，可均匀或不均匀，可伴不规则液性暗区；肿瘤可侵犯肌肉与骨骼。

第三章 肿瘤内科的常见急症和并发症

第一节 上腔静脉综合征

上腔静脉综合征（Superior Vena Cava Syndrome，SVCS）临床表现为上腔静脉受压迫的症状和体征，80%~90%是由恶性肿瘤引起，最常见的是支气管肺癌及淋巴瘤。其临床严重程度取决于压迫的范围和发展的速度，压迫严重、发展快的SVCS可以迅速出现症状和体征；如上腔静脉逐渐缓慢受压，则症状和体征可以轻微而不明显。

一、病因学

SVCS最常见的病因为胸内肿瘤，其中支气管肿瘤占85%。值得注意的是，小细胞肺癌仅占肺癌的10%~20%，但在所有的SVCS患者中，小细胞肺癌却占65%。

非霍奇金淋巴瘤是SVCS的第二主要发病原因。SVCS最常见于弥漫性大细胞型和淋巴母细胞淋巴瘤，这两种淋巴瘤并发SVCS的患者分别为7%和20%。小裂细胞淋巴瘤或霍奇金病很少引起SVCS。

转移癌占SVCS的5%~10%。其原发肿瘤多为乳癌、生殖细胞恶性肿瘤和胃肠道肿瘤，而肉瘤、黑色素瘤等则少见。但纵隔内任何转移性肿瘤都可能引起SVCS。

在非肿瘤性疾病中，慢性纤维性纵隔炎最常引起SVCS，约占5%。胸骨后甲状腺肿、充血性心力衰竭较少见。近来一种新的原因是中心静脉导管诱发的静脉血栓。

二、临床表现

（一）症状

典型的SVCS发病过程是相对缓慢的。头颈、上肢、躯干上部血液回流受阻，患者常常主诉头胀、轻度呼吸困难，咳嗽、胸痛，有时有吞咽困难。喘鸣、躯体上部发绀、头痛及昏睡少见。神经系统危急症状如头痛、呕吐、意识改变是SVCS作为肿瘤内科急症的特征。不过，近来研究的结论是威胁生命的神经系统症状如癫痫发作、晕厥或昏迷很少发生。

（二）体征

主要体征可见颜面和上肢水肿、颈静脉及胸壁静脉曲张，其他如面部充血、发绀也不少见。肺癌患者可伴有胸腔积液和锁骨上淋巴结肿大。

症状及体征均与体位有关，以头低位尤为明显。

三、诊断

当恶性肿瘤患者出现典型的 SVCS 症状和体征时，诊断为上腔静脉梗阻并不困难。但上腔静脉受阻往往发展缓慢，需要进行影像学检查及其他创伤性诊断措施以明确诊断。

（一）影像学检查

1. 胸部 X 线检查：X 线检查最常见的异常表现是纵隔增宽，上纵隔、右肺门或肺门周围，或右肺上叶肿块阴影；而胸腔积液、右肺上叶不张、肋切迹少见。然而，需要注意 SVCS 患者的胸部 X 线片也可能正常。

2. 增强腔静脉造影：在 CT 应用之前，常用增强腔静脉造影来确诊是否为 SVCS，至今在确定治疗方案，尤其考虑手术时，仍起着一定的作用。该方法主要是通过外周血注射大量造影剂来进行，但可能引起静脉炎、血栓和出血时间延长等并发症。目前通过运用现代技术，在荧光屏引导下，可将小导管导入预想的血管位置，注射少量造影剂，能容易地确定静脉血流情况和 SVC 阻塞的程度，同时可了解侧支循环的情况，且很少发生并发症。

3. 核医学技术：现代核医学技术也可以进行腔静脉造影，并可同时显示某些少见的侧支循环，如大脑静脉窦、静脉与左心房之间的通道、肝内血管通路。

4. CT 扫描：增强的 CT 扫描也可以显示侧支循环的情况，并且可以显示 SVC 血管内外的肿瘤以及血栓形成情况。CT 诊断依据为阻塞部位以下上腔静脉或无名静脉增强效果减弱或消失；但是侧支静脉，特别是前胸壁皮下侧支循环明显强化。另外，CT 扫描准确的解剖定位有助于引导针刺活检或其他诊断措施。对绝大多数 SVCS 的患者来说，CT 扫描是最有价值的影像学检查。

5. 其他影像学检查：超声心动图可用于 SVC 内血栓形成和外部肿物的压迫的鉴别；单光子发射型计算机辅助断层扫描（SPECT）可用于鉴别血管内转移性腺癌引起的 SVC 阻塞。

（二）实验室检查

血清标记物如 B-HCG、AFP、CEA、LDH 等有助于确立原发肿瘤的初步诊断，并应常规检查血细胞、血小板及肝、肾功能。

（三）创伤性诊断检查

创伤性诊断检查主要用于获取病理学诊断。最常用的检查方法有以下几种：①纤维支气管镜检查。气管镜检查能直视气管及支气管内病变，并可以取活组织检查，有助于诊断支气管肺癌和明确 SVCS 的病因。②淋巴结活检。对于浅表肿大的淋巴结，可行切取活检；深部肿大淋巴结，可行针刺活检。有助于获得病理学诊断，明确病因。③胸腔镜检查。有助于明确胸腔内病变的性质。④纵隔镜检查。可用于难以定性的纵隔肿块或浸润性病变的诊断，可以直接窥见纵隔内病变，同时进行活组织检查。

以往认为 SVCS 是肿瘤内科急症。考虑到绝大多数 SVCS 是由恶性肿瘤引起，短时间的放疗对良性疾病和机体不会造成过度损害，而用于诊断 SVCS 的许多方法有危险性，因此往往在没有病理学诊断的情况下即进行治疗。因此，除危急患者应针对引起 SVCS 的疾病给予初步相应的治疗外，其他情况下治疗之前均需要获得病理学诊断。

四、治疗

SVCS 属肿瘤急症，凡遇到呼吸道水肿、脑水肿、心输出量减少时均应及时抢救。首先解除症状，再尝试进行正确的诊断和对原发病整体的治疗。

（一）一般措施

患者取卧位，头部抬高，给氧气以减少心输出量和降低静脉压；限制盐的摄入，用利尿剂以减少水肿。一般处理即可获得姑息性治疗效果。但应注意脱水后引起的血栓形成和电解质紊乱，故一般不主张积极的脱水治疗。有人主张应用类固醇激素，作为短时姑息治疗，一般使用地塞米松 6~10mg，每 6h 一次，口服或静脉注射，可以减轻肿瘤或放疗所致的炎症反应而改善梗阻。是否应用抗生素治疗，应根据患者是否存在感染等具体情况而定。在明确病因后立即进行原发病的治疗。

（二）抗凝和抗栓治疗

当中心静脉导管有血栓形成时用抗栓治疗较好。对于插入导管引起的 SVCS，应尽量在拔出导管时推入肝素以防栓塞。或在栓塞早期应用组织型纤溶酶原激活物（TPA），一般用法为，负荷量 15mg 静脉推注，然后以 0.75mg/kg（最大量 50mg）在 30min 内静脉输注，再以 0.5mg/kg（最大量 35mg）在接下去的 1h 内静脉输注；并同时使用肝素静脉维持量。抗凝治疗可用肝素，负荷量 2 500~5 000IU 静脉推注，然后以每小时 18IU/kg 静脉维持。使用上述药物时须监测 PT、KPTT。

（三）放射治疗

放疗是恶性肿瘤伴发 SVCS 最主要和最有效的治疗手段。70% 支气管肺癌和 95% 的恶性淋巴瘤伴 SVCS 者均能通过放疗得到缓解。除小细胞肺癌和非霍奇金淋巴瘤首选化疗外，放疗是大部分肿瘤伴 SVCS 患者的标准治疗。一般开始剂量要大，每日 200~400cGy，2~4d 后，按常规剂量（每日 150~200cGy）分区、分次照射，总剂量达 3 000~5 000cGy。肺鳞状细胞癌总剂量要大一些，应达到 5~6 周 5 000~6 000cGy，局部病灶才能得到控制。照射野应包括肺部病变及邻近病变，一般应包括原发灶、整个纵隔区和两锁骨上区，定位时应注意将上腔静脉包括在照射野内。

Rubin 等报道用高剂量放疗比用传统剂量效果好，在两周内症状改善的比例要高些。

（四）化学治疗

因为小细胞肺癌、非霍奇金淋巴瘤和生殖细胞肿瘤对化疗比较敏感，一般在化疗前应确定病理学诊断。然后根据原发病的病理学类型，采用对该病最有效的联合化疗方案进行治疗，具体化疗方案参阅有关肿瘤各论。另外可予以氮芥 0.4mg/kg，避光静脉注射，然后静脉注射地塞米松 10~15mg，每周 1 次，连用 3~4 周。

化疗辅用或不辅用放疗，是小细胞肺癌伴 SVCS 较理想的首选治疗方法，其 2 年生存率可达 20%，少数患者可以治愈。Kane 等首先认识到单纯联合化疗能成功地治疗 SVCS。典型的患者治疗 7d 之内，其症状和体征可部分消失，多数患者 2 周之内症状完全消失。并且由于胸部放疗并不引起症状的短暂恶化，因此可与化疗同时或连续使用。虽然约有 25% 的 SVCS 患者再次复发，但重新制定的单纯化疗、单纯放疗或放疗、化疗联合等补救治疗能使多数患者症状很快消失。

单纯应用联合化疗能有效地减轻非霍奇金淋巴瘤患者伴发的 SVCS 症状。虽然放疗或放疗合用化疗也能有效地控制这些症状，但是，由于淋巴瘤是系统性疾病，局部病灶很少引起死亡，除非是复发肿瘤，一般不主张对淋巴瘤单独使用放疗。

SVCS 应用化疗可遵循三个原则：①对化疗敏感的组织细胞学类型首先采用化疗；②病变广泛者先化疗，再对病变处及邻近淋巴结区域进行放疗；③化疗后再次发生的 SVCS，宜选用放疗，并综合考虑进一步的联合化疗方案及放射治疗，以加强控制局部病灶。

非小细胞肺癌合并 SVCS 的患者也可采用化疗。但由于其化疗效果相对较差，一般先选用放射治疗。

（五）外科治疗

由于绝大多数 SVCS 可用放疗或化疗缓解，一般恶性肿瘤继发的 SVCS 应首先采用放疗和化疗，在所有治疗无效时才考虑用手术治疗。手术治疗 SVCS 可以迅速有效地解除上腔静脉梗阻，并可获得病理学诊断，但术后并发症多，病死率较高。对于胸骨后甲状腺肿或主动脉瘤引起 SVCS，则用外科治疗较好；而良性病变如上腔静脉纤维化性狭窄，症状明显而保守治疗无效时可采取手术治疗。因直接为上腔静脉梗阻患者移植一个侧旁通道受条件限制，有人建议采用与上腔静脉相同大小的自体血管移植。

（六）腔内血管成形术（内支架技术）

用气囊或可扩张的金属丝经皮静脉至腔内狭窄或梗死处进行扩张，扩张后立即置放内支架，可成功地打开上腔静脉通道并维持开放，短期疗效佳。恶性肿瘤所致 SVCS，支架通常可在患者的生存期内维持上腔静脉开放；对于良性疾病所致的 SVCS，静脉内支架的长期通畅率尚不明确。

第二节　肿瘤溶解综合征

肿瘤溶解综合征（tumour lysis syndrome，TLS）是一组在恶性肿瘤的细胞毒治疗中伴发的代谢异常综合征。其特征是体内大量代谢产物的聚集（包括高尿酸血症、高磷血症、低钙血症、高钾血症及氮质血症），并导致急性肾功能衰竭。其发生原因是治疗后恶性肿瘤细胞的快速、大量破坏，使细胞内的物质释放到细胞外。

肿瘤溶解综合征主要发生在急性淋巴细胞白血病、高度恶性的非霍奇金淋巴瘤的患者中，亦可见于其他各种恶性肿瘤中。与肿瘤溶解综合征相关的恶性肿瘤有非霍奇金淋巴瘤、急性淋巴细胞白血病、急性髓性白血病、慢性淋巴细胞白血病、慢性髓性白血病、乳腺癌、睾丸癌、Merkel 细胞瘤、神经母细胞瘤、小细胞肺癌、卵巢癌。

这些肿瘤的共同特点是细胞增殖率高，对治疗高度敏感。肿瘤溶解综合征总的发病率尚不清楚。

肿瘤溶解综合征的发病不仅见于化疗时，亦与放疗、皮质类固醇激素、生物反应调变剂等有关。确定 TLS 的高危人群在临床上是非常重要的，以利于应用细胞毒药物之前采取预防性措施。早期确诊者，大多数肿瘤溶解综合征可及时控制，若延迟诊断则有危及生命之虞。

一、发病机制

大多数治疗恶性肿瘤的有效药物主要依赖于肿瘤细胞的增殖率。具有高增殖率的肿瘤、体积较大的肿瘤及对细胞毒药物高度敏感的肿瘤，开始治疗时常导致细胞破坏，细胞内阳离子、阴离子、蛋白质及核酸的代谢产物释放到细胞外液。尿酸、钙离子、磷、钾及尿素氮的浓度增加超过了通常人体的调节机制，从而导致与肿瘤溶解综合征相关的临床综合征。

高尿酸血症是由于细胞内核酸的代谢及快速释放所致。嘌呤核酸分解为次黄嘌呤，之后为黄嘌呤，最后通过黄嘌呤氧化酶代谢为尿酸，尿酸由肾脏排出体外。正常情况下，每天通过肾脏排出近 500mg 的尿酸。尿酸的 pH 值为 $5.5 \sim 5.7$，几乎不溶于水。在正常浓度和血液生理性 pH 值环境下，超过 99% 的尿酸是以离子形式存在的。急性白血病和淋巴瘤患者，甚至在治疗开始前即出现血尿酸浓度的升高。尿酸浓度的增高增加了尿酸结晶在肾集合管及远端小管沉积的危险性。而尿酸在肾小管的沉积可导致肾小球滤过率的下降，继而发生急性肾功能衰竭。脱水、肿瘤所致的尿路梗阻、既往有肾功能不全史及肾毒性药物使用（如氨基糖苷类）可增加其发生的危险性。

高磷血症亦由于恶性肿瘤细胞内的磷快速释放所致，这些肿瘤细胞内有机磷和无机磷的含量可达正常细胞的 4 倍。最初，肾脏能够通过增加尿磷排出及减少小管对磷重吸收以排出因肿瘤细胞溶解而增加的血磷。但是，最后小管转运机制饱和，不能维持血浆正常磷的水平。发生肿瘤溶解综合征时，钙离子在肾小管沉积后，高磷血症又会进一步加重急性肾功能衰竭的发展。随着磷的沉积，血清钙离子浓度迅速降低，继发于肿瘤溶解的低钙血症可出现严重的肌肉痉挛、强直及心律失常。

由于肾脏不能清除肿瘤细胞溶解所释放出的高浓度细胞内钾而导致高钾血症，高钾血症是肿瘤溶解综合征的致死性并发症之一。

肾功能损害及蛋白质分解增加，可导致血尿素氮升高。而且，血尿素氮的升高与血磷升高相平行。严重的血尿素氮升高可引起血小板功能缺陷、细胞免疫缺陷及炎症性心包炎。

二、临床表现

肿瘤溶解综合征的临床表现和代谢异常程度有关，轻症者可无明显不适感。

轻度高尿酸血症仅表现为少尿、厌食、乏力、头晕和头痛等不适；随着尿酸浓度的升高，可以出现无尿、贫血、呕吐、腹泻及呼吸深长等临床表现。高钾血症可引起感觉异常、四肢软弱无力、腱反射减弱或消失以及呼吸肌麻痹而导致呼吸困难，还可以引起心律失常，甚至心室纤颤。高钾血症和低钙血症可导致指端感觉麻木、刺痛、面肌及手足痉挛，并可引起意识障碍。

三、诊断

有学者研究非霍奇金淋巴瘤联合化疗后，提出化疗后 4d 出现血钾、血磷、血清尿素氮和尿酸升高 25%，或血钙降低 25%。符合以上两项者可诊断为"实验室肿瘤溶解综合征"。如果同时血清钾>60mmol/L，或肌酐>221μmol/L，或血清钙<1.5mmol/L，则为"临床肿瘤溶解综合征"。其中血尿酸浓度高于 417μmol/L（7mg/dl）时，可诊为高尿酸血症；血磷水平高于 2.56mmol/L（8mg/dl），可诊为高磷血症。

四、治疗

如临床确诊肿瘤溶解综合征，应迅速给予治疗。对肿瘤增殖率高、体积大、既往肾功能不全及治疗前血磷及尿酸水平增高的患者，因极易发生肿瘤溶解综合征，应予以预防性治疗。

1. 监测患者的生命体征、体重、尿量及体液摄入量。在化、放疗前及治疗开始后 48~72 h 内应监测血清肌酐、尿素氮、钾、钙、磷、LDH 及尿酸浓度。如条件允许，还应对患者做心电监护。

2. 开始肿瘤治疗前 24~48h 服用别嘌醇。别嘌醇是黄嘌呤氧化酶抑制剂，一般开始剂量为每日 300~500mg/m²。别嘌醇干扰巯基嘌呤和硫唑嘌呤的降解，当患者接受这些化疗药物时，别嘌醇的剂量应减少 50%~75%。肾功能不全的患者应用别嘌醇时应注意，因为它可以引起皮疹、药物性肝炎、嗜酸粒细胞增多，并使肾功能恶化。

3. 静脉补液水化，最好使用低张或等张的盐水，每日 2 500~3 000mL/m²，化疗前 24~48h 开始应用，持续至化疗结束后 48~72h，维持尿量大于 2 500mL/d。若单独静脉补液不能导致足够的尿量，可应用甘露醇。

4. 碳酸氢钠静滴和氢氧化铝口服可使尿液碱化，增加肾小管中尿酸盐的溶解度，加速尿酸盐的排出，但有时可造成磷酸盐在肾小管沉积，引发急性肾功能衰竭。一般予以碳酸氢钠 100mmol/m² 静滴，或氢氧化铝每日 3~6g 口服。醋氮酰胺为碳酸酐酶抑制剂，也可用于尿液碱化，其剂量一般为每日 150~500mg/m²。醋氮酰胺禁用于酸中毒的患者，因它可抑制肾排泌氢离子的能力。

5. 对于高钾血症的患者，可采取以下措施降血钾：使用降钾树脂口服或灌肠，每日 40~50mg；10% 葡萄糖酸钙 10~20mL 加入 25%~50% 的葡萄糖溶液中缓慢静脉注射；5% 的碳酸氢钠 100mL 静脉注射；静脉注射极化液 100~200mL。

6. 治疗前要纠正液体超负荷或不足，及时调整水、电解质及酸碱平衡异常，并保持合适的尿量。

7. 对于肿瘤溶解综合征并发的急性肾功能衰竭，明显的尿毒症或严重电解质紊乱的情况，应尽早进行血液透析；对于合并低血压的患者，可采取持续性动静脉过滤的方式，能有效地降低血尿酸、血钾、血尿素氮和血磷的水平。

第三节　高钙血症

高钙血症是恶性肿瘤中一种最常见的代谢性并发症，国内外报道将近 10%～20% 的恶性肿瘤患者不同程度地会发生此症。高钙血症影响多脏器功能，易危及生命。认识与高钙血症相关的肿瘤类型、发生高钙血症的机制及其综合征，有利于及时诊断，合理治疗，降低其严重程度。

一、发病机制

基于人体正常钙平衡的调节机制，导致恶性肿瘤伴发高钙血症的机制有以下三个：①过量的钙从骨中动员出来，超过肾脏排泄的水平；②肾脏重吸收钙不恰当地增高；③从胃肠道吸收的钙盐增加。

与肿瘤性高钙血症有关的体液因子有：①异源性甲状旁腺素（PTH）和 PTH 相关蛋白（PTH-RP）。在许多肿瘤如肾癌、支气管鳞状上皮癌、乳腺癌等可以产生 PTH 和 PTH 相关蛋白。有学者从高钙血症的肿瘤患者血清中提取到免疫反应性 PTH（iPTH）；近年研究发现，肿瘤患者血清中往往 PTH-RP 升高。这种蛋白与甲状旁腺素的结构相似，末端含有 8 个排列一致的抗原决定族氨基酸，可与组织中的甲状旁腺素受体结合，发挥甲状旁腺素的作用。进一步示踪研究显示 PTH-RP 由肿瘤细胞复制和分泌，可能是造成高钙血症的主要原因。对一组 65 例并发高钙血症的恶性肿瘤患者进行研究，发现其中 55% 的患者循环 PTH-RP 水平升高。进一步研究显示 PTH-RP 的水平与高钙血症的预后有关，PTH-RP 浓度高于 12 pmol/L 的肿瘤性高钙血症对治疗反应不佳，预后差。②转化生长因子-α（TGF-α）。TGF-α 能刺激破骨细胞分化增殖，抑制成骨细胞，从而使骨吸收增强。③前列腺素 E。体外试验肿瘤细胞培养中可以产生 PGE2，将其注射给小鼠可引起血钙升高。一些高钙血症的癌症患者血清中前列腺素水平升高，用吲哚美辛等非甾体类消炎镇痛药治疗，可减轻肿瘤所致的高钙血症。④破骨细胞活化因子（OAF）。已证实在淋巴瘤和多发性骨髓瘤患者中，肿瘤细胞能分泌 OAF，它能刺激破骨细胞促进骨质吸收。⑤肿瘤坏死因子（TNF）。TNF 由肿瘤患者体内的单核细胞或巨噬细胞分泌，体外实验证实其既能刺激原始破骨细胞分化，又能增强破骨细胞活性。TNF 的作用部分通过 PGE 介导。⑥1,25-二

羟维生素 D_3。正常维生素 D 的代谢是在肾近曲小管中 25-羟维生素 D_3 的 1ga 羟化阶段受到密切调控的。自 1981 年起，已知类肉瘤病的患者在肾外可以发生底物依赖性的 1-α 羟基化。异位 1-α 羟基化的场所发生在与肉芽肿病相关的巨噬细胞内。Adams 等在 11 年中发现 5 名淋巴瘤患者具有高钙血症，7 名患者 1,25-二羟维生素 D3 水平增高。1,25-二羟维生素 D3 能使原始骨髓细胞转变为单核巨噬细胞，这种细胞具有破骨细胞的功能。⑦其他。白细胞介素（IL）、淋巴毒素（LT）等也具有增强破骨细胞活性的作用。

伴发的高钙血症大致可分为四型：①激素相关性高钙血症；②局部溶骨性高钙血症；③维生素 D 相关性高钙血症；④假性高钙血症。假性高钙血症很少见，其发生是由于过量的钙与血浆非白蛋白性蛋白质结合而导致总体血清钙浓度升高。这些蛋白质通常是与多发性骨髓瘤或良性单克隆 γ 球蛋白血症有关的单克隆蛋白。

二、临床表现

因为许多症状缺乏特异性，恶性肿瘤所伴发的高钙血症的症状经常被忽视，或被归因于原发肿瘤的进展。

几乎所有患者均存在胃肠道症状。恶心、食欲不振和呕吐为早期症状，便秘也很常见。有时会出现腹胀和痉挛性腹痛。钙水平明显增高时，可能发生完全性肠梗阻的症状。

高钙血症削弱肾脏的浓缩能力，从而引起低渗尿大量排出。多尿和呕吐使血容量减少，加重高钙血症。尿钙排出增加易导致肾结石形成。

神经精神症状以疲劳、头昏、失眠、表情淡漠及抑郁为主，有时可有烦躁、肌无力，但因症状不典型而经常被临床医生忽视。灶性神经系统症状也可发生，但很少见。随着高钙血症的恶化，最终出现昏睡、昏迷。

心血管系统的症状有心动过缓、心律失常，偶见瘙痒症以及各种眼部刺激症状。骨痛在高钙血症中比较常见，但与原发恶性肿瘤所致的疼痛不易区分。

需要指出，有时血钙的浓度与症状的严重程度不平行，当血钙浓度突然升高时，即使血钙浓度升高幅度并不大也会引起较严重的症状。

三、诊断

恶性肿瘤引起高钙血症通常不难想到，然而对所有患者都必须考虑高钙血症的其他病因。必须注意肿瘤患者因内分泌或代谢性疾病、药物等原因所致的高钙血症也不少见。

（一）实验室检查

应检查血常规、血清电解质、尿素氮和肌酐。由于大约 40% 的血钙是与血清白蛋白结合的，应该同时测血钙和血清白蛋白浓度。正常的血钙浓度为 2.20~2.70mmol/L （8.5~10.5mg/d1）。

每日应监测肾功能及钙水平以了解患者对治疗的反应，直到血钙浓度正常为止。

血清 PTH 水平、维生素 D 代谢产物及成骨细胞功能的检测有助于病因的诊断，但在临床高钙血症的诊断和处理中应用不多。

X 线、CT 及 ECT 骨显像有助明确是否存在骨转移。

（二）分级

1. 轻度高钙血症。患者无症状，血清钙水平低于 3.0mmol/L。

2. 中度高钙血症。患者无症状，血清钙水平在 3.0~3.7mmol/L。

3. 重度高钙血症。当患者出现由高钙血症所致的症状及（或）血清钙浓度大于 3.7mmol/L 时，均应视为重症患者，并采取紧急措施进行治疗。

四、治疗

治疗恶性肿瘤伴发的高钙血症应从两方面进行。首先必须尽快控制原发肿瘤，包括手术切除肿瘤、放疗、化疗、生物治疗等，参阅肿瘤各论中具体章节。同时对症状明显的高钙血症做紧急处理，可采取以下方法。

（一）扩容

由于患者常伴有脱水，应常规补充生理盐水溶液，一般每天总量不超过 4 000mL，以稀释血液，降低血钙浓度，并加强钙从肾脏排泄，但要注意心功能、肾功能和水电解质平衡。

经过扩容治疗后，血清钙浓度能够有所降低。

（二）增加钙盐从肾脏排出

在补充液体的同时，可考虑应用利尿剂呋塞米，在补给 1 000~2 000mL 液体后可给予呋塞米 40~100mg，此后按病情需要每 2~6h 重复 1 次。它主要作用于髓袢升支粗段，可促进肾小管排钠、排钙。但如果患者的血容量减少，近曲小管钠和钙吸收的增加能够阻止这一反应。因此，如果血容量不足，袢利尿剂反而会起加重高钙血症的作用。

降钙素也可以通过抑制远端肾小管对钙的重吸收而促进肾脏排钙。

（三）抑制破骨细胞

鉴于大多数恶性高钙血症病例中骨吸收钙增加，因此除了治疗肿瘤本身以外，最佳治疗是抑制骨的吸收。而破骨细胞是无论体液性还是局部性溶骨性高钙血症，造成骨吸收的最后通路。下列抑制破骨细胞功能的药物，无疑是极有效的抗高钙血症治疗药物。

1. 双磷酸盐。双磷酸盐是一类结构类似于焦磷酸盐的复合物，主要有羟乙双磷酸盐（Etidronate；1-羟基乙缩醛-1, 1-双磷酸盐）、氯甲双磷酸盐（Clodronate；双氯亚甲基双磷酸盐）、帕米磷酸二钠（Pamidronate；3-氨基-1-羟甲基-1, 1-双磷酸盐）。双磷酸盐是一类降低血钙，恢复正常血钙浓度最为有效的药物。以帕米磷酸二钠在临床上最为常用，一般予以 30～90mg 单次或分次静脉输注；当血钙浓度低于 3mmol/L 时，常用剂量为 30mg；当血钙浓度介于 3～3.4mmol/L 时，常用剂量为 60mg；当血钙浓度高于 3.4mmol/L 时，常用剂量为 90mg。羟乙双磷酸盐的推荐剂量为 7.5mg/kg，溶于生理盐水 250mL 中静脉输注，用药时间大于 4h。

双磷酸盐类复合物降低血钙主要通过磷酸盐与钙结合，形成钙磷复合物沉积于骨质，并增加骨质形成。有学者证实破骨细胞内的溶酶体酶系统参与骨吸收的过程，而双磷酸盐对这些酶有抑制作用。

一般来说，患者对双磷酸盐的治疗耐受良好。10%～15% 的患者会出现低热，其他并发症有低钙血症、高磷血症，在肾功能受损的患者快速静脉输注氯甲双磷酸盐和羟乙双磷酸盐时曾有引起肾功能恶化的报道。

2. 普卡霉素（Plicamycin）。普卡霉素是一种抑菌性抗菌物质，早期曾被用于治疗精原细胞瘤，目前是治疗高钙血症的主要药物之一。体外研究提示作用机制与其抑制 DNA 和 RNA 的合成，对破骨细胞的直接毒性作用有关。普卡霉素能使大约 80% 的高血钙患者恢复正常血钙。常用剂量为 25μg/kg，4～6h 内静脉输注。该药不良反应较大，主要有恶心、呕吐等胃肠反应，骨髓抑制及肝、肾功能损害。

3. 降钙素。降钙素具有促进尿钙排出及抑制破骨细胞对骨吸收的双重作用，是一种理想的抗高钙血症药物。降钙素的抗吸收作用与其对破骨细胞的直接毒性作用以及可能对新破骨细胞聚集的抑制作用有关。降钙素与双磷酸盐合用能够产生更迅速的降血钙效应。

在危及生命的高钙血症或以神经症状为主的病例中，推荐剂量为 8MRCU/kg，肌注，每 6h 一次，应用 1d 或 2d，常与静脉输注双磷酸盐合用。

4. 硝酸镓。在一项硝酸镓的开放标记研究及与降钙素的随机双盲对照研究中证实硝酸镓降血钙的有效性，其降钙效果优于降钙素。动物实验发现硝酸镓能使骨盐溶解减少，骨吸收受抑制。硝酸镓需要静脉内给药，每日静滴 200mg/m^2，连续用 5d，可使 97% 的患者血钙恢复正常。

（四）类固醇激素

糖皮质激素可抑制破骨细胞引起的骨钙溢出，也可以抑制胃肠道对钙的吸收，对血液系统肿瘤伴发高钙血症的疗效最佳，可结合其他药物联合应用。一般为每日口服泼尼松40~100mg，但起效慢，疗效维持时间短。

（五）透析治疗

如以上方法不能控制高钙血症，特别是在高钙血症的急性期，可考虑用不含钙的透析液做血液透析治疗。

（六）其他药物

1. WR-2721。放射保护剂有机磷酸盐 S-2（3-氨基丙基胺乙基）磷硫酸，又称 WR-2721，是一种对钙代谢有特殊作用的物质。它能抑制 PTH 的分泌，还可以抑制非 PTH 依赖型钙吸收，机制不明。但目前在高钙血症中仍未广泛应用。

2. 碳酸酐酶抑制剂。乙酰唑胺是一种碳酸酐酶抑制剂。证实在负荷 H 500leydig 肿瘤细胞的高钙血症的小鼠中，乙酰唑胺可引起钙水平的明显降低。到目前为止，还没有见到碳酸酐酶抑制剂对人类高钙血症有效的报道。

第四节　恶性体腔积液

恶性胸腔、腹腔、心包腔积液等恶性体腔积液在癌症早期并不多见，更多的是发生于癌症的晚期，常提示预后不良。最初积液对生活质量影响不大，但进展时可引起功能丧失和死亡。因此须重视并及时采取适当的姑息性治疗。

一、胸腔积液

在正常情况下液体出入胸膜腔保持平衡状态，胸膜腔内有少量的（10~30mL）相对无蛋白的液体，这些液体有很快的转换率（35%~75%/h），因此每天有大量液体隐潜地在胸膜腔内流动。胸腔积液产生的结果：①增加毛细血管通透性；②增加静脉静水压；③增加淋巴管静水压；④胶体渗透压下降；⑤增加胸腔内负压。

（一）诊断策略

1. 病因。恶性胸腔积液是由于肿瘤细胞浸润胸膜，导致胸膜腔渗出、静脉和淋巴管梗阻。引起恶性胸腔积液最常见的肿瘤是乳腺癌、肺癌，其他还有淋巴瘤、间皮瘤、卵巢癌、胃肠道肿瘤、泌尿道肿瘤和子宫癌。癌症患者还有其他产生胸腔积液的原因，如充血性心力衰竭、感染和肺梗死。

2. 临床表现。胸腔积液可以无症状或有呼吸困难、咳嗽或胸膜炎性的胸痛，少数情况下可有咯血、发热或吞咽困难。体格检查叩诊呈浊音，呼吸音减弱，膈肌运动减弱，患侧语颤消失。在一些病例中多在肺浊音区内可闻及啰音。大量的胸腔积液使气管向对侧移位，也可见肋间隙饱满。

3. 检查方法。胸部 X 线检查是最实用的诊断工具。如确有胸水存在，侧位片有助于估计积液量和游离的胸膜腔。超声检查有助于确定较小量的液体及定位，也可区别漏出液与渗出液。漏出液无回声，而渗出液、血性胸水及脓液表现为均质的回声。CT 常用于胸腔积液引流后，诊断有关胸内的病变。

诊断性胸腔穿刺术可用超声检查定位，抽取的胸水可行细菌、抗酸杆菌、真菌培养和细胞学检查。检测蛋白质含量、乳酸脱氢酶（LDH）、相对密度、细胞计数可鉴别渗出液与漏出液。以下可考虑为渗出液：相对密度>1.016、蛋白质含量>3g/dl、胸液/血浆的蛋白质之比>0.5；胸液/血浆的 LDH 之比>0.6 或胸液中 LDH 值>正常血浆 LDH 值上限的 2/3。大多数恶性积液为渗出液。胸水细胞学检查是最佳的首选检查，但未查到恶性细胞也不能排除恶性肿瘤。细胞学诊断的敏感性为 40%～90%，平均为 65%，特异性>97%，假阳性率仅 0%～3%。多数患者首次胸水检查可确诊，少数情况下需多次胸穿方可明确诊断。淋巴瘤患者的胸水细胞学检查常为阴性。pH 值不能确定恶性胸水的病因。胸水细胞计数与分类是常规检查，但其诊断价值有限。在 500mL 的胸水中只要有 1mL 的血液，胸水即是血性。一半以上的恶性胸水为肉眼血性的。并非所有的血性胸水都是恶性的，因肺梗死也产生血性胸水。胸水 CEA 值升高可见于恶性肿瘤、肝硬变、充血性心力衰竭、结核病、胰腺炎和脓胸。肺、胃肠、乳腺及卵巢腺癌 CEA 水平升高最明显。其他的标记物如 B 微球蛋白、甲胎蛋白、铁蛋白、溶酸精蛋白、组织多肽抗原，这些肿瘤标记物已用于恶性胸水的诊断。偶尔某一种标记物被认为很有前途，但除间皮瘤外，通常这些肿瘤标志物敏感性和特异性均不高而且费时、价格昂贵，不能作为组织病理学诊断。

胸水细胞学检查阴性的患者 20% 胸膜活检可明确诊断。如果胸水细胞学检查和胸膜活检均阴性，可行胸腔镜检查和开胸探查术。胸腔镜检查确诊率超过 80%，其危险性也较开胸探查低，胸腔镜检查对其他疾病的诊断也是有益的。随着胸腔镜的应用逐渐增加，诊断性开胸探查术需求会逐渐减少。开胸探查术是诊断胸腔积液的最后一个步骤，对经过 2 次以上胸腔穿刺术或胸膜针吸活检仍未确诊的患者以常用的诊断方法未能确诊的胸腔积液，可行开胸探查术。但仍有极少数患者即使经开胸探查术寻求病因仍可能不明确。

（二）治疗策略

恶性胸腔积液是全身性疾病而不是局部病变，因而对恶性肿瘤有效的全身治疗是最佳的治疗。但是常缺乏有效的全身治疗，尤其对全身治疗抗拒的肿瘤，如非小细胞肺癌，以及既往多次治疗而全身治疗不再有效的患者，须局部区域治疗以姑息缓解症状。

1. 引流。多数恶性胸腔积液单纯胸腔穿刺术后 1~3d 复发，约 97% 在 1 个月内复发。胸腔闭式引流术，可置管数日至数周，导致胸腔闭塞，改善积液数周至数月。注入细胞毒药物或硬化剂疗效优于单用引流。胸腔闭式引流术可在注入硬化剂前最大限度地增加胸膜表面积，以利于胸膜炎性粘连，硬化剂可使脏层和壁层胸膜粘连以消灭胸膜腔。一般认为产生胸膜炎的机制为化学刺激所致。四环素可促进间皮细胞释放一种呈纤维细胞的生长因子样物质，阿的平可促使纤维蛋白原沉积。博来霉素是一种高效能药物，对组织无刺激，作用机制还不完全清楚，该药的抗肿瘤活性对胸水治疗的作用很小或无作用。

2. 细胞毒药物或硬化剂。常用的有四环素、二甲基四环素、多西环素、氟尿嘧啶、博来霉素、干扰素等。胸水的引流量的速率应小于 50~100mL/24h，至少引流 24h。给药方法：细胞毒药物或硬化剂稀释于 50~100mL 生理盐水，经引流管注入胸腔，整个过程应避免气体渗漏；引流管夹注后每隔 15min 变换体位，持续 2~6h；胸腔注入药物可重复多次，注入药物后，12 h 引流少于 40~50mL 可拔除引流管，并行胸部 X 线片检查有否气胸；12 h 引流多于 100mL 再次注入药物。选择硬化剂应考虑药物的疗效、不良反应和费用。博来霉素是目前最常用的药物，一项前瞻性研究表明控制胸水优于四环素，但价格较贵。滑石粉最便宜，但须行全麻和胸腔镜检查。氟尿嘧啶相对便宜，疗效略低。二甲基四环素和多西环素可替代四环素。

经联合胸腔闭式引流术加胸腔内注入硬化剂可控制 75% 的恶性胸腔积液，缓解期短，中位缓解期 3~6 个月。若全身性疾病得到适当的控制，积液可数年不复发或直至全身性疾病进展。

大多数药物的常见不良反应有胸痛、发热，偶有低血压。这些不良反应一般较轻微，对症处理可控制。胸膜固定术后发热常不是感染所致。

常用的硬化剂及用法：①博来霉素每次 1 mg/kg 或 $40mg/m^2$，骨髓抑制相对低，疗效高，每周 1 次。②氟尿嘧啶 2~3g（总剂量），理论上对第三肿瘤有效，疗效尚不确切。疼痛轻微，偶有白细胞减少，尤其用高剂量时。③醋酸甲泼尼龙 80~160mg，每周 1 次，可与其他硬化剂联合应用。④干扰素每次 50 万~100 万 U，流感样症状。低剂量无效，每周 1~2 次。⑤白介素-2 每次 100 万~200 万 U，每周 1~2 次。⑥多西环素每次 500mg，有胸痛，2% 的利多卡因 10~15mL 经胸管注入可缓解。⑦滑石粉疗效佳，但须行全麻和胸腔镜检查。⑧其他药物有多柔比星、塞替派等。

二、心包积液

晚期癌症患者心脏或心包受累并不少见，大量的尸体解剖研究证明其发生率很高。同时合并心包和心脏转移的发生率为 0.1%~21%。根据现有的尸解资料，心包单独受累者占 45%，心肌单独受累者占 32%，而同时累及心包和心肌者占 22%。

最常见的肿瘤有肺癌、乳腺癌、白血病、霍奇金病和非霍奇金淋巴瘤、恶性黑色素瘤、原发于胃肠道的肿瘤及肉瘤等。尸体解剖研究结果表明，肺癌和乳腺癌是最易造成心脏和心包转移的肿瘤，约 35% 的肺癌患者尸检时发现有心包转移，而乳腺癌患者尸检发现心包受累者亦可达 25%。

正常情况下，心包腔内有不超过 50mL 的液体，起润滑剂的作用。恶性心包积液时液体的增加是心脏的淋巴和静脉回流受阻所致。根据液体积聚的速率、心包的顺应性、心室肿块及血管内容量的不同，心包内压力将受到不同程度的干扰和影响。纵隔淋巴结受累，常见于肺癌和乳腺癌，可破坏心脏和心包淋巴结的淋巴引流。心包可密布结节状浸润性肿瘤，或形成单发或多发的结节性肿块。

（一）诊断策略

1. 临床表现

许多心包转移的患者无症状。症状的出现与积液的速度有关。如果发病缓慢，积聚 1000mL 的液体可以没有症状；如果积液发生快速，250mL 液体也可产生症状。症状有呼吸困难、咳嗽、胸痛、端坐呼吸、心悸、虚弱、疲乏无中、头晕、心包填塞等是一组最严重的综合征，表现为焦虑、胸痛和呼吸困难，特点是直立位时症状可大部缓解。另外，尚可有面色灰暗并多血质，内脏淤血引起的消化道症状等。无心包或心肌转移症状者，常无明显体征。体检时应注意有无颈静脉怒张、心脏扩大、心音遥远、心包摩擦音及心律不齐等。肝脾肿大和腹水是充血性心力衰竭的表现。心包填塞者常有奇脉、血压偏低、心动过速伴心音微弱等，肝颈反射可能呈阳性。

2. 检查方法

（1）影像学检查。直立前后位胸部 X 线片上，心影外形有改变时，如伴有症状，应考虑心包转移的可能性。但胸部 X 线平片正常，并不能完全排除心包积液的存在。典型的 X 线表现是心影扩大呈所谓"水壶状心"，正常的心包轮廓膨胀或消失。某些难以检出的积液，如肺癌肺切除以后的心包积液，CT 可更容易发现。CT 检查时如有下列表现，应怀疑为恶性心包疾患者：CT 上表现为高密度的心包积液；局限性或弥漫性心包增厚；发自心包或邻近心包的肿块；心脏旁肿块与心脏或心包之间正常组织界限平面消失。在快速确定并定量恶性心包积液时，超声心动图（ECHO）是最省时、最精确、非侵入性的诊断方法。另外，可在 ECHO 监测下完成心包置管。

（2）心电图。肿瘤性心包炎的心电图改变包括心动过速、早搏、QRS 低电压及非特异性 ST 段及 T 波改变。对心包积液进行适当处理后，这些心电图改变即可消失。

（3）心包穿刺术。在超声引导下经皮心包穿刺，对恶性心包积液的诊断率高，并发症少，且能迅速缓解填塞症状。心包穿刺危险性的大小取决于积液量和积液的位置，常规穿刺方法无法抽取位置靠后的局限性积液。ECHO 监测下穿刺可最大限度地减少并发症，如心脏刺伤、室性心动过速及张力性气胸等。应用心包穿刺术行细胞学诊断，血性积液细胞学检查结果常为阳性（尤其是肺癌），有癌性心包积液者细胞学检查 80%～90% 可查到癌细胞。然而，细胞学检查假阴性率很高，所以，即使结果阴性，并不能完全排除恶性肿瘤的诊断。淋巴瘤患者接受纵隔照射后，经常发生迟发性的渗出性、缩窄性心包炎。霍奇金淋巴瘤行斗篷野放疗后，放射性心包积液的发生率为 31%。这类患者的细胞学检查常为阴性，但须处理积液及由缩窄引起的症状。

（二）治疗策略

恶性心包疾病的预后取决于患者的一般情况、有无其他转移性病灶、全身辅助治疗的情况，以及为保证填塞样症状的长期缓解而对心包积液的局部适当处理。尽管恶性心包积液的发生率很高，但在各种局部治疗方法的远期疗效及生存率方面，目前尚没有前瞻性随机对比研究报告。

1. 心包腔引流及注入药物。心包腔引流及注入化疗药物或硬化剂是治疗恶性心包积液最常用的方法。氮芥、塞替派等均用于心包腔内注入，但可引起严重疼痛并具有骨髓抑制毒性。四环素常须多次滴注以保证疗效，有效率为 75%，不良反应有轻度发热、心律不齐和疼痛。5-Fu、博来霉素、顺铂及长春花碱也用于局部滴注。心包穿刺留置管可成功留置数日至数周无感染，持续引流的导管堵塞现象明显高于间断滴注者。

2. 全身化疗。对化疗敏感的恶性肿瘤，如恶性淋巴瘤、白血病等须结合全身标准化疗方案化疗。

3. 放射疗法。尽管以往对多种组织学类型的恶性肿瘤引起的心包积液均常用放射治疗，但最适于放疗的是由淋巴瘤所致的心包积液。推荐剂量为 200～800cGy，2～3 周为 1 个疗程。

4. 外科治疗。大多数患者经心包内紧急插管，可缓解心包填塞症状，同时也是手术治疗的适应证。比较一致的观点认为，有下列情况时应考虑手术治疗：渗出性心包炎对放疗或心包内治疗无效，或须反复心包穿刺者。另外，经心导管血流动力学检查证实，缩窄性心包炎系放射所致或肿瘤性心包收缩造成，并且预计可能长期生存者，应行心包切除术。心包切除方式对恶性肿瘤患者的术后生存期似乎没有任何影响。恶性肿瘤患者的生存期受肿瘤细胞类型的影响：肺癌术后平均生存期 3.5 个月，乳腺癌 9.3~18.5 个月，而淋巴瘤大约 10 个月。

5. 目前常用的心包腔引流及注入化疗药物或硬化剂。5-Fu，500~1000mg；塞替派，25mg/m²；博来霉素，每次 60mg。

三、恶性腹水

恶性肿瘤患者腹腔内出现腹腔积液，最大的可能是肿瘤腹膜转移。如积液中查到癌细胞，则称之恶性腹腔积液。其具有以下临床指导意义：①发现腹腔内少量积液具有肿瘤分期和提示预后的意义。②有症状的大量腹水的产生，是肿瘤广泛播散的征象，提示病程已属终末期。预计此类患者的生存期仅为数月，应选择对症处理方法，尽可能减轻患者的痛苦。③某些特殊情况下，恶性腹水可能是肿瘤临床表现的一部分，如淋巴瘤或卵巢癌，尽管病情较重，仍应采取治愈性的措施，以达到使肿瘤彻底消退及延长生存期的目的。

（一）诊断策略

需要排除其他因素的可能性。非肿瘤性腹腔积液的原因有充血性心力衰竭、肝硬化、肾脏（如肾病综合征）或胰腺疾患、低蛋白血症、感染性疾患如自发性细菌性腹膜炎或结核，以及某些良性妇科疾患如子宫内膜异位症等。

1. 超声检查。超声检查可明确是否存在腹水及腹水量。

2. 腹腔穿刺术。如果在肠间或盆腔内发现少量无症状积液，不必做抽吸检查，绝大多数情况下即可判断积液继发于恶性肿瘤本身。在某些情况下，须要考虑各种造成腹水的原因时，则有必要进行腹腔穿刺。需明确恶性腹腔积液的诊断，以确定肿瘤的分期或计划行肿瘤切除时，也是腹腔穿刺的指征。

3. 腹水检查。腹腔穿刺液的常规检查包括化学成分测定、细胞计数和分类、湿片镜检、细菌或真菌培养。大量的腹水则收集于肝素化瓶中行细胞病理学检查。一般情况下，500mL 液体即可收集足够的细胞供细胞学评价。如该数量的液体中未能发现肿瘤细胞，则再多抽取液体也难有阳性发现。积液本身的特点即具有提示诊断的意义：恶性积液多数为血性或浆液血性。而浆液性积液提示为压力性因素所致，常见原因是门脉高压、心力衰竭、肾病综合征或血浆渗透压降低。另外，浆液性积液时尚应考虑到少见的胰源性的可能。感染一般均伴有全身症状如盗汗、寒战、疼痛、发热、白细胞计数增高，这类积液多混浊不清，革兰染色常可立即确诊。如发现乳糜样积液，则提示腹膜后大的淋巴管或胸导管下部阻塞或损伤。腹腔内广泛淋巴瘤患者，淋巴管阻塞可导致乳糜样积液。

已确诊为恶性肿瘤的患者中，其腹水来源并非恶性者占 1/3。已证实某些检定方法有助于确定原发病变的组织学。一般情况下，腹水细胞学检查可对大多数腹膜转移癌的病因做出明确判断。腹水/血清蛋白比率升高（大于 0.4）、乳酸脱氢酶比率升高（大于 1.0）、CEA 或 CA-125 升高提示为肿瘤性。此外，如果每微升腹腔积液中的红细胞超过 10 000、白细胞超过 1 000，在排除自发性细菌性腹膜炎的可能后，则为恶性腹腔积液的特征。因为依靠单一参数不能确定诊断，近来有人提出运用多项指标联合检查，作为常规细胞学检查的辅助手段。例如，尽管 CA-125 升高对妇科恶性肿瘤具有一定特异性，但其同时亦可存在于良性妇科疾患中。免疫化学结合检查已用于腺癌及其他恶性肿瘤的诊断，作为常规细胞学检查的补充，可明显提高分析的敏感性和阴性预测值。

4. 腹腔镜检查。腹腔镜检结合腹膜活检对腹水来源的诊断率为 86%。在大部分腹腔镜检无异常的患者中，常具有一个潜在的可引起腹水的病因，所以在排除了腹腔内其他疾患后可据此做出推论性诊断。女性原发灶不明的恶性腹水中，25% 来源于妇科肿瘤（卵巢、子宫或宫颈），另外 10% 来自胃肠道。而男性则以胃肠道来源为主（大于 50%）。另有为数不少的病例，找不到确定的原发病灶。尽管恶性腹腔积液最常来源于卵巢、结直肠、胃、胰腺和子宫等脏器的癌症，但亦应考虑到其他组织学类型的可能，特别是当常规腹腔检查未能发现肿瘤病灶时更是如此。恶性腹水较少见的原因包括乳腺癌、淋巴瘤、浆细胞瘤、间皮瘤、前列腺癌、胆管癌、食管鳞状上皮癌及其他组织来源的肿瘤腹腔转移。

（二）治疗策略

恶性腹水常预示为病程晚期，治疗多为缓解症状。在恶性腹水处理方法的选择上，尚缺乏具有良好对照的前瞻性随机比较研究结果。不少腔内化疗药物的探索性Ⅰ期或Ⅱ期试验，虽取得了一些有效的结果，但没有成熟的随机性Ⅲ期试验结果。多数文献报道，有症状的恶性腹水患者的中位生存期为 2 个月，治疗的目的是减轻症状。化疗敏感的肿瘤，如卵巢癌、淋巴瘤、乳腺癌引起的腹水应采用有效的全身化疗。若无效，可采用局部治疗方法。

1. 利尿并限制盐和液体摄入。螺内酯对少部分患者可能有一定效果，但髓袢利尿剂、抗醛固酮利尿剂及控制盐摄入量一般无大作用，因为恶性腹水成因并不是钠潴留所致。对巨块型肝癌转移导致的门脉高压性腹水，用利尿剂治疗症状易获得缓解。有症状的腹水患者经引流排出积液后，尽管使用白蛋白可能有所帮助，但没有证据表明白蛋白有延缓液体积聚的作用，并且对血管内容量的恢复也没有比晶体液更强的效果。

2. 反复腹腔穿刺外引流。多数情况下，为缓解患者症状，腹腔穿刺时总是尽可能地将腹水排尽。其实这仅是一种姑息性措施，液体将很快重新聚积，且大量排放腹水后常可发生严重的水电解质平衡紊乱，须住院静脉输液纠正。

必要时可经反复腹腔穿刺缓解恶性腹腔积液的症状，该方法与行腹腔-静脉分流比较，生存期和生活质量均没有差异。但有很多不良反应和并发症，如感染，继发于大量体液丢失的水电解质平衡紊乱，腹腔内脏损伤等。植入式永久性腹腔引流能有效地缓解症状，但常因使用不当或感染，从而限制了其使用。恶性腹水患者在超声引导下行植入式腹腔胃分流，通过胃造瘘管连接 Denyer 分流仪，依靠分流泵的作用将积液间歇性地分流入胃腔，因而较外引流（腹水全部由体内排出）和腹腔-静脉分流（积液由腹腔直接进入血管腔）有很多优点，避免了由外引流引起的体液突然大量丢失及后面将要讨论的与腹腔~静脉分流术有关的并发症。

3. 腹腔内治疗。腹腔内治疗的理论基础是，因为腹膜的吸收能力有限，某些药物可高浓度地腹膜腔内使用，而较少产生全身性不良反应。单用顺铂和米托蒽醌或与其他化疗药物联合应用，已成为治疗腹膜转移癌的一线药物，顺铂多用于卵巢癌的腹腔内治疗，以增强腔内治疗局部作用。同时，为了减轻由于顺铂的全身吸收所致的不良反应，建议静脉内使用硫代硫酸盐。其他药物有顺铂乳酸聚合微体、丝裂霉素 C、卡铂、依托泊苷。生物反应调节剂已用于腹膜转移癌的治疗。已有大量文献报道，单用 a 干扰素或 β 干扰素、肿瘤坏死因子或白介素-2（或同时加用淋巴因子激活的杀伤细胞）过继治疗等，均获得疗效。在一项随机研究中，比较了白介素-2、a 干扰素或 β 干扰素对恶性积液的控制效果，认为白介素-2 作用较强，特别是对间皮瘤的患者。放射性碘标记的抗肿瘤单克隆抗体也已在临床应用。腹腔内化热疗的作用也正在研究中。

4. 腹腔-静脉分流术。对有症状的恶性腹腔积液患者，腹腔-静脉内分流是一种标准的治疗。腹腔-静脉分流术是以缓解恶性腹水的症状为目的，对常规治疗难以控制的恶性腹水，一线治疗对原有恶性病变无效，但随着更有效的全身或腔内化疗的发展，腹腔-静脉分流术应用逐渐减少。腹腔-静脉分流术的并发症有发热、肺肿瘤栓塞、腹腔感染。

5. 常用的腹腔药物治疗方案：①CDDP 80~100mg/m^2，每 3 周重复。②5-Fu 1 000mg/m^2，每 2~3 周重复。③MMC 10mg/m^2，每 3 周重复。④IL-2 100 万 IU/m^2，每周重复。⑤干扰素 100 万~200 万 IU/m^2，每周 1~2 次。⑥肿瘤坏死因子 100 万 IU/m^2，每周 1~2 次。

第五节 感染

感染是癌症患者死亡的主要原因。粒细胞减少症、细胞免疫低下、体液免疫低下以及脾切除等均是感染的易患因素；此外，黏膜或皮肤的损坏、住院时间的延长、缺乏运动、营养不良、神经功能紊乱、体内留置中心静脉导管、体内置化疗泵等和肿瘤的局部影响均有导致感染的危险。癌症患者的细菌和真菌感染绝大多数是条件致病菌感染，住院时间的延长和抗生素的应用使耐药菌株增多。

一、病因

（一）粒细胞减少症

化疗所致粒细胞低于 $0.5 \times 10^9/L$ 时，感染的发生率增加；粒细胞低于 $0.1 \times 10^9/L$ 时，可能发生严重的感染。感染早期常由非耐药条件致病菌引起，而真菌感染和耐药细菌感染常发生在粒细胞减少症中后期。口咽是最常见的感染部位，皮肤、牙龈组织、鼻窦、膀胱、结肠、肛周是感染的好发区域。粒细胞减少症感染的常见致病菌有表皮葡萄球菌和金黄色葡萄球菌，革兰阳性菌感染可能与中心静脉导管广泛应用有关。革兰阴性菌中，肠杆菌属、不动杆菌属、黏质沙雷菌、洋葱假单胞菌、嗜麦芽黄单胞菌为常见的病原体。真菌感染中有白色念珠菌、曲霉菌及毛霉菌。

（二）细胞免疫低下

恶性淋巴瘤和急性淋巴细胞白血病是细胞免疫低下时发生的恶性肿瘤，另外，抗肿瘤药及皮质激素类药的应用也常使细胞免疫低下，可导致感染。此类感染的病原菌有：①嗜肺军团菌，常引起肺、皮肤、脑的单处或多处损害。②分支杆菌，非霍奇金淋巴瘤患者在接受细胞毒药物化疗后分枝杆菌感染增加，白血病患者中堪萨斯分枝杆菌的感染较多见。③隐球菌，最常见的感染是脑膜炎，但肺炎和皮肤感染亦有所见。④病毒，带状疱疹病毒在癌症患者中常引起水痘和带状疱疹；急性淋巴细胞性白血病患儿感染水痘是致命的，常引起肺炎、爆发性紫癜、脑炎；口咽和食管区域的单纯疱疹病毒感染常诱发细菌和真菌感染；巨细胞病毒常见于骨髓移植的患者。⑤原虫和寄生虫，卡氏肺囊虫常引起肺炎，常见于急性淋巴细胞白血病患儿；鼠弓形虫常引起脉络膜视网膜炎和脑脓肿；粪类圆线虫常引起腹泻、弥漫性肺浸润、休克，类圆线虫病感染可并发小肠革兰阴性菌感染所致的脓毒血症。

（三）体液免疫低下

丙种球蛋白缺乏症或低 γ 球蛋白血症患者容易感染，患者体内缺乏针对一般有包膜的细菌的抗体，常有补体功能活性的缺陷。多发性骨髓瘤、慢性淋巴细胞白血病等患者常体液免疫低下，肺炎链球菌肺炎最常见。另外，补体活性的降低常增加流感嗜血杆菌、脑膜炎奈瑟菌和大肠杆菌感染的危险性。

（四）脾切除

脾脏是重要的免疫器官，脾切除后对有包膜的细菌不能产生调理素化抗体，从而易引起脓毒血症。

（五）其他因素

1. 静脉导管留置。增加细菌和真菌感染危险的机会，留置时间越长，感染可能性越大，如伴有粒细胞减少症，危险性更大。

2. 缺乏运动和住院时间的延长。这两个因素在感染研究中被证实是感染的危险因素。

3. 营养不良和神经功能紊乱。营养不良是否免疫抑制的危险因素至今还有争论。营养不良患者给予肠内营养时可能误吸，缺乏呕吐反射同样增加误吸。感觉减弱促进皮肤溃疡，而神经源性膀胱功能失调易致尿路感染。

4. 局部肿瘤因素。肿瘤引起的完全和部分梗阻常导致感染，如支气管肺癌引起的阻塞性肺炎，腹部淋巴瘤引起的上行性胆管炎。

二、诊断策略

（一）临床表现

1. 症状。一般症状如疲劳、乏力或其他的非特异性的轻弱的表现；与特定器官相联系的局部表现，如肺部感染时咳嗽咳痰、腹部感染时腹痛腹泻、尿路感染时尿频尿急等。

2. 体征。①发热是感染的一个重要标志，但注意要与肿瘤的区别。对虚弱的或老年的患者，感染时体温常并不升高。②一些特殊的感染常表现有低血压和休克，常为革兰阴性菌感染引起。③心动过速，新出现的或不能解释的心动过速要怀疑感染的可能。④出现炎症反应表示感染存在。但是，中性粒细胞减少症患者感染时常不出现正常的炎症表现，此时，在细菌性肺炎患者的胸片上常没有浸润表现，甚至痰培养也阴性。

（二）检查方法

详细的体格检查，特别要注意口咽、肛周、皮肤等部位。

1. 培养

①通常培养物来源包括任何可能感染的部位，所有的采集标本应行细菌学检查。②血，至少需要两组培养皿（一组包括一个厌氧皿和一个需氧皿），留置中心静脉导管，除留取血标本外，须剪取导管另做标本。③尿液，最好用清洁的导尿管或在膀胱镜下采集尿

标本。必要时可采用细针膀胱穿刺。④痰，在漱口后自然地咳出深部痰；患者如果没有痰液，可以用3%的生理盐水雾化吸入，以产生和增加痰液量。⑤脑脊液，有神经系统检查异常时应行腰椎穿刺。脑脊液须行革兰染色、细菌和真菌培养、细胞计数、糖（同时测定血清糖定量）和蛋白定量及细胞学检查等。⑥大便，梭状芽孢杆菌是导致腹泻的最常见的产毒素厌氧菌。沙门菌和李斯特菌则是院内感染致腹泻和败血症常见原因。志贺菌属、弯曲杆菌属、侵袭性大肠杆菌、变异沙门菌感染导致患者腹泻。患者腹泻还须排除寄生虫感染。⑦病毒培养，肿瘤患者中，病毒感染的发病率及病死率日益增加，主要感染源有单纯疱疹病毒、水痘带状疱疹病毒和巨细胞病毒。

2. 影像学检查

（1）X线片：任何怀疑有感染的患者都应进行常规胸片检查。为寻找感染灶，有必要进行鼻窦摄片。对发热的粒细胞减少患者进行牙齿摄片以发现牙尖脓肿很有必要。

（2）CT：CT扫描胸部、腹部、脑、鼻窦、头颈、脊柱和其他区域对感染的诊断是有帮助的。

（3）B超：当怀疑有感染性心内膜炎时可以进行超声心动图检查。经食管超声心动图比常规的超声心动图更敏感，但它具有侵袭性。常规B超对腹水、胆囊炎、肝脏和胰腺疾病的诊断较有价值。

3. 其他检查

（1）侵袭性检查：对怀疑有感染的患者，根据感染部位选择支气管灌洗、皮肤活检、肺活检、骨髓活检、经皮肝穿刺活检等。

（2）实验室检查：对感染或怀疑有感染的患者要行血细胞计数、肝功能、尿常规和血沉等检查。

（三）治疗

1. 经验治疗

24h 2~3次口测体温超过38℃或1次超过38.3℃表明有感染存在。中性粒细胞小于$0.5 \times 10^9/L$，须应用抗生素预防感染，如果患者无粒细胞减少，则要结合其他检查结果以决定是否要用抗生素预防。在粒细胞减少时，在感染初期迅速应用抗生素能降低病死率。首选联合应用抗生素治疗。联合应用的优点是增加对各种细菌感染治疗的有效率。但是，联合用药不能降低耐药的发生率，而且不良反应也增加。

（1）推荐方案。常用的方案是β-内酰胺类药如青霉素或头孢他啶联合氨基糖苷类药物如妥布霉素。庆大霉素目前不常用，如果对α-内酰胺类药有严重的过敏反应，那么推荐亚胺培南单药或联合妥布霉素。

（2）β-内酰胺类药联合。优点是能避免氨基糖苷类药物的肾毒性和耳毒性。但这个方案对许多存在交叉耐药的革兰阴性菌无效。由于细菌对氨基糖苷类药物特别是妥布霉素和阿米卡星产生耐药的过程非常缓慢，β-内酰胺类药联合的抗菌谱较β-内酰胺类药联合氨基糖苷类的抗菌谱要小。

（3）疗程。如果持续粒细胞减少，则抗生素一般要连续用14d，即使治疗中体温已正常。当患者中性粒细胞已超过$0.5×10^9$/L并且热退，抗生素应用至热退后3d。

（4）抗真菌治疗。粒细胞减少患者应用广谱抗生素超过3~5d后发热仍然不退，要考虑抗真菌治疗。两性霉素B是抗真菌治疗的首选药物，起始剂量每日0.5~0.6mg/kg，输注时间超过2h。脂质体制剂或静滴时同时加用脂肪乳剂可减少反应的严重性。一般最小的总剂量为500mg。咪唑类衍生物如氟康唑、酮康唑和依曲康唑尚不能替代两性霉素B的作用。

（5）氨基糖苷类药物的剂量。妥布霉素的初始剂量是2~3mg/kg，阿米卡星是8~10mg/kg。多中心的随机试验结果显示：阿米卡星20mg/kg每日1次给药的方案疗效较高，而毒性并不比每日3次的给药方法（6.5mg/kg，每8h1次）高。

（6）革兰阳性菌。万古霉素对耐甲氧西林金黄色葡萄球菌、表皮葡萄球菌有效。

（7）其他。军团菌感染引起肺炎，可用磺胺甲唑-甲氧苄啶或红霉素。有牙龈炎或肛周压痛，可用甲硝唑或克林霉素。

2. 治疗策略

（1）一般原则。培养物送检结果出来后必须根据药敏结果调整治疗方案。革兰阴性菌感染，虽然可单药选用头孢他啶或亚胺培南治疗，但对粒细胞减少患者通常还是选用两种均敏感的抗生素。革兰阳性菌感染，用一种抗生素。

（2）特殊感染。

①导管相关败血症。此类感染的病原菌以葡萄球菌为主，明确诊断后去除留置导管，长期抗生素治疗。在经过3~4周治疗后大约有70%~80%的革兰阳性感染（如表皮葡萄球菌）能治愈；但革兰阴性菌感染治愈的可能性低于30%~50%；当发生真菌或皮下感染时，最主要的治疗是去除留置导管。

②念珠菌感染。粒细胞减少患者三处或以上不同部位（非血培养）培养出念珠菌，要考虑播散性念珠菌病的可能。如果从血标本中培养出念珠菌，行抗真菌治疗，如果患者同时留置导管，应拔除导管。患者出现皮肤病损，如皮下结节，须活检，并考虑是否是播散性念珠菌病。治疗首选药物是两性霉素B，一般的在念珠菌血症或播散性念珠菌病患者总

剂量≥500mg，而在留置导管引起念珠菌感染的患者在拔除导管后总剂量 150mg 即可。并用氟胞嘧啶常有协同作用。

③曲霉菌感染。肺侵犯是最常见的临床表现，但粒细胞减少的患者还会出现大血管的血栓形成或广泛的播散性感染。在早期及时治疗能降低病死率，两性霉素 B 的推荐剂量是每日 1.0~1.5mg/kg，总剂量为 2.0g。

④单纯疱疹病毒和水痘带状疱疹病毒感染。早期进行治疗有助于预防疾病播散。在免疫受损但肾功能正常的患者单纯疱疹感染时阿昔洛韦的剂量为 6.25mg/kg，每 8h1 次，静脉注射；水痘带状疱疹病毒感染时阿昔洛韦的剂量为 12.5mg/kg，每 8h 1 次。若口服阿昔洛韦，则血药浓度是静脉用药的 25% 左右，因此癌症患者不推荐口服阿昔洛韦治疗单纯疱疹病毒和水痘带状疱疹病毒感染。

生物反应调节剂的应用：①粒细胞输注，经临床试验验证，输注粒细胞对患者没有益处，通常不被推荐；②粒细胞集落刺激因子和粒-单核细胞集落刺激因子，临床试验表明 G-CSF/GM-CSF 能显著缩短化疗所致粒细胞减少的时间和提高粒细胞下降的低点，但对患者的生存期无影响。显示 G-CSF/GM-CSF 使发热及相伴的抗生素应用减少 50%。

（四）感染的预防

1. 环境因素

①洗手和戴口罩。②保护性隔离，包括患者住层流室。最近的一项随机试验证明，保护性隔离与不进行保护性隔离在并发感染上无显著性差异。③其他，新鲜水果蔬菜及日常食物中含有大量的细菌，要注意进食加热过的食物，水果要去皮吃。另外，处于危险期的患者要尽量少去公共场合，不接触刚接种的儿童及其他患病的人。

2. 微生物培养

即使没有感染的迹象也要对身体的分泌物进行培养，以便在发生情况时能准确地分析病情。

3. 预防性用药

（1）抗生素。①肠道不吸收药物，临床试验验证口服肠道不吸收药物不能起到预防作用。②喹诺酮类药物，使用诺氟沙星和环丙沙星能降低粒细胞减少的癌症患者感染机会。化疗前常规使用诺氟沙星 200mg 静滴，每日 2 次，以预防感染。但由于耐药的发生率很高，应减少此类药物的使用。因为影响儿童的生长发育，此类药不被推荐在儿童中使用。③磺胺类药物，由于有潜在的骨髓毒性及其他的不良作用，这类药物不用于感染的预防。④第三代头孢类药物，非常有效的药物，但临床试验的结果显示此类药耐药的发生率增高，限制了临床使用。

（2）抗真菌药。在一项临床试验中证明每日 450mg 的氟康唑治疗能降低局部或全身性的真菌感染。但综合众多的文献，目前用氟康唑进行真菌感染的预防还是有争议的。

（3）抗病毒药。阿昔洛韦静注（6.25mg/kg，每日 2 次）或口服（200~400mg，每日 3~5 次）能预防单纯疱疹病毒感染。同样阿昔洛韦也能治疗巨细胞病毒感染，在骨髓移植后 1 个月内静脉高剂量（12.5mg/kg，每日 3 次）应用能降低巨细胞病毒感染的发生率。静脉用阿昔洛韦对所有的疱疹病毒都有治疗作用，对骨髓移植患者也能降低巨细胞病毒的感染率。

（4）抗寄生虫药。磺胺甲唑-甲氧苄啶能预防卡氏肺囊虫感染，每月 1 次治疗的丙烷咪气雾剂也有预防作用。对来自肠类圆线虫感染流行地区的患者在进行免疫抑制治疗前必须进行大便培养及治疗。

（5）免疫。对患者进行预防接种，应用生物反应调节剂，如输注免疫球蛋白、单克隆抗体、水痘带状疱疹病毒免疫球蛋白等都能降低患者感染的发生率。

（6）其他。粒细胞减少患者静脉导管最好每 72h 更换 1 次；应尽量避免通过直肠测体温、使用直肠栓剂及不必要的直肠检查；另外，还应鼓励患者尽量下床活动等。

第四章　胸部与腹部肿瘤

第一节　胸部肿瘤治疗

一、支气管肺癌

原发性支气管肺癌简称肺癌，肿瘤细胞源于支气管黏膜或腺体，常有区域性淋巴结和血行转移，早期常有刺激性咳嗽、痰中带血等呼吸道症状，病情进展速度与细胞的生物特性有关。肺癌为当前世界各地最常见的恶性肿瘤之一，是一种严重威胁人民健康和生命的疾病。半个世纪以来，世界各国肺癌的发病率和病死率都有明显增高的趋势。

（一）病因

1. 吸烟

吸烟者的肺癌死亡率比不吸烟者死亡率高。纸烟中含有各种致癌物质，其中苯并芘为致癌的主要物质。被动吸烟也容易引起肺癌。

2. 职业致癌因子

已被确认的致人类肺癌的职业因素包括石棉、无机砷化合物、二氯甲醚、铬及其化合物、镍、氡、芥子气、氯乙烯、煤烟、焦油和石油中的多环芳烃、烟草的加热产物等。

3. 空气污染

空气污染包括室内小环境和室外大环境污染。如室内被动吸烟、燃料燃烧和烹调过程中可能产生的致癌物。城市中汽车废气、工业废气、公路沥青都有致癌物质存在，其中主要是苯并芘。有资料统计，城市肺癌发病率明显高于农村，大城市高于中、小城市。

4. 电离辐射

大剂量电离辐射可引起肺癌，不同射线产生的效应也不同，如在日本广岛原子弹释放的是中子和 α 射线，长崎则仅有 α 射线，前者患肺癌的危险性高于后者。

5. 饮食与营养

动物实验证明，维生素 A 及其衍生物——胡萝卜素能够抑制化学致癌物诱发的肿瘤。

一些调查报告认为，摄取食物中维生素 A 含量少或血清维生素 A 含量低时，患肺癌的危险性增高。维生素 A 为抗氧化剂，可直接抑制甲基胆蒽、苯并芘、亚硝胺的致癌作用，并抑制某些致癌物和 DNA 的结合，拮抗促癌物的作用，因此可直接干扰癌变过程。

6. 其他

美国癌症学会将结核列为肺癌的发病因素之一。有结核病者患肺癌的危险性是正常人群的 10 倍。其主要组织学类型是腺癌。近年研究表明，肺癌的发生与某些癌基因的活化及抑癌基因的失活密切相关。已经证明在肺癌中几个癌基因家族中均有异常，包括引起突变的 ras 族、放大基因的 myc 族，C-erB2 及由野生型变异的抗癌基因 P53、P16 和 RB 等。

（二）病理与分类

1. 按解剖学部位分类

（1）中央型肺癌

发生在段支气管至主支气管的癌肿称为中央型肺癌，约占 3/4，以鳞状上皮细胞癌和小细胞未分化癌较多见。

（2）周围型肺癌

发生在段支气管以下的癌肿称为周围型肺癌，约占 1/4，以腺癌较为多见。

2. 按组织病理学分类

肺癌的组织病理学分类现分为两大类：

（1）非小细胞肺癌（NSCLC）

①鳞状上皮细胞癌（简称鳞癌）：包括梭形细胞癌。典型的鳞癌细胞大，呈多形性，胞浆丰富，有角化倾向，核畸形，染色深，细胞间桥多见，常呈鳞状上皮样排列。

②腺癌：包括腺泡状腺癌、乳头状腺癌、细支气管-肺泡细胞癌、实体癌黏液形成。腺癌呈腺管或乳头状结构，细胞大小比较一致，圆形或椭圆形，胞浆丰富，常含有黏液，核大，染色深，常有核仁，核膜比较清楚。

③大细胞癌：包括巨细胞癌、透明细胞癌，可发生在肺门附近或肺边缘的支气管。细胞较大，但大小不一，常呈多角形或不规则形，呈实性巢状排列；癌细胞核大，核仁明显，核分裂象常见，胞浆丰富，可分巨细胞型和透明细胞型。大细胞癌的转移较小细胞未分化癌晚，手术切除机会较大。

（2）小细胞肺癌（SCLC）

SCLC 包括燕麦细胞型、中间细胞型、复合燕麦细胞型。癌细胞多为类圆形或菱形，胞浆少，类似淋巴细胞。燕麦细胞型和中间型可能起源于神经外胚层的 Kulchitsky 细胞或嗜银细胞。细胞浆内含有神经内分泌颗粒，具有内分泌和化学受体功能，能分泌5-羟色胺、儿茶酚胺、组胺、激肽等肽类物质，可引起类癌综合征。

（三）临床表现

肺癌的临床表现与其部位、大小、类型、发展阶段、有无并发症或转移有密切关系。有5%~15%的患者于发现肺癌时无症状。主要症状包括以下几方面：

1. 由原发肿瘤引起的症状和体征

（1）咳嗽

咳嗽为常见的早期症状，肿瘤在气管内可有刺激性干咳或咳少量黏液痰。细支气管-肺泡细胞癌可有大量黏液痰。

（2）咯血

由于癌肿组织的血管丰富，局部组织坏死常引起咯血。以中央型肺癌多见，多为痰中带血或间断血痰，常不易引起患者的重视而延误早期诊断。

（3）喘鸣

由于肿瘤引起支气管部分阻塞，约有2%的患者可引起局限性喘鸣。

（4）体重下降

消瘦为恶性肿瘤的常见症状之一。肿瘤发展到晚期，由于肿瘤毒素和消耗的原因，并有感染、疼痛所致的食欲减退，可表现为消瘦或恶病质。

（5）发热

肿瘤组织坏死可引起发热，多数发热的原因是由肿瘤引起的继发性肺炎所致，抗生素治疗效果不佳。

2. 肿瘤局部扩展引起的症状和体征

（1）胸痛

约有30%的肿瘤直接侵犯胸膜、肋骨和胸壁，可引起不同程度的胸痛。若肿瘤位于胸膜附近，则产生不规则的钝痛或隐痛，疼痛于呼吸、咳嗽时加重。肋骨、脊柱受侵犯时则有压痛点，而与呼吸、咳嗽无关。

（2）呼吸困难

肿瘤压迫大气道，出现呼吸困难。

（3）咽下困难

癌肿侵犯或压迫食管，可引起咽下困难。

（4）声音嘶哑

癌肿直接压迫或转移致纵隔淋巴结压迫喉返神经（多见左侧），可发生声音嘶哑。

（5）上腔静脉阻塞综合征

癌肿侵犯纵隔压迫上腔静脉时，上腔静脉回流受阻，产生头面部、颈部和上肢水肿以及胸前部淤血和静脉曲张，可引起头痛、头昏或眩晕。

（6）Horner 综合征

位于肺尖部的肺癌称肺上沟癌（Pancoast 癌），可压迫颈部交感神经，引起病侧眼睑下垂、瞳孔缩小、眼球内陷、同侧额部与胸壁无汗或少汗。

3. 肺外转移引起的症状和体征

（1）转移至中枢神经系统

可发生头痛、呕吐、眩晕、复视、共济失调、脑神经麻痹、一侧肢体无力甚至偏瘫等神经系统表现。严重时可出现颅内高压的症状。

（2）转移至骨骼

特别是肋骨、脊椎、骨盆时，可有局部疼痛和压痛。

（3）转移至肝

可有厌食、肝区疼痛、肝大、黄疸和腹水等。

（4）转移至淋巴结

锁骨上淋巴结是肺癌转移的常见部位，可以毫无症状，多无痛感。淋巴结的大小不一定反映病程的早晚。

4. 癌作用于其他系统引起的肺外表现

肺外表现包括内分泌、神经肌肉、结缔组织、血液系统和血管的异常改变，又称伴癌综合征。有下列几种表现：

（1）肥大性肺性骨关节病

本病常见于肺癌，也见于局限性胸膜间皮瘤和肺转移癌（胸腺、子宫、前列腺转移）。多侵犯上、下肢长骨远端，发生杵状指（趾）和肥大性骨关节病。前者具有发生快、指端疼痛、甲床周围环绕红晕的特点。两者常同时存在，多见于鳞癌。

（2）分泌促性腺激素

本病引起男性乳房发育，常同时伴有肥大性肺性骨关节病。

（3）分泌促肾上腺皮质激素样物

本病可引起 Cushing 综合征。

临床常见肿瘤疾病病理诊断与治疗

（4）分泌抗利尿激素

本病引起稀释性低钠血症，表现为食欲不佳、恶心、呕吐、乏力、嗜睡、定向障碍等水中毒症状，称抗利尿激素分泌失调综合征（SIADHS）。

（5）神经肌肉综合征

本病包括小脑皮质变性、脊髓小脑变性、周围神经病变、重症肌无力和肌病等，发生原因不明确。这些症状与肿瘤的部位和有无转移无关。可发生于各型肺癌但多见于小细胞未分化癌。

（6）高钙血症

肺癌骨转移致骨骼破坏或分泌异生性甲状旁腺样激素，导致血钙升高，多见于鳞癌。高钙血症可引起恶心、嗜睡、烦渴、多尿和精神紊乱等症状。手术切除肺癌后血钙可恢复正常，肿瘤复发又可引起血钙增高。

（四）影像学及其他检查

1. 胸部普通 X 线检查

X 线检查是发现肿瘤最重要的方法之一，可通过透视或正侧位 X 线胸片发现肺部阴影。

（1）中央型肺癌

中央型肺癌多为一侧肺门类圆形阴影，边缘大多毛糙，有时有分叶表现，或为单侧不规则的肺门部肿块，为肺癌本身与转移性肺门或纵隔淋巴结融合而成的表现；也可以与肺不张或阻塞性肺炎并存，形成所谓 S 形的典型 X 线征象。肺不张、阻塞性肺炎、局限性肺气肿均为癌肿完全或部分阻塞支气管所引起的间接征象。

（2）周围型肺癌

早期常呈局限性小斑片状阴影，边缘不清，密度较淡，易误诊为炎症或结核。如动态观察，阴影渐增大，密度增高，呈圆形或类圆形，边缘清楚常呈分叶状，有切迹或毛刺，尤其是细毛刺或长短不等的毛刺。如发生癌性空洞，其特点为空洞壁较厚，多偏心，内壁不规则，凹凸不平，也可伴有液平面。

（3）细支气管-肺泡细胞癌

细支气管-肺泡细胞癌有结节型与弥漫型两种表现。结节型与周围型肺癌的圆形病灶不易区别。弥漫型为两肺大小不等的结节状播散病灶，边界清楚，密度较高，随病情发展逐渐增多和增大。

2. 电子计算机 X 线体层显像（CT）

CT 的优点在于能够显示一些普通 X 线检查所不能发现的病变，包括小病灶和位于心脏后、脊柱旁、肺尖、近膈面及肋骨头部位的病灶。CT 还可显示早期肺门和纵隔淋巴结肿大。CT 更易识别肿瘤有无侵犯邻近器官。

3. 磁共振显像（MRI）

MRI 对肺癌的诊断价值基本与 CT 相似，但又各有特点。如 MRI 在明确肿瘤与大血管之间的关系上明显优于 CT，而在发现小病灶（<5 mm）方面则不如 CT 敏感。

4. 正电子发射计算机体层显像（PET）

PET 可探查局部组织细胞代谢有无异常。与正常细胞相比，肺癌细胞的代谢及增殖加快，对葡萄糖的摄取增加，作为反映葡萄糖在肿瘤细胞内代谢的标记物，注入体内的 18-氟-2-脱氧 D-葡萄糖（FDG）相应地在肿瘤细胞内大量积聚，其相对摄入量可以反映肿瘤细胞的侵袭性及生长速度，故 PET 可用于肺癌及淋巴结转移的定性诊断。

5. 痰脱落细胞检查

痰细胞学检查的阳性率取决于标本是否符合要求、病理医生的水平、肿瘤的类型以及送检标本的次数（以 3~4 次为宜）等因素，非小细胞肺癌的阳性率较小细胞肺癌的阳性率高，一般在 70%~80%。

6. 纤维支气管镜检查（简称纤支镜检）

纤支镜检可获取组织供组织学诊断。对位于近端气道内可视的肿瘤，经纤支镜刷检结合钳夹活检的阳性率为 90%~93%。

7. 经胸壁细针穿刺活检

经胸壁、胸腔对可疑的周边病灶做细胞和组织活检，比纤支镜更为可靠。通常在 X 线或超声引导下进行，如果病灶在大血管附近，在 CT 引导下进行更好。有报道成功率达 90%。常见的并发症是气胸。

（五）诊断

肺癌的治疗效果与肺癌的早期诊断密切相关。一般依靠详细的病史询问、体格检查和有关辅助检查进行综合判断，80%~90%的患者可以得到确诊。肺癌的早期诊断包括两方面的重要因素：其一是普及肺癌的防治知识，患者有任何可疑肺癌症状时能及时就诊；其二是医务人员应对肺癌的早期征象提高警惕，避免漏诊、误诊。对有高危险因素的人群或有可疑征象时，宜定期进行防癌或排除癌肿的有关检查。

（六）治疗

肺癌的治疗是根据患者的机体状况、肿瘤的病理类型、侵犯的范围和发展趋向，合理地、有计划地应用现有的治疗手段，以期较大幅度地提高治愈率和患者的生活质量。根据肺癌的生物学特点及预后，大多数临床肿瘤学家将肺癌分为非小细胞肺癌（包括鳞癌、腺癌、大细胞癌）和小细胞肺癌两大类。非小细胞肺癌与小细胞肺癌的治疗原则不同：①非小细胞肺癌：早期患者以手术治疗为主；可切除的局部晚期（DU）患者可采取新辅助化疗+手术治疗+放疗；不可切除的局部晚期（mb）患者可采取化疗与放疗联合治疗；远处转移的晚期患者以姑息治疗为主。②小细胞肺癌：以化疗为主，辅以手术和（或）放疗。

1. 化学药物治疗（简称化疗）

常用的化疗药物有依托泊苷（VP-16，足叶乙甙）、顺铂（DDP）、卡钮（CBP）、环磷酰胺（CTX）、阿霉素（ADM）、异环磷酰胺（IFO）、去甲长春碱（NVB）、吉西他滨（GEM）、紫杉醇（TXL）、长春地辛（VDS）。肺癌联合化疗方案如下。

（1）小细胞肺癌

①EP方案：VP-16 100 mg/（m^2·d），静脉滴注，第1~3天；DDP 80 mg/m^2，静脉滴注，第1天。每3周为1周期。

②EC方案：VP-16 120 mg/（m^2·d），静脉滴注，第1~3天；CBP（卡钳）300 mg/m^{2}或曲线下面积（AUC）为5，静脉滴注，第1天。每3周为1周期。

（2）非小细胞肺癌

①EP方案：VP-16 100 mg/（m^2·d），静脉滴注，第1~3天；DDP 100 mg/m^2，静脉滴注，第1天。每3~4周为1周期。

②NP方案：NVB25~30 mg/（m^2·d），静脉注射，第1、8、15天；DDP 80 mg/m^2，静脉滴注，第1天。每4周为1周期。

③TP方案：TXI135~175 mg/m^2，静脉滴注，第1天；DDP 75~80 mg/m^{2}或CBP（AUC=5~6）静脉滴注，第1天。每3周为1周期。

2. 手术治疗

目的是彻底切除肺部原发癌肿病灶和局部及纵隔淋巴结。据统计，我国肺癌的手术切除率为85%~97%，术后30天死亡率在2%以下，总的5年生存率为30%~40%。肺切除术的范围取决于病变的部位和大小。常见的手术方式有肺叶切除、全肺切除、支气管袖状肺叶切除术等。

3. 放射治疗（简称放疗）

放射线对癌细胞有杀伤作用。癌细胞受照射后，射线可直接作用于DNA分子，引起断裂；射线引起的电离物质又可使癌细胞发生变性，被吞噬细胞吞噬，最后被成纤维细胞所代替。但放疗的生物效应受细胞群增殖动力学的影响。

放疗对小细胞肺癌效果较好，其次为鳞癌和腺癌，其放射剂量以腺癌最大，小细胞癌最小。对全身情况太差，有严重心、肺、肝、肾功能不全者应列为禁忌。重症阻塞性肺气肿患者易并发放射性肺炎，使肺功能受损害，宜慎重应用。放射性肺炎可用糖皮质激素治疗。

4. 其他局部治疗

近几年来，许多局部治疗方法可缓解患者的症状和控制肿瘤的发展。如经支气管动脉灌注加栓塞治疗，经纤维支气管镜用电刀切割瘤体，激光烧灼及血卟啉衍生物（HPD）静脉注射后用 Nd-YAG 激光局部照射产生光动力反应，使肿瘤组织变性坏死。

5. 生物反应调节剂（BRM）

BRM 为小细胞肺癌提供了一种新的治疗手段，如小剂量干扰素（$2×10^6$ U）每周 3 次间歇疗法。

6. 中医药治疗

祖国医学有许多单方及配方在肺癌的治疗中可与西药治疗起协同作用，减少患者对放疗、化疗的反应，提高机体的抗病能力，在巩固疗效，促进、恢复机体功能中起到辅助作用。

二、原发性气管癌

（一）病理

原发性气管肿瘤大多来自上皮或腺体的肿瘤，主要是鳞状细胞癌和腺样囊性癌（即圆柱瘤型腺癌），其他类癌较少见。良性肿瘤发病较少，占原发肿瘤的 25%～35%。恶性肿瘤较常见，占 68%～77%，其中以腺癌和鳞癌较多，小细胞癌较少。良性肿瘤有纤维瘤、乳头状瘤、淋巴管瘤、平滑肌瘤、毛细血管内皮瘤、黏膜下血管瘤和息肉等。恶性肿瘤中以鳞癌和腺样囊性癌最为多见，后者生长速度缓慢，在黏膜下扩散，肉眼有时难于辨认其侵犯范围，某些患者虽然在气管腔内病灶较小，但肿瘤已穿出管外并浸润到纵隔内。小细胞癌、鳞腺混合癌、大细胞癌较为少见，罕见的类型包括平滑肌肉瘤、恶性淋巴瘤、纤维肉瘤、软骨肉瘤、横纹肌肉瘤、脂肪肉瘤、血管肉瘤、癌肉瘤、恶性黑色素瘤。气管低度恶性肿瘤中以腺样囊性癌为最多见，此外包括黏液表皮样癌、类癌、恶性纤维组织细胞瘤、神经纤维瘤等。

原发性气管恶性肿瘤中鳞癌发展较快，常呈溃疡性变，向外侵犯较早。食管前壁肌层亦常累及。气管肿瘤主要的转移途径是通过淋巴道，由下向上引流至锁骨上淋巴结，而很少向下转移至纵隔和隆突下淋巴结。血道转移发生率极低，直接向管壁外浸润常常是导致死亡的主要原因。

继发性气管肿瘤都是邻近器官癌肿直接侵犯所致，如甲状腺癌、支气管肺癌、食管癌等。

（二）临床表现

气管肿瘤的最常见症状是咳嗽，常呈刺激性、顽固性干咳，多种治疗无效，在早期气管腔未出现狭窄前，多有白色泡沫状痰，当肿瘤表面出现坏死者，可有血丝痰或满口血痰，但多数患者出血量不多，可在数天内自然停止。随着肿瘤的增大，气管腔逐渐狭窄，出现进行性呼吸困难，特点为吸气性呼吸困难、吸气期延长，即所谓的喘鸣，严重者吸气时锁骨上窝、胸骨上窝和下部肋间隙都凹陷，即三凹征。此时肺部 X 线检查无特殊表现，故常有误诊为支气管哮喘。声音嘶哑是肿瘤晚期出现局部压迫、侵犯或淋巴结转移累及喉返神经所致。

肺部听诊可闻及双肺呼吸音粗糙，严重者可听到风箱气流样的声音和各种音调的哮鸣音，即使不用听诊器亦可在近身处闻及，提示上呼吸道的梗阻。

由于气管肿瘤早期症状不典型，胸片检查多无异常发现，而出现典型的上呼吸道梗阻症状时，多数已处疾病的晚期，晚期患者常有局部转移，导致颈部淋巴结肿大、颈交感神经压迫征和上腔静脉阻塞综合征等。有些在确诊前往往有数月或数年的病程，因此，对难于缓解的刺激性干咳、痰血，应尽早进行气管镜检查，以明确诊断及时治疗。

（三）诊断

对年龄在 40 岁以上，近期出现气喘性哮鸣，体位变化能诱发或减轻症状，哮喘药物治疗无效，伴有痰血或阵发性夜间呼吸困难，而无心脏病等，都是鉴别气道梗阻和支气管哮喘的要点，应做进一步检查排除气管肿瘤。气管肿瘤常容易被误诊或漏诊，多数直至呼吸困难、病情危重时才被认识，故临床诊断时对长期顽固性咳嗽伴有吸气性呼吸困难者，应引起警惕，及时做相应检查。

1. 实验室检查

痰脱落细胞学检查。气管肿瘤，尤其是恶性气管肿瘤痰细胞学阳性率较高，对判断肿瘤的良恶性有帮助。但对气管肿瘤部位、范围、侵犯程度则需要其他检查手段来明确。

2. X 线检查

X 线诊断以空气对比摄片和气管断层为最好。侧位片对颈段气管暴露较好，隆突部额面断层片能较好的显示胸段的气管全貌。如气管腔内有软组织阴影、管壁增厚、管腔狭窄可初步做出诊断。

3. CT 检查

CT 检查在诊断气管肿瘤的累及范围、浸润深度、蔓延方向及有无淋巴结转移等方面较胸片有优势。气管恶性肿瘤常表现在气管及支气管腔内、外生长，CT 表现为沿气管生长的不规则形突起的软组织块影，多呈菜花状，并可沿气管环状生长而导致环行狭窄。肿瘤与主动脉或食管间的脂肪间隙消失，是表明纵隔已受侵犯的 CT 征象。纵隔及肺门淋巴结增大，提示气管肿瘤存在转移的可能。

4. 纤维支气管镜检查

纤支镜检查是诊断气管肿瘤最有效的手段，它既可在直视下获得细胞学及组织学诊断，又能对肿瘤的范围、部位做出定位。对气管肿瘤有较严重气管梗阻、有出血病史或在检查中发现肿瘤表面血管丰富者应慎做活检及刷检，以免出现意外。

（四）治疗

对局限于气管的早期恶性肿瘤的治疗以外科为主，手术可达到切除病变，解除气道梗阻，重建气道的作用。手术方式以气管环状切除端端吻合最为常用，某医院共实施气管手术近 500 例，其中气管恶性肿瘤 400 例，并创新设计了隆突主支气管切除、多段支气管隆突成型术及气管和隆突切除、分叉人工气管置换等 20 多种新术式。因此对患者一般情况较好，能够耐受手术者，应首选手术治疗；对病变范围广泛，难于手术的患者采用以放疗为主的治疗，同时辅以化疗，可取得较好的疗效。内科姑息性治疗还包括经气管镜内电烧、激光等治疗；近年来，镍钛记忆合金气管内支架为部分晚期无法手术或有手术禁忌的患者提供了新的治疗方法，具有快速、方便的特点，能够为进一步治疗赢得时间。

（五）预后

气管鳞癌肿瘤完整切除术后 3 年生存率为 24.4%，也有报告气管鳞癌伴局部淋巴结转移者生存率为 25%，气管切端阳性者生存率为 20%，对切除端阳性患者术后加用放疗可达到延长生存时间的目的。单纯放疗的中位生存期为 10 个月左右。腺样囊性癌生长相对缓慢，如手术能够完全切除，切端和淋巴结阴性术后 1 年生存率可达 85%，治愈率为 75%，但术后有较多的复发和转移。淋巴结阳性者术后 1 年生存率稍低 84%，而单纯放疗的 1 年生存率仅为 25%，因此如有可能应采用手术治疗。气管腺癌较其他类型气管肿瘤更易出现局部转移侵犯纵隔，手术完全切除者 1 年生存率约半数。而单纯放疗者预后较差。气管类癌好发于气管下端 1/3 段，以无气管软骨的膜部多见。切除不完全者，术后易复发。肿瘤能够完全切除者多能长期生存。黏液表皮样癌预后相对较好，完整切除者多能长期生存。

三、肺转移瘤

肿瘤远处转移是恶性肿瘤的主要特征之一。肺脏有着丰富的毛细血管网，承接来自右心的全部血流，并且由于肺循环的低压、低流速的特点，使得肺成为恶性肿瘤最常见的转移部位之一。此外肿瘤还可以通过淋巴道或直接侵犯等多种方式转移到肺，尸检发现 20%～54% 死于恶性肿瘤患者发生了肺转移，但仅有部分患者在生前被发现。血供丰富的恶性肿瘤更容易发生肺部转移，如肾癌、骨肉瘤、绒毛膜癌、黑色素瘤、睾丸肿瘤、睾丸畸胎瘤、甲状腺癌等。大多数肺部转移瘤来自常见的肿瘤，如乳腺癌、结直肠癌、前列腺癌、支气管癌、头颈部癌和肾癌。

（一）转移途径

恶性肿瘤肺部转移的途径有 4 种：血行转移、淋巴道转移、直接侵犯和气道转移。血行转移是恶性肿瘤肺部转移的主要方式。肺部有着丰富的毛细血管网，并且位于整个循环系统的中心环节，来自原发病灶的肿瘤栓子，经过静脉系统、肺动脉，很易被肺脏捕获，在适宜的微环境下肿瘤细胞发生增殖，形成转移肿瘤。经血行转移的肿瘤多位于肺野外带以及下肺野等毛细血管丰富的部位，以多发转移病灶多见，少数情况下为孤立病灶。

经淋巴道转移在肺转移瘤中相对少见，肿瘤栓子首先通过血流转移到肺毛细血管，继而侵犯肺外周的淋巴组织，并沿淋巴管播散，临床上表现为肺淋巴管癌病，常见于乳腺癌、肺癌、胃癌、胰腺癌或前列腺癌的转移。原发肿瘤也可以先转移到肺门或纵隔淋巴结，再沿淋巴道逆行播散到肺，这种转移方式少见。

发生在肺脏周围的肿瘤皆有可能通过直接侵犯的方式转移到肺，如起源于胸壁的软组织肉瘤，起源于纵隔的原发瘤、食管癌、乳腺癌、贲门癌、肝癌、后腹膜肉瘤等。恶性肿瘤经气道转移罕见，理论上头颈部肿瘤、上消化道肿瘤以及气管肿瘤有可能通过这种方式转移，但临床上很难证实。

（二）临床表现

90% 的肺转移瘤患者有已知的原发肿瘤或原发肿瘤的症状，但 80%～95% 肺部转移瘤本身没有症状。当肿瘤巨大、阻塞气道或出现胸水时会出现呼吸困难。突然出现的呼吸困难与胸腔积液突然增加、气胸或肿瘤内出血有关。气道转移瘤在肺部转移肿瘤中非常罕见，临床上表现为喘鸣、咯血、呼吸困难等症状，常见于乳腺癌、黑色素瘤等。肿瘤侵犯胸壁可以出现胸痛。个别患者在发现肺部转移瘤时没有原发肿瘤的症状，应积极寻找原发肿瘤，特别是胰腺癌、胆管癌等容易漏诊的肿瘤。淋巴管癌病的患者主要表现为进行性加重的呼吸困难和干咳、发绀，一般无杵状指，肺部体征轻微，常有细湿啰音。

（三）影像学检查

常规的胸部 X 线摄影（Chest X-Ray，CXR）是发现肺部转移瘤的首选方法，胸部 CT 较 CXR 的敏感性高，其分辨率是 3 mm，而 CXR 仅能发现 7 mm 以上的病变，尤其是肺尖、近胸壁和纵隔的病变更容易漏诊。但 CT 扫描费用较高，特异性较 CXR 没有增加。如果 CXR 发现肺部有多发的转移灶，没有必要再进行 CT 检查，但以下情况应进行 CT 检查：CXR 正常、没有发生其他部位转移的畸胎瘤、骨肉瘤；CXR 发现肺内孤立性转移灶或打算进行手术切除的肺部转移瘤。对于高度危险的肿瘤，如骨和软组织肉瘤、睾丸畸胎瘤、绒毛膜癌等，应 3~6 个月复查胸部 CT，连续随访 2 年。

肺部转移瘤通常表现为多发结节影，由于发生转移的时间不同，结节常大小不等，直径 3~15 mm，或者更大，同样大小的结节，提示是同一时间发生，结节位于肺野外带，尤其是下肺野。小于 2 cm 的结节常常是圆形的，边界清楚。较大的病灶尤其是转移性腺癌，边缘不规则，有时呈分叶状。4% 的转移瘤有空洞，常见于鳞癌，上肺的空洞性病变比下肺多见，但多发性空洞性病变可能是良性病变，如 Wegener 肉芽肿。出血性转移灶表现为肿瘤周围的晕征，常见于绒毛膜癌，有时也见于血管肿瘤，如血管肉瘤或肾细胞癌。

肺部转移瘤的单发结节影少见，占所有单发结节影的 2%~10%。容易形成单发结节的肿瘤包括结肠癌、骨肉瘤、肾癌、睾丸癌、乳腺癌、恶性黑色素瘤等。结肠癌尤其是来源直肠乙状结肠的结肠癌，占孤立性肺部转移瘤的 1/3。

肺淋巴管癌病主要表现为弥漫的网索状、颗粒状或结节状阴影，支气管壁增厚，动脉轮廓模糊，CXR 可见 KerleyB 线。20%~40% 的患者有肺门及纵隔淋巴结肿大，30%~50% 的患者有胸腔积液或心包积液。但 CXR 检查难以发现早期的肺淋巴管癌病，在早期诊断肺淋巴管癌病方面高分辨 CT 有更大优势。

FDG-PET 用于鉴别肺部良恶性病变的特异性较 CT 和 CXR 高，PET 检查能够提供更多的信息。但 PET 的分辨率不高，直径小于 1cm 的病变显像不佳，一些肉芽肿和炎症病变也可能出现假阳性结果。近年来 CT 与 PET 联合应用的 CT-PET 技术已在临床广泛应用，明显提高了恶性肿瘤诊断和鉴别诊断的敏感性和特异性，但目前此项检查的费用较高。

（四）组织学检查

由于转移瘤主要位于胸膜下，因此经胸针吸活检是组织学检查最常用的方法。其诊断肺部恶性病变的敏感性为 86.1%，特异性 98.8%，但对肺淋巴管癌病的诊断价值有限。气胸是最常见的并发症，发生率为 24.5%，但需要插管的仅 6.8%。其他并发症包括出血、空气栓塞、针道转移较少见。

气管镜检查可以采用多种手段获取组织标本，如经支气管镜肺活检、气管镜引导下针吸活检、刷检、肺泡灌洗等。对于外周病变，支气管检查的阳性率不到 50%，但淋巴管癌病的诊断率较高。

电视胸腔镜可以取代开胸肺活检用于肺转移瘤的诊断，并可同时进行手术治疗，并发症少，诊断特异性高。

此外，经食管超声引导下的纵隔淋巴结针吸活检、纵隔镜下纵隔淋巴结活检对于诊断肺部转移瘤也有一定的参考价值。

（五）治疗

手术是肺部转移瘤首选的治疗方法，和不能手术的患者相比，能够手术切除的肺部转移瘤患者的长期生存率明显改善，在满足手术条件的患者中（不论肿瘤类型），预计超过 1/3 的患者能获得长期生存 0~5 年。接受肺转移瘤切除术的患者应满足以下条件：没有肺外转移灶（如果有肺外转移灶，这些转移灶应能够接受手术或其他方法的治疗）；患者的机体状态能够耐受手术；转移病灶能够完全切除，并能合理地保护残存的正常肺组织；原发肿瘤能被完全控制或切除。

肺部转移瘤即使在完全切除后仍有一半的患者会复发，中位复发时间是 10 个月，再手术患者的预后，明显好于未手术患者，5 年、10 年生存率分别为 44%、29% 及 34%、25%。目前再发肺转移瘤的手术适应证仍无明确的定论，一般认为对于年龄较轻、一般状况较好的患者，如果再发肺转移较为局限，原发肿瘤的恶性程度较低，原发肿瘤已被控制且无其他部位的远处转移，心肺功能能耐受手术的情况下可以考虑再次手术治疗。

肺转移瘤患者手术本身的并发症较低，手术死亡率为 0~4%。能够手术的肺转移瘤患者总的 5 年生存率可以达到 24%~68%，但不同组织类型的肿瘤预后有很大的差异，手术后预后较好的肿瘤为畸胎瘤、绒毛膜癌、睾丸癌，其次是肾癌、大肠癌和子宫癌等，预后较差的是肝癌和恶性黑色素瘤。转移灶切除是否完全对预后也有影响，完全切除患者的 5 年、10 年生存率分别为 36% 和 26%，而不完全切除者则分别为 22% 和 16%。无瘤间期（Disease-Free Interval，DFI）是指原发肿瘤切除至肺转移出现的时间，DFI 越长，预后越好。肿瘤倍增时间（Tumor-Doubling Time，TDT）反映的是转移瘤的发展速率，TDT 也是患者预后的重要预测指标，TDT 越长，预后越好，如果 TDTM60 天则不应进行手术治疗。

除手术以外，对化疗敏感的肿瘤或不能手术的肺部转移瘤仍应进行全身化疗，如霍奇金和非霍奇金淋巴瘤、生殖细胞肿瘤对化疗非常敏感，乳腺癌、前列腺癌和卵巢癌对全身化疗也有较好的反应。软组织肉瘤对化疗不敏感，但联合转移瘤切除术仍能改善患者的预后。除全身化疗外，对于不能手术的患者可以考虑局部栓塞和化疗，由于肿瘤局部药物浓度较高，在减轻化疗引起的全身反应的同时，可以提高治疗局部肿瘤的疗效。

放疗对于肺转移瘤患者的长期生存没有益处，对于气道阻塞的患者，放疗可以作为姑息性治疗方法。

第二节　腹部肿瘤治疗

一、胃癌

胃癌是指发生在胃上皮组织的恶性肿瘤，是消化道恶性肿瘤中最多见的癌肿。胃癌的发病率在不同国家、不同地区差异很大。临床早期70%以上毫无症状，中晚期出现上腹部疼痛、消化道出血、穿孔、幽门梗阻、消瘦、乏力、代谢障碍以及癌肿扩散转移而引起的相应症状。胃癌可发生于任何年龄，但以 40~60 岁居多，男女发病率之比为（3.2~3.6）：1。其发病原因不明，可能与多种因素，如生活习惯、饮食种类、环境因素、遗传素质、精神因素等有关，也与慢性胃炎、胃息肉、胃黏膜异形增生和肠上皮化生、手术后残胃，以及长期幽门螺杆菌（Hp）感染等有一定的关系。由于胃癌在我国极为常见，危害性大，所以了解有关胃癌的基本知识对胃癌防治具有十分重要的意义。

胃癌具有起病隐匿的特点，早期多无症状或仅有轻微症状而漏诊。有些患者服用止痛药、抗溃疡药或饮食调节后疼痛减轻或缓解，因而往往被忽视而未做进一步检查。随着病情的进展，胃部症状渐转明显出现上腹部疼痛、食欲不振、消瘦、体重减轻和贫血等。后期常有癌肿转移、出现腹部肿块、左锁骨上淋巴结肿大、黑便、腹水及严重营养不良等。早期胃癌诊治的 5 年、10 年生存率分别可达到 95% 和 90%。因此，要十分警惕胃癌的早期症状，正确选择合理的检查方法，以提高早期胃癌检出率，避免延误诊治。

（一）病因

随着多年来临床研究的进展，可以认为胃癌的发生可能是环境中某些致癌因素和抑癌作用的复杂作用，与胃黏膜组织损伤和修复的病理变化过程中相互作用，细胞受到致癌物的攻击，并受到人体营养状况、免疫状态以及精神因素等作用的影响，经过较长时间的发展过程而逐渐发展成癌。从有关研究胃癌的发病因素来看，胃癌的发病因素是复杂的，难

临床常见肿瘤疾病病理诊断与治疗

以用单一的或简单的因素来解释，很可能是多种因素综合作用的结果。至今，胃癌的病因仍处于探索阶段，许多问题尚待进一步研究探讨。但通过大量的流行病学调查和实验研究，已积累了大量资料。根据这些资料证实，胃癌可能与多种因素如生活习惯、饮食种类、环境因素、遗传素质、精神因素等有关，也与慢性胃炎、胃息肉、胃黏膜异形增生和肠上皮化生、手术后残胃以及长期幽门螺杆菌（Hp）感染等有一定的关系，是以下因素相互作用的结果。

1. 饮食因素

胃是重要的消化器官，又是首先与食物长期接触的脏器。因此，在研究胃癌发病因素时首先注意到饮食因素。近30年来，发达国家中胃癌的发病率明显有下降趋势，多数国家死亡率下降达40%以上。分析这些国家发病率下降主要原因与饮食因素有关。其共同的特点是食物的贮藏、保存方法有明显的变化，减少了以往的烟熏等食物贮存，改变为冷冻保鲜贮存方法，食物的保鲜度有很大提高；盐的摄入量稳定而持久的下降，以及牛奶、奶制品、新鲜蔬菜、水果、肉类及鱼类的进食量有较显著的增加。减少了致癌性的多环烃类化合物的摄入。高浓度盐饮食能破坏胃黏膜保护层，有利于致癌物与胃黏膜直接接触。而牛奶及乳制品对胃黏膜有保护作用，新鲜水果蔬菜中的大量维生素 C 又能阻断胃内致癌亚硝胺的合成，由于饮食组成中减少了引起胃癌的危险因素，增加了保护因素，从而导致胃癌发病率的下降。葱、蒜等对胃有保护作用，如食大蒜后可使胃的泌酸功能增加，胃内亚硝酸盐的含量及霉菌或细菌的检出率均有明显下降。

2. 地理环境因素

世界各国对胃癌流行病学方面的调查表明，不同地区和种族的胃癌发病率存在明显差异。这些差异可能与遗传和环境因素有关。有些资料说明胃癌多发于高纬度地区，距离赤道越远的国家，胃癌的发病率越高。也有资料认为其发病与沿海因素有关。这里有不同饮食习惯的因素，也应考虑地球化学因素以及环境中存在致癌物质的可能。

全国胃癌综合考察流行病学组曾调查国内胃癌高发地区，如祁连山内流河系的河西走廊、黄河上游、长江下游、闽江口、木兰溪下游及太行山南段等地，发现除太行山南段为变质岩外，其余为火山岩、高泥炭，局部或其一侧有深大断层，水中 Ca/SO₄ 比值小，而镍、硒和钴含量高。考察组还调查胃癌低发地区，如长江上游和珠江水系等地，发现该区为石灰岩地带，无深大断层，水中 Ca/SO₄ 比值大，镍、硒和钴含量低。已知火山岩中含有 3,4-苯并芘，有的竟高达 5.4~6.1μg/kg，泥炭中有机氮等亚硝胺前体含量较高，使胃黏膜易发生损伤。此外，硒和钴可引起胃损害，镍可促进 3,4-苯并芘的致癌作用。以上地理环境因素是否为形成国内这些胃癌高发地区的原因，值得进一步探索。

3. 社会经济因素

根据调查研究，发现胃癌的发生与社会经济状况有关，经济收入低的阶层死亡率高。我国胃癌综合考察结果表明，与进食霉菌粮呈正相关。

4. 胃部疾病因素

胃部疾患及全身健康状况大量调查表明，胃癌的发生与慢性萎缩性胃炎，尤其是伴有胃黏膜异型增生以及肠上皮化生者密切相关，且与胃溃疡特别是经久不愈的溃疡有关。另外与胃息肉、胃部手术后、胃部细菌感染等有关。

根据纤维胃镜检查所见的黏膜形态，慢性胃炎可以分为浅表性、萎缩性和肥厚性三种。现已公认萎缩性胃炎是胃癌的一种前期病变，尤与胃息肉或肠腺化生同时存在时可能性更大。浅表性胃炎可以治愈，但也有可能逐渐转变为萎缩性胃炎。肥厚性胃炎与胃癌发病的关系不大。萎缩性胃炎颇难治愈，其组织有再生趋向，有时形成息肉，有时发生癌变。长期随访追踪可发现萎缩性胃炎发生癌变者达10%左右。

关于胃溃疡能否癌变的问题，一直存在着不同意见的争论。不少人认为多数癌的发生与溃疡无关。但从临床或病理学的研究中可以看到，胃溃疡与胃癌的发生存有一定关系。国内报道胃溃疡的癌变率为5%～10%，尤其是胃溃疡病史较长和中年以上的患者并发癌变的机会较大，溃疡边缘部的黏膜上皮或腺体受胃液侵蚀而发生糜烂，在反复破坏和再生的慢性刺激下转化成癌。胃大部切除术后残胃癌的发病率远较一般人群中为高，近年已受到临床工作者的重视。

任何胃良性肿瘤都有恶变可能。而上皮性的腺瘤或息肉的恶变机会更多，在直径大于2 cm的息肉中，癌的发生率增高。有材料报道经X线诊断为胃息肉的患者中，20%伴有某种恶性变；在胃息肉切除标本中，14%的多发性息肉有恶变，9%的单发息肉有恶变，这说明一切经X线诊断为胃息肉的病例均不要轻易放过。

胃黏膜的肠上皮化生系指胃的固有黏膜上皮转变为小肠上皮细胞的现象，轻的仅在幽门部有少数肠上皮细胞，重的受侵范围广泛，黏膜全层变厚，甚至胃体部也有肠假绒毛形成。肠腺化生的病变可能代表有害物质刺激胃黏膜后所引起的不典型增生（又称间变）。如刺激持续存在，则化生状态也可继续存在；若能经过适当治疗，化生状态可以恢复正常或完全消失，因此轻度的胃黏膜肠腺化生不能视为一种癌前期病变。有时化生的肠腺上皮超过正常限度的增生变化，这种异形上皮的不典型增生发展严重时，如Ⅲ级间变，可以视为癌前期病变。

5. 精神神经因素

大量研究证明，受过重大创伤和生闷气者胃癌的发病率相对较高，迟缓、呆板、淡漠或急躁不安者危险性相对略低，而开朗、乐观、活泼者危险性最低。

6. 遗传因素

胃癌的发生与遗传有关，有着明显的家庭聚集现象。临床工作者都曾遇到一个家族中两个以上的成员患有胃癌的情况，这种好发胃癌的倾向虽然非常少见，但至少提示了有遗传因素的可能性。有资料报道胃癌患者的亲属中胃癌的发病率要比对照组高 4 倍。在遗传因素中，不少学者注意到血型的关系。有人统计，A 型者的胃癌发病率要比其他血型的人高 20%。但也有一些报告认为不同血型者的胃癌发生率并无差异。近年来有人研究胃癌的发病与 HLA 的关系，尚待进一步做出结论。

7. 化学因素

与胃癌病因有关的因素中，化学因素占有重要地位，可能的化学致癌物主要是 N-亚硝基化合物，其他还有多环芳香烃类化合物等。某些微量元素可影响机体某些代谢环节、影响机体生理机能，而对肿瘤起着促进或抑制作用。真菌与真菌毒素的致癌作用以及与人体肿瘤病因关系，近年来也有很多研究报道，对胃癌病因来说，既有黄曲霉素等真菌毒素的致癌作用，又有染色曲霉等真菌在形成致癌物前体以及在 N-亚硝基化合物合成中所起的促进作用。

（1）N-亚硝基化合物

国内外大多数学者认为 N-亚硝基化合物可能是引起胃癌的主要化学致癌物。N-亚硝基化合物是亚硝酸盐与仲胺或仲酰胺反应形成的化合物。亚硝酸盐与仲胺反应形成的化合物为 N-亚硝基胺（简称 N-亚硝胺或亚硝胺），亚硝酸盐与仲酰胺反应形成的化合物为 N-亚硝基酰胺（简称 N-亚硝酸胺或亚硝酰胺），二者总称 N-亚硝基化合物，也称亚硝胺类化合物。其中-R 可为各种烷基、芳香基或功能团。因-R 结构的不同，N-亚硝基化合物可以有多种。目前已在动物实验中做过实验的 N-亚硝基化合物有 300 多种其中确有致癌性的占 75%，是当今公认环境中最重要的致癌物之一，对胃癌的病因可能有重要作用。

N-亚硝基胺经活化致癌，N-亚硝基酰胺直接致癌。N-亚硝基胺不具活性，在机体中可经代谢活化，它只能在代谢活跃的组织中致癌。N-亚硝基酰胺不须活化即可致癌，它在生理 pH 值的条件下不稳定，分解后产生与 N-亚硝基胺经活化产生相同的中间体而具致癌性。N-亚硝基酰胺可以任意分布在所有组织中，并以相等程度分布，因此能在许多不同的器官中引起肿瘤。其致癌剂量远远小于芳香胺及偶氮染料。如给大鼠 N-二乙基亚硝基胺每日少于 0.1 mg/kg，即可出现食管癌及鼻腔癌。不少 N-亚硝基化合物只要大剂量一次攻击即可致癌。而且无论是口服、静脉注射、肌肉注射、皮下注射或局部涂抹，都可引起器官或组织癌变。已发现 N-亚硝基化合物都有致癌性，致癌的器官很多，其中包括胃、肝、肺、肾、食管、喉头、膀胱、鼻腔、舌、卵巢、睾丸、气管、神经系统、皮肤等。

不同化学结构的 N-亚硝基化合物有特异的合物，若 $R_1 = R_2$，除少数例外，一般都引起肝癌；若 $R_1 \neq R_2$，特别是一个-R 为甲基，易引起胃癌。食管不同器官组织有可以激活某种 N-亚硝基化合物的酶存在以及与不同结构的 N-亚硝基化合物在机体内的代谢途径有关。

许多 N-亚硝基化合物既能溶于水又能溶于脂肪，因此它们在机体内活动范围广，致癌范围也广，并且能与其他癌物产生协同作用。

N-亚硝基化合物除有上述致癌特点外，N-亚硝基化合物及其前体在空气、土壤、水、植物及多种饮食中广泛存在，并且还可以在机体内合成。因此其致癌作用较为重要，是目前公认的可以引起人类癌症最重要的一类化合物。

（2）多环芳香烃（Polycyclic Aromatic Hydrocarbons，PAH）

PAH 分子中含有两个或两个以上苯环结构的化合物，是最早被认识的化学致癌物。早在 1775 年英国外科医生 Pott 就提出打扫烟囱的童工，成年后多发阴囊癌，其原因就是燃煤烟尘颗粒穿过衣服擦入阴囊皮肤所致，实际上就是煤碳中的多环芳香烃所致。多环芳香烃也是最早在动物实验中获得成功的化学致癌物。在 20 世纪 50 年代以前多环芳香烃曾被认为是最主要的致癌因素。但总的来说，它在致癌物中仍然有很重要的地位，因为至今它仍然是数量最多的一类致癌物，而且分布极广。空气、土壤、水体及植物中都有其存在，甚至在深达地层下 50 米的石灰石中也分离出了 3,4-苯并芘。在自然界，它主要存在于煤、石油、焦油和沥青中，也可以由含碳氢元素的化合物不完全燃烧产生。汽车、飞机及各种机动车辆所排出的废气和香烟的烟雾中均含有多种致癌性多环芳香烃。露天焚烧（失火、烧荒）可以产生多种多环芳香烃致癌物。烟熏、烘烤及焙焦的食品均可受到多环芳香烃的污染。目前已发现的致癌性多环芳香烃及其致癌性的衍生物已达 400 多种。

（3）霉菌毒素

通过地理流行病学调查，发现我国胃癌高发区粮食及食品的真菌污染相当严重。高发区慢性胃病患者空腹胃液真菌的检出率也明显高于胃癌低发区。在胃内检出的优势产生真菌中杂色曲霉占第一位，并与胃内亚硝酸盐含量及慢性胃炎病变的严重程度呈正相关。

（4）微量元素

人或其他生物体内存在着几十种化学元素，有些是生命活动中必需的物质基础。它们在生物体内分布不是均一的。在各个器官、组织或体液中的含量虽因不同情况个体间有差异，但平均正常值基本处于同一水平。正常情况下，生物体一般是量出为入，缺则取之，多则排之，只有在病态时，某些元素在生物体内的含量或分布可能出现不同程度的变化。这种变化可能是致癌的原因，也可能是病理变化的结果。近年临床及动物实验证明，肿瘤的发生和发展过程中伴有体内某些元素的代谢异常。例如，某些恶性肿瘤患者血液中铜含量升高、锌含量降低及体内硒缺乏等。一些恶性肿瘤患者体内某些元素代谢的异常可能是致癌的因素，也可能是继发的结果。国际癌症研究机构的一个工作小组通过对实验性和流行病学资料的研究，建议将所有致癌化学物质分为三类：第一类包括 23 种物质和 7 种产品，它们对人体致癌性已肯定，其中有微量元素砷、铬及其化合物；第二类包括对人体可能具有致癌危险的物质，如微量元素镍、铍、镉等金属；铝的致癌结论不一，被列为第三类。另外，在动物致癌或致突变试验中，发现其他微量元素如钴、铁、锰、铅、钛和锌等的化合物也有致癌或促癌或致突变的作用。

（二）扩散转移

1. 直接播散

直接播散是胃癌扩散的主要方式之一。浸润型胃癌可沿黏膜或浆膜直接向胃壁内、食管或十二指肠扩展。癌肿一旦侵及浆膜，即容易向周围邻近器官或组织如肝、胰、脾、横结肠、空肠、膈肌、大网膜及腹壁等浸润。癌细胞脱落时也可种植于腹腔、盆腔、卵巢与直肠膀胱陷窝等处。

2. 淋巴结转移

占胃癌转移的 70%，胃下部癌肿常转移至幽门下、胃下及腹腔动脉旁等淋巴结，而上部癌肿常转移至胰旁、贲门旁、胃上等淋巴结。晚期癌可能转移至主动脉周围及膈上淋巴结。由于腹腔淋巴结与胸导管直接交通，故可转移至左锁骨上淋巴结。

3. 血行转移

部分患者外周血中可发现癌细胞，可通过门静脉转移至肝脏，并可达肺、骨、肾、脑、脑膜、脾、皮肤等处。

4. 种植转移

当胃癌侵至浆膜外后，癌细胞可自浆膜面脱落，种植于腹膜及其他脏器的浆膜面，形成多数转移性结节，此种情况多见于黏液癌，具有诊断意义的是直肠前陷凹的腹膜种植转移，可经直肠指检摸到肿块。

5. 卵巢转移

胃癌有易向卵巢转移的特点，目前原因不明，临床上因卵巢肿瘤做手术切除，病理检查发现为胃癌转移者，比较多见，此种转移瘤又名 Krukenberg 瘤。其转移途径除种植外，也可能是经血行或淋巴逆流所致。

（三）临床表现

1. 症状

（1）早期胃癌

70%以上无明显症状，随着病情的发展，可逐渐出现非特异性的、类同于胃炎或胃溃疡的症状，包括上腹部饱胀不适或隐痛、泛酸、嗳气、恶心，偶有呕吐、食欲减退、消化不良、黑便等。

（2）进展期胃癌也称中晚期肺癌

症状见胃区疼痛，常为咬啮性，与进食无明显关系，也有类似消化性溃疡疼痛，进食后可以缓解。上腹部饱胀感、沉重感、厌食、腹痛、恶心、呕吐、腹泻、消瘦、贫血、水肿、发热等。贲门癌主要表现为剑突下不适、疼痛或胸骨后疼痛，伴进食梗阻感或吞咽困难；胃底及贲门下区癌常无明显症状，直至肿瘤巨大而发生坏死溃破引起上消化道出血时才引起注意，或因肿瘤浸润延伸到贲门口引起吞咽困难后予重视；胃体部癌以膨胀型较多见，疼痛不适出现较晚；胃窦小弯侧以溃疡型癌最多见，故上腹部疼痛的症状出现较早，当肿瘤延及幽门口时，则可引起恶心、呕吐等幽门梗阻症状。癌肿扩散转移可引起腹水、肝大、黄疸及肺、脑、心、前列腺、卵巢、骨髓等的转移而出现相应症状。

2. 体征

绝大多数胃癌患者无明显体征，部分患者有上腹部轻度压痛。位于幽门窦或胃体的进展期胃癌有时可扪及肿块，肿块常呈结节状，质硬。当肿瘤向邻近脏器或组织浸润时，肿块常固定而不能推动，提示手术切除之可能性较小。在女性患者中，于中下腹扪及可推动的肿块时，常提示为 Krukenberg 瘤可能。当胃癌发生肝转移时，有时能在肿大的肝脏中触及结节块状物。当肝十二指肠韧带、胰十二指肠后淋巴结转移或原发灶直接浸润压迫胆总管时，可以发生梗阻性黄疸。有幽门梗阻者上腹部可见扩张之胃型，并可闻及震水声。胃癌通过圆韧带转移至脐部时在脐孔处可扪及质硬之结节；通过胸导管转移可出现左锁骨上淋巴结肿大。晚期胃癌有盆腔种植时，直肠指检于膀胱（子宫）直肠窝内可扪及结节。有腹膜转移时可出现腹水。小肠或系膜转移使肠腔缩窄可导致部分或完全性肠梗阻。癌肿穿孔导致弥漫性腹膜炎时出现腹壁板样僵硬、腹部压痛等腹膜刺激症状，亦可浸润邻近腔道脏器而形成内瘘。如胃结肠瘘者食后即排出不消化食物。凡此种种症状和体征，大多提示肿瘤已届晚期，往往已丧失了治愈机会。

3. 常见并发症临床表现

当并发消化道出血，可出现头晕、心悸、柏油样大便、呕吐咖啡色物；胃癌腹腔转移使胆总管受压时，可出现黄疸，大便陶土色；合并幽门梗阻，可出现呕吐，上腹部见扩张之胃型、闻及震水声；癌肿穿孔致弥漫性腹膜炎，可出现腹肌板样僵硬、腹部压痛等腹膜刺激症；形成胃肠瘘管，见排出不消化食物。

（四）检查与诊断

对于胃癌的检查和诊断，化验仅仅是一种辅助手段。虽然各种生化指标有着各自的临床意义，但还必须结合胃癌的其他特殊检查，如 X 线钡餐检查、内镜检查、组织活检以及病史、体征等，综合分析才能得出正确的诊断结果。千万不要在没有细胞病理学诊断依据时，只见到某项指标轻度改变，就判断为胃癌，造成患者不必要的心理负担。

胃癌的检查方法比较多，一般首选内镜检查，其次是 X 线气钡双重对比造影检查。而 B 超和 CT 只用作胃癌转移病灶的检查。内镜和 X 线检查相比较各有所长，可以互为补充，提高胃癌诊断的准确率。内镜检查准确率高，能够发现许多早期胃癌，可以澄清 X 线检查的可疑发现，但对于浸润型进展期胃癌，由于病变主要在胃壁内浸润扩展，胃黏膜的改变不明显，不如 X 线钡餐检查准确。

1. 化验检查

胃癌主要化验检查如下：

（1）粪便潜血试验

粪便潜血试验是指在消化道出血量很少时，肉眼不能见到粪便中带血，而通过实验室方法能检测出粪便中是否有血的一种化验。正常参考值为阴性。粪便潜血试验对消化道出血的诊断有重要价值，现常作为消化道恶性肿瘤早期诊断的一个筛选指标。在患胃癌时，往往粪便潜血试验持续呈阳性，而消化道溃疡性出血时，间断呈阳性。因此，此试验可作为良、恶性疾病的一种鉴别诊断方法。但值得注意的是，潜血阳性还见于钩虫病、肠结核、溃疡性结肠炎、结肠息肉等疾病。另外，摄入大量维生素 C 以及可引起胃肠出血的药物，如阿司匹林、皮质类固醇、非类固醇抗炎药，也可造成化学法潜血试验假阳性。

（2）血清肿瘤标志物的检查

①癌胚抗原：CEA 最初发现于结肠癌及正常胎儿消化道内皮细胞中。血清 CEA 升高，常见于消化道癌症，也可见于其他系统疾患；此外，吸烟对血清中 CEA 的水平也有影响。因此，其单独应用于诊断的特异性和准确性不高，常与其他肿瘤标志物的检测联合应用。正常参考值血清 CEA 低于 5 ng/mL（纳克/毫升）。血清 CEA 升高可见于胃癌患者中，阳性率约为 35%。因其特异性不高，常与癌抗原 CA19-9 一起联检，用于鉴别胃的良、恶性肿瘤，可用于对病情的监测。一般情况下，病情好转时血清 CEA 浓度下降，病情恶化时

升高。术前测定血中 CEA 水平，可帮助判断胃癌患者的预后。胃癌患者术前血清 CEA 浓度高于 5 ng/mL，与低于 5 ng/mL 患者相比，其术后生存率要差。对于术前 CEA 浓度高的患者，术后 CEA 水平监测还可作为早期预测肿瘤复发和化疗反应的指标。

②癌抗原：CA19-9 是一种与胰腺癌、胆囊癌、结肠癌和胃癌等相关的肿瘤标志物，又称胃肠道相关癌抗原。正常参考值血清 CA19-9 低于 37 U/mL（单位/毫升）。CA19-9 常与 CEA 一起用于鉴别胃的良、恶性肿瘤。部分胃癌患者血清 CA19-9 会升高，其阳性率约为 55%，可用于判断疗效。术后血清 CA19-9 降至正常范围者，说明手术疗效好；姑息手术者及有癌组织残留者术后测定值亦下降，但未达正常。术后复发者血清 CA19-9 的值一般会再次升高。因此测定血清 CA19-9 对胃癌病情监测有积极意义，可作为判断胃癌疗效和复发的参考指标。

（3）血沉

血沉的全称为"红细胞沉降率"，是指红细胞在一定条件下的沉降速度，它可帮助判断某些疾病发展和预后。一般来说，凡体内有感染或组织坏死，抑或疾病向不良性进展，血沉会加快。所以，血沉快并不特指某个疾病。正常参考值（魏氏法）为：男 0~15 mm/h；女 0~20 mm/h。约有 2/3 的胃癌患者血沉会加快。因此，血沉可作为胃癌诊断中的辅助指标。

2. 内镜检查

纤维胃镜和电子胃镜的发明和应用，是胃部疾病诊断方法的一个划时代的进步，与 X 线检查共同成为胃癌早期诊断的最有效方法，胃镜除了能明确诊断疾病外，还可为某些病症提供良好的治疗方法。内镜检查是利用光纤的特性，光线可在光纤内前进而不会流失，且光纤可随意弯曲，将光线送到消化道内，再将反射出的影像送出，供医师诊断。胃癌依其侵犯范围与程度在内视镜上的有许多不同的变化，有经验的医师根据病灶是靠外观形状变化做出诊断，区别是良、恶性的病灶，必要时可立即采用活检工具直接取得，做病理化验。

根据临床经验，可把高发病年龄段（30 岁以上）并有下列情况者列入检查对象或定期复查胃镜：近期有上腹隐痛不适，食欲不振，特别是直系亲属中有明确胃癌病史者；有明确的消化性溃疡，但腹痛规律消失或溃疡治疗效果不明显者；萎缩性胃炎特别是有中度以上腺上皮化生或不典型增生者；胃息肉病史者，或曾因各种原因做胃大部切除术后达 5 年以上者；原因不明的消瘦、食欲不振、贫血等，特别是有呕血、大便潜血试验持续阳性超过 2 周者。

但许多人害怕做胃镜检查，一般在检查前要向咽部喷射 2~3 次局麻药物（利多卡因），以减轻检查时咽部的反应。在检查时为了将胃腔充盈使黏膜显示清楚，往往要向胃内注气，患者有可能会有轻度腹胀，但很快就会消失。检查结束后有的人可能会有咽部不适感或轻微疼痛，几小时后就会消失。极少数可能引起下列并发症：①吸入性肺炎，咽部麻醉后口内分泌物或返流的胃内液体流入气管所致；②穿孔，可能因食管和胃原有畸形或病变、狭窄、憩室等在检查前未被发现而导致穿孔；③出血，原有病变如癌肿或凝血机制障碍在行活检后有可能引起出血，大的胃息肉摘除后其残端可能出血；④麻醉药物过敏，大多选用利多卡因麻醉，罕见有过敏者；⑤心脏病患者可出现短暂的心律失常、ST-T改变等，有的由于紧张可使血压升高，心率加快，必要时可服以镇静剂，一般检查都可顺利进行。

胃镜检查有以下禁忌证：①严重休克者。②重度心脏病者。③严重呼吸功能障碍。④严重的食管、贲门梗阻；脊柱或纵隔严重畸形。⑤可疑胃穿孔者。⑥精神不正常，不能配合检查者。

胃镜检查方法有其独特的优越性，可以发现其他检查方法不能确诊的早期胃癌，确定胃癌的肉眼类型，还可追踪观察胃癌前期状态和病变，又能鉴别良性与恶性溃疡。胃镜还可以进行自动化的胃内形色摄影和录像、电影等动态观察，并可保存记录。其突出的优点如下：①直接观察胃内情况，一目了然为最大特点，比较小的胃癌也能发现，还能在放大情况下观察；②胃镜除了直接观察判断肿瘤的大小和形状外，还能取小块胃黏膜组织做病理检查确定是不是肿瘤以及肿瘤的类型。并可通过胃镜取胃液行胃黏膜脱落细胞学检查，以发现胃癌细胞；③胃镜采用数千束光导纤维，镜体细而柔软，采用冷光源，灯光无任何热作用，对胃黏膜无损伤；④胃镜弯曲度极大，视野广阔而且清楚，几乎无盲区，能够仔细观察胃内每一处的情况，因此系目前各种检查手段中确诊率最高的一种；⑤检查的同时可行治疗，胃镜检查时可喷止血药物止血，还能在胃镜下用微波、激光、电凝等方法切除胃息肉及微小胃癌，避免开腹手术之苦。

3. X线钡餐检查

是诊断胃癌的主要方法，阳性率可达90%以上，可以观察胃的形态和黏膜的变化、蠕动障碍、排空时间等。肿块型癌主要表现为突向胃腔的不规则充盈缺损。溃疡型胃癌主要表现为位于胃轮廓内的龛影，溃疡直径通常大于2.5cm，外围并见新月形暗影，边缘不齐，附近黏膜皱襞粗乱、中断或消失。浸润型癌主要表现为胃壁僵硬、黏膜皱襞蠕动消失，胃腔缩窄而不光滑，钡剂排出快。如整个胃受累则呈"革袋状胃"。近年来由于X线检查方法改进，使用双重摄影法等，可以观察到黏膜皱襞间隙所存在的微细病变，因而能够发现多数的早期胃癌。早期胃癌的X线表现，有以下几种类型：

（1）隆起型

可见到小的穿凿性影和息肉样充盈缺损像，有时还能看到带蒂肿瘤的蒂。凡隆起的直径在 2 cm 以上，充盈缺损的外形不整齐，黏膜面呈不规则的颗粒状，或在突起的黏膜表面中央有类似溃疡的凹陷区，均应考虑为癌。

（2）平坦型

黏膜表面不规则和粗糙，边缘不规则，凹凸不平呈结节状，出现大小、形状、轮廓与分布皆不规则的斑点。此型甚易漏诊，且须注意与正常的胃小区及增殖的胃黏膜相区别。

（3）凹陷型

常须与良性溃疡鉴别，癌溃疡的龛影形状不规则，凹陷的边缘有很浅的黏膜破坏区，此黏膜破坏区可能很宽，也可能较窄，包围于溃疡的周围。

4. 超声检查

由于超声检查可清楚地显示胃壁的层次和结构，近年来被用于胃部病变的检测和分期已逐渐增多。特别是内镜超声的发展，并因其在鉴别早期胃癌和进展期胃癌及判断胃周淋巴结累及情况等方面的优点，使胃癌超声检查更受到重视。

（1）经腹 B 超检查

胃 B 超检查通常采用常规空腹检查和充液检查两种方法。受检者在空腹时行常规检查以了解胃内情况和腹内其他脏器的情况，胃内充液超声检查方法，可检测胃内息肉、胃壁浸润和黏膜下病变，特别适合于胃硬癌检查。

①贲门癌声像图特征：在肝超声窗后方，可见贲门壁增厚，呈低回声或等回声，挤压内腔；横切面可见一侧壁增厚致使中心腔强回声偏移；饮水后可见贲门壁呈块状，结节蕈伞状、条带状增厚，并向腔内隆起，黏膜层不平整或增粗。肿瘤侵及管壁全周，则可见前后壁增厚，内腔狭窄，横断切面呈靶环征。超声对贲门癌的显示率可达 90.4%。

②胃癌声像图特征：在 X 线和内镜的提示下，除平坦型早期黏膜癌以外，超声一般可显示出胃癌病灶。其特征为：胃壁不同程度增厚，自黏膜层向腔内隆起；肿瘤病灶形态不规整，局限型与周围正常胃壁分界清晰，浸润型病变较广泛，晚期胃癌呈假肾征，胃充盈后呈面包圈征；肿瘤呈低回声或等回声，较大的肿瘤回声可增强不均；肿瘤局部黏膜模糊、不平整，胃壁层次结构不规则、不清晰或消失；胃壁蠕动减缓或消失，为局部僵硬之表现；合并溃疡则可见肿瘤表面回声增粗增强，呈火山口样凹陷。

肝和淋巴结转移的诊断：胃癌肝转移的典型声像图为"牛眼征"或"同心圆"结构，为多发圆型或类圆型，边界较清晰，周围有一较宽的晕带，约占半数；余半数为类圆形强回声或低回声多灶结节。超声对上腹部淋巴结的显示率与部位、大小有关。在良好的显示条件下，超声能显示贲门旁、小弯侧、幽门上、肝动脉、腹腔动脉、脾门、脾动脉、肝十二指肠韧带、胰后、腹主动脉周围淋巴结。大小达 0.7cm 以上一般能得以显示。转移淋巴结多呈低回声，边界较清晰，呈单发或多发融合状。较大的淋巴结可呈不规则形，内部见强而不均匀的回声多为转移淋巴结内变性、坏死的表现。

（2）超声波内镜检查（EUS）

超声内镜可清晰地显示胃癌的五层结构，根据肿瘤在各层中的位置和回声类型，可估价胃癌的侵润深度，另外对诊断器官周围区域性淋巴结转移有重要意义。近年来国外广泛开展的早期胃癌非手术治疗，如腹腔镜治疗、内镜治疗等，都较重视 EUS 检查的结果。

早期胃癌的声像图因不同类型而异，平坦型癌黏膜增厚，呈低回声区、凹陷型癌黏膜层有部分缺损，可侵及黏膜下层。进展期胃癌的声像图有如下表现：大面积局限性增厚伴中央区凹陷，第一、二、三层回声带消失，见于溃疡型癌；胃壁增厚及肌层不规则低回声带，见于硬性癌；黏膜下层为低回声带的肿瘤所遮断，见于侵及深层的进展型癌；清楚的腔外圆形强回声团块，可能为转移的淋巴结，或在胃壁周围发现光滑的圆形成卵圆形结构，且内部回声较周围组织为低，则认为是转移性淋巴结；第四、五层回声带辨认不清，常为腔外组织受侵。超声内镜对判断临床分期有一定帮助，但不能区别肿瘤周围的炎症浸润及肿瘤浸润，更不能判断是否有远处转移。

5. CT 检查

由于早期胃癌局限于胃黏膜层和黏膜下层，通常较小，而且与胃壁密度差别不大，所以，CT 对早期胃癌的诊断受到一定的限制，故不作为胃癌诊断的首选方法。CT 对中晚期胃癌的肿块常能发现，并能确定浸润范围，弥补了胃镜和钡餐检查的不足。其特点是：对胃癌的浸润深度和范围能明确了解；确定是否侵及邻近器官和有无附近大的淋巴结转移；确定有无肝、肺、脑等处转移；显示胃外肿物压迫胃的情况；CT 检查结果可为临床分期提供依据，结合胃镜或钡餐检查对确定手术方案有参考价值。

（五）治疗

胃癌是我国最常见的恶性肿瘤，治疗方法主要有手术治疗、放射治疗、化疗和中医药治疗。虽然胃癌治疗至今仍以手术为主，但由于诊断水平的限制，我国早期胃癌占其手术治疗总数平均仅占 10% 左右，早期胃癌单纯手术治愈率只有 20% ~ 40%，术后 2 年内有 50% ~ 60% 发生转移；四分之三的患者就诊时已属进展期胃癌，一部分已失去手术治疗机会，一部分患者即使能够接受手术做根治性切除，其术后 5 年生存率仅 30% ~ 40%。因此，对失去手术切除机会、术后复发或转移患者应选择以下内科治疗。

1. 化疗

（1）术后化疗

胃癌根治术后患者的 5 年生存率不高，为提高生存率，理论上术后应对患者进行辅助治疗。但长期以来，临床研究并未证实辅助治疗能够延长胃癌患者的生存期（OS）。针对 1992 年以前公布的辅助化疗随机临床研究进行的荟萃分析也显示，辅助化疗并不能延长患者的生存期。综观以往试验，由于入组的患者数相对较少、使用的化疗方案不强、试验组和对照组患者的选择有偏倚等因素，可能影响了研究的准确性。

（2）术前化疗

在消化道肿瘤中，局部晚期胃癌的术前新辅助化疗较早引起人们的关注。从理论上说，术前化疗能降低腹膜转移的风险，降低分期，增加 R0 切除率。一些 Ⅱ 期临床试验表明，术前化疗的有效率为 31%~70%，化疗后的 R0 切除率为 40%~100%，从而延长了患者的生存期。但是，以上结论还有待于 Ⅲ 期临床研究的证实。

对于手术不能切除的局部晚期胃癌，如果患者年轻，一般状况较好，建议应选择较为强烈的化疗方案。一旦治疗有效，肿瘤就变成可手术切除。为了创造这种可切除的机会，选择强烈化疗，承担一定的化疗毒性风险是值得的。由于胃癌根治术后上消化道生理功能的改变，使患者在很长一段时间内体质难以恢复，辅助化疗不能如期实施。因此，应把握好术前化疗的机会，严密监控化疗的过程和效果，一旦有效，应适当增加化疗的周期数，以尽量杀灭全身微小病灶，以期延长术后的 DFS 甚至生存期。当然，术前化疗有效后，也不能因过分追求最佳的化疗疗效，过度化疗，延误最佳的手术时机。掌控新辅助化疗的周期数要因人而异、因疗效而异，虽然尚无循证医学的证据，但一般不要超过 4 个周期，而对于认为能达到 R0 切除者，术前化疗更应适可而止。

（3）晚期胃癌的解救治疗

对于不能手术的晚期胃癌，应以全身化疗为主。与最佳支持治疗比较，化疗能够改善部分患者的生活质量，延长生存期，但效果仍然有限。胃癌治疗可选择的化疗药物有 5Fu、阿霉素（ADM）、表阿霉素（EPI）、顺铂（PDD）、足叶乙苷（VP-16）、丝裂霉素（MMC）等，但单药应用的有效率不高。联合方案中 FAMTX（5Fu+ADM+MTX）、ELF（VP-16+5Fu+LV）、CF（PDD+5Fu）和 ECF（EPI+PDD+5Fu）是以往治疗晚期胃癌常用的方案，但并不是公认的标准方案。ECF 方案的有效率较高，中位肿瘤进展时间（TTP）和 OS 较长，与 FAMTX 方案比较，其毒性较小，因此，欧洲学者常将 ECF 方案作为晚期胃癌治疗的参考方案。临床上常用的 CF 方案的有效率也在 40% 左右，中位生存期达 8~10 个月。因此，多数学者都将 CF 和 ECF 方案作为晚期胃癌治疗的参考方案。

紫杉醇（PTX）、多西紫杉醇（DTX）、草酸铂、伊立替康（CPT-11）等新的细胞毒药物已经用于晚期胃癌的治疗。相关临床研究显示，PTX 一线治疗的有效率为 20%，PCF（PTX+PDD+5Fu）方案治疗的有效率为 50%，生存期为 8~11 个月；DTX 治疗的有效率为 17%~24%，DCF（DTX+PDD+5Fu）方案治疗的有效率为 56%，生存期为 9~10 个月。另外，V325 研究的终期结果表明，DCF 方案优于 CF 方案，DCF 方案的有效率（37%）高于 CF（25%，P=0.01），TTP（5.6 个月比 3.7 个月，P=0.000 4）和生存期（9.2 个月比 8.6 个月，P=0.02）也长于 CF，因此认为，DCF 方案可以作为晚期胃癌的一线治疗方案。但是 DTX 的血液和非血液学毒性是制约其临床应用的主要因素。探索适合中国胃癌患者的最适剂量，将是临床医生要解决的问题。草酸铂作为第 3 代铂类药，与 PDD 不完全交叉耐药，与 5Fu 也有协同作用。FOLFOX6 方案（5Fu+LV+草酸铂）治疗胃癌治疗的有效率达 50%。CPT-11 与 PDD 或与 5Fu+CF 联合应用的有效率分别为 34% 和 26%，患者的中位 OS 分别为 10.7 和 6.9 个月。目前，口服 5Fu 衍生物以其方便、有效和低毒的优点而令人关注，其中，卡培他滨或 S1 单药的有效率在 24%~30%；与 PDD 联合的有效率>50%，中位 TTP>6 个月，中位 OS>10 个月。

分子靶向药物联合化疗多为小样本的 II 期临床试验，其中，靶向 EGFR 的西妥昔单抗与化疗联合一线治疗晚期胃癌的疗效在 44%~65%，但其并不能明显延长患者的 OS。另外，有关靶向 Her-2/neu 的曲妥珠单抗的个别报道，也显示了曲妥珠单抗较好的疗效。正在进行的 III 期 ToGA 试验中比较了曲妥珠单抗联合化疗与单纯化疗的效果，但尚未得出结论。靶向血管内皮生长因子（VGFR）的贝伐单抗与化疗联合一线治疗晚期胃癌的有效率约为 65%，患者的中位生存期为 12.3 个月。国际多中心的临床研究也正在评价贝伐单抗联合化疗与单纯化疗的效果。从目前的结果看，虽然分子靶向药物治疗胃癌的毒性不大，但费用较高，疗效尚不确定，临床效果尚需要更多的数据来评价。

一些新的化疗药物与以往的药物作用机制不同，无交叉耐药，毒性无明显的重叠，因此有可能取代老一代的药物，或与老药联合。即便如此，目前晚期胃癌一线化疗的有效率仅为 30%~50%。化疗获益后，即使继续原方案化疗，中位 TTP 也仅为 4~6 个月。因此，化疗获益后的继续化疗，只能起到巩固和维持疗效的作用。在加拿大进行的一项对 212 名肿瘤内科医生关于晚期胃癌化疗效果看法的调查结果显示，仅 41% 的医生认为化疗能延长患者的生存期，仅 59% 的医生认为化疗能改善患者的生活质量。据文献报道，传统方案化疗对患者生存期的延长比最佳支持治疗仅多 4 个月，而以新化疗药物如 CPT-11、PTX 和 DTX 为主的方案，对生存期的延长比最佳支持治疗仅多 6 个月。一般说来，三药联合的化疗方案，如 ECF、DCF、PCF 和 FAMTX 等属于较为强烈的化疗方案；而单药或两药联合的化疗，如 PF（PTX+5Fu）、CPT-11+5Fu 和卡培他滨等是属于非强烈的方案。Meta 分析表明，三药联合的生存优势明显，如以蒽环类药物联合 PDD 和 5Fu 的三药方案与 PDD 和 5Fu 联合的两药方案比较，患者的生存期增加了 2 个月。但是含 PDD、EPI 或 DTX 的化疗方案，毒性相对较大。目前，晚期胃癌的临床治疗重点主要为以下两个方面：①控制肿瘤生长，提高患者生活质量，使患者与肿瘤共存。因此，在治疗方案的选择上，既要考虑个体患者的身体状况、经济状况，又要考虑所选方案的有效率、毒性的种类和程度，权衡疗效和毒性的利弊。②探索新的治疗方案，以达到增效减毒的作用。如 REAL-2 的Ⅲ期临床研究就是以标准的 ECF 方案作为对照，通过 2×2 的设计，综合权衡疗效和毒性后，得出以草酸铂替代顺铂、卡培他滨替代 5Fu 后组成的 EOX 方案效果最佳的结论。

胃癌治疗的理想模式是个体化治疗，包括个体化地选择药物的种类、剂量以及治疗期限等。最近，英国皇家 Mamden 医院对一组可以手术切除的食管癌、食管和胃连接处癌患者，进行了术前基因表达图谱与术前化疗及手术后预后的分析研究。35 例患者术前接受内镜取肿瘤组织做基因图谱分析，通过术前化疗，其中有 25 例接受了手术治疗。初步的结果显示，根据基因图谱预测预后好和预后差的两组患者的生存期差异有统计学意义（P<0.001），表明药物基因组学或蛋白质组学的研究是实现真正意义上胃癌个体化治疗的重要手段。

2. 放疗

胃癌对放疗不甚敏感，尤其是印戒细胞癌和黏液腺癌，不过，未分化、低分化、管状腺癌和乳头状腺癌还是有一定的敏感性。放疗包括术前、术中、术后放疗，主要采用钴或直线加速器产生 γ 射线进行外照射，多提倡术前及术中放疗。由于胃部的位置非常靠近其他重要的器官，在进行胃癌的放射治疗时，很难不会对其他的器官造成不良反应。在这种情况下，胃癌的放射治疗有严格的适应证与禁忌证，同时应在胃癌的放射治疗过程中服用中药来保护周围脏器。

适应证：未分化癌、低分化癌、管状腺癌、乳头状腺癌；癌灶小而浅在，直径在 6 cm 以下，最大不超过 10 cm；肿瘤侵犯未超过浆膜面，淋巴结转移在第二组以内，无周围脏器、组织受累。

禁忌证：因黏液腺癌和印戒细胞癌对放射治疗无效，故应视为禁忌证。其他禁忌证还包括癌灶直径大于 10 cm，溃疡深且广泛；肿瘤侵犯至浆膜面以外，有周围脏器转移。

从以上分析我们可以看出，放射治疗适用于胃癌早期，不适用于已有转移的中晚期。

（1）术前、术中放疗

指对某些进展期胃癌，临床上可摸到肿块，为提高切除率而进行的术前局部照射。Smalley 等总结了胃的解剖特点和术后复发的类型，并提供了详细的放射治疗推荐方案。北京报道了一项Ⅲ期临床试验，360 例患者随机接受术前放疗再手术或单纯手术。两组患者的切除率为 89.5% 和 79.4% （P<0.01）。两组术后病理 T_2 分期为 12.9% 和 4.5% （P<0.01），T_4 分期为 40.3% 和 51.3% （P<0.05），淋巴结转移分别为 64.3% 和 84.9% （P<0.001）。两组患者 5 年及 10 年的生存率分别为 30% 对 20%，20% 对 13% （P＝0.009）。这些数据提示术前放疗可以提高局部控制率和生存率。Skoropad 等报道，78 例可手术切除的胃癌患者随机接受单纯手术，或术前放疗 （20 Gy/5 次） 后再手术及术中放疗 （20Gy）。研究发现，对于有淋巴结侵犯及肿瘤侵出胃壁的患者，接受术前及术中放疗组的生存期显著优于单纯手术组。两组间在死亡率上无显著差异，提示术前放疗安全可行。关于术前放疗的大型临床研究资料有限，有待进一步的研究。

（2）术后放疗及化疗

术后单纯放疗多数学者认为无效。有文献显示，术后单纯放疗未能提高生存率。术后放疗及化疗的设想合理，放疗可控制术后易发生的局部复发，化疗可以进行全身治疗，同时化疗能够起到放疗增敏的作用。5-FU 是一个最常用于与放疗联合的化疗药物，与单纯放疗相比，前者能够提高胃肠道肿瘤患者的生存期。

在某种程度上，5-FU 充当了放疗增敏的角色而并未起到全身化疗的效果。当然，INT0116 试验设计于 20 世纪 80 年代，在当时静脉推注 5-FU 还是一个标准治疗。然而，单药 5-FU 在胃癌中的有效率太低，目前出现了很多有效率更高的化疗方案，可以作为更好的放疗增敏剂，及用于全身治疗。

在某种程度上，5-FU 充当了放疗增敏的角色而并未起到全身化疗的效果。当然，INT0116 试验设计于 20 世纪 80 年代，在当时静脉推注 5-FU 还是一个标准治疗。然而，单药 5-FU 在胃癌中的有效率太低，目前出现了很多有效率更高的化疗方案，可以作为更好的放疗增敏剂，及用于全身治疗。

同步放疗及化疗中是否有更好的化疗方案取代 FL/LV 方案，Leong 等在放疗同步 5-FU 输注治疗的前后使用 ECF 方案用于胃癌的辅助治疗，并采用多野放疗。3 或 4 级毒性反应发生率分别为 38%、15%，主要毒性表现为骨髓抑制 （3~4 级发生率为 23%），胃肠道反应 （3 级发生率为 19%）。Fuehs 等在一个含 ECF 方案的同步放疗及化疗研究也观察到相似的毒性反应，3~4 级的粒细胞减少及胃肠道反应均为 29%。目前，一个大型的Ⅲ期临床研究 （Trial 80101） 正在进行。该研究将根治性胃癌切除术的患者随机分为两组，术后的辅助治疗分别 FU/LV+放疗 （45 GY） /输注的 5-FU+FU/LV 方案及 ECF+放疗 （45 GY） /输注的 5-FU+ECF。其结果值得期待。

3. 生物治疗

随着分子生物学、细胞生物学和免疫学等研究的进展，胃癌的治疗已形成了除以手术治疗为主，辅以放疗、化疗外，还包括生物治疗在内的综合治疗。

胃癌生物治疗主要基于以下几个方面：①给予免疫调节剂、细胞因子或效应细胞，调动或重建受损免疫系统，增强机体抗癌能力并提高对放疗、化疗的耐受；②通过各种手段促进癌细胞特异抗原表达、递呈或对免疫杀伤的敏感性，增强机体抗癌的攻击靶向力与杀伤效率；③对癌细胞生物学行为进行调节，抑制其增殖、浸润和转移，促进其分化或死亡。

4. 营养治疗

恶性肿瘤患者多存在营养不良。营养不良既是癌症的并发症，又是使其恶化造成患者死亡的主要原因之一，因此癌症患者需要营养支持以改善其生活质量。其基本方法有胃肠内营养及胃肠外营养两种。全胃及近端切除术后患者术后经肠内营养支持治疗方便、有效、安全、可靠，能改善术后患者的营养状态，在临床上有很好的应用价值。

肠内营养制剂有管饲混合奶及要素饮食两种。由于管饲混合奶渗透压及黏度高，需要肠道消化液消化，不适合术后早期肠内营养支持。要素饮食具有营养全面，易于吸收、无须消化、残渣少、黏度低及 pH 值适中等特点。临床应用要素饮食过程中，未出现由于营养制剂所导致的水、电解质失衡及肠痉挛等。说明术后应用要素膳进行肠内营养治疗是一种安全、可靠的方法。因而术后早期肠内营养的制剂以要素膳为首选。

关于肠内营养开始时间及滴速的选择，Nachlas 等认为胃肠道术后短期功能障碍主要局限于胃、结肠麻痹，其中胃麻痹 1~2d，结肠麻痹 3~5d，而小肠功能术后多保持正常。近年来，有不少学者提倡术后早期（24 h 后）即开始肠内营养。临床采用术后 48h 后滴入生理盐水 200mL，如无不良反应，即于术后 72h 开始逐渐增加滴入总量、速度及浓度直至达到需要量。由于术后患者处于应激状态，患者在大手术后的急性期内分解代谢旺盛，机体自身的保护性反应使机体动员体内的蛋白质、脂肪贮存来满足急性期代谢需要。因而，此时机体的代谢状况较混乱，不宜过早给予肠内营养支持。术后 72 h 开始为佳，这与山中英治的观点一致。

肠内营养滴注速度以 30 mL/h 的滴速开始，以后逐渐增加至 100~125 mL/h，此后维持这一速度。根据患者的耐受情况，逐步增加灌注量。全组患者在营养治疗过程中虽早期出现轻度腹胀，在继续滴注过程中腹胀均逐渐减轻，且未出现较严重的腹泻。因此，我们认为术后短期进行肠内营养治疗时，滴入速度及浓度应遵循循序渐进的原则，只要使用得当，多可取得较满意的效果。

5. 中西医结合治疗

采用化疗与中药扶正抗癌冲剂治疗Ⅲ~Ⅳ期胃癌患者，术后 5 年生存率达 73.8%，中位生存期为 54.8±3.18 m，明显高于单纯化疗。通过中西医结合达到治疗胃癌的最佳疗效。

二、胃癌出血

（一）概述

胃癌并发出血是常见的上消化道出血的病因，因胃癌而出血者约占出血病例的 1%~3%。主要由于肿瘤组织缺血性坏死，表面糜烂、溃疡，侵蚀血管而出血。约 5%~25% 的胃癌患者出现大量出血，而大多数患者表现为长期少量失血，常因贫血就诊而被明确诊断。

（二）诊断

1. 消化道出血的识别

一般情况下呕血和黑便常提示有消化道出血，但在某些特定情况下应注意鉴别。首先应与鼻出血、拔牙或扁桃体切除而咽下出血所致者加以区别；也须与肺结核、支气管扩张、支气管肺癌、二尖瓣狭窄所致的咯血相区别；此外，口服禽兽血液、骨炭、铋剂和某些中药也可引起大便发黑，应注意鉴别。少数上消化道大出血患者在临床上未出现呕血、黑便而首先表现为周围循环衰竭。因此，凡患者有急性周围循环衰竭，排除中毒性休克、过敏性休克、心源性休克或急性出血坏死性胰腺炎及子宫异位妊娠破裂、自发性或创伤性肝或脾破裂、动脉瘤破裂、胸腔出血等疾病外，还要考虑急性上消化道大出血的可能。直肠指检有助于较早发现尚未排出的血便。有时尚须进行上消化道内镜检查。

2. 出血量的估计

临床上对出血量的精确估计比较困难，出血量约达 5 mL 时，大便隐血试验可呈现阳性反应；当出血量达 50~70mL 时，可表现为黑便；出血量达 300~500 mL 时，可表现为呕血；严重出血者可导致急性周围循环衰竭。如果出血量不超过 400mL，由于轻度的血容量减少可很快被组织间液和脾贮血所补充，一般无症状；当出血量超过 500mL、失血又较快时，患者可有头昏、乏力、心动过速和血压过低等表现。严重性出血指 3h 内须输血 1 500mL 才能纠正其休克。持续性出血，指在 24h 内的 2 次胃镜所见均为活动性出血；再发性出血，指 2 次出血的时间距离在 1~7d。对于上消化道出血的估计，主要根据血容量减少所致周围循环衰竭的临床表现，特别是对血压、脉搏的动态观察。根据患者的血红细胞计数、血红蛋白及血细胞比容测定，也可估计失血程度。

3. 出血是否停止的判断

有下列临床表现，应认为有继续出血或再出血，须及时处理。

（1）反复呕血，甚至呕血转为鲜红色，黑便次数增多、大便稀薄、大便呈暗红色，伴肠鸣音并肠鸣音亢进。

（2）周围循环衰竭的表现经积极补液、输血后未见明显改善，或虽有好转而又恶化；经快速补液、输血，中心静脉压仍有波动，或稍有稳定后再下降。

（3）血红蛋白测定与血细胞比容持续下降，网织红细胞计数持续增高。

（4）补液与尿量足够的情况下，血尿素氮持续或再次增高。

4. 出血病因和部位诊断

（1）病史与体格检查

消化性溃疡患者80%~90%都有慢性、周期性、节律性上腹疼痛或不适史，并在饮食不当、精神疲劳、使用一些药物（如非类固醇类抗炎药）等诱因下并发出血，出血后疼痛减轻。急诊或早期胃镜检查可发现溃疡出血灶。呕出大量鲜血而有慢性肝炎、血吸虫等病史，伴有肝掌、蜘蛛痣、腹壁静脉曲张、脾大、腹水等体征时，以门脉高压伴食管静脉曲张破裂出血为最大可能。45岁以上慢性、持续性粪便隐血试验阳性者，伴有缺铁性贫血应考虑胃癌或食管裂孔疝。有服用消炎止痛或肾上腺皮质激素类药物史，或严重创伤、手术、败血症时，其出血以急性胃黏膜病变可能性较大。50岁以上原因不明的肠梗阻及便血，应考虑结肠肿瘤。60岁以上有冠心病、心房颤动病史的腹痛及便血者，缺血性肠病可能性较大。突然腹痛、休克、便血者，要立即想到动脉瘤破裂。黄疸、发热及腹痛伴消化道出血时，胆源性出血不能除外，常见于胆管结石或胆管蛔虫症。

（2）特殊诊断方法

①内镜检查。内镜检查是消化道出血定位、定性诊断的首选方法，其诊断正确率达80%~94%，可解决90%以上消化道出血的病因诊断。内镜检查前胃灌洗和肠道清洁准备有助于提高内镜检查的准确率。内镜下活动性出血是指病灶有喷血或渗血（ForrestI型），近期出血是指病灶呈黑褐色基底、粘连血块、血痂或见隆起的小血管（Forrest II型）。仅见到病灶，但无上述表现，如能排除其他原因，也考虑为原出血灶（Forrest III型）。内镜检查见到病灶后，应取活组织检查或脱落细胞刷片检查，以提高病灶性质诊断的正确性。若结肠镜插到回肠末端时，未见出血灶而见血液自回盲瓣流下，表示小肠出血，此刻改做小肠镜。小肠镜有2种：一种是经口插入，插至屈氏韧带以下60~100 cm处，13%~46%的患者可找到出血病灶；另一种是探针式小肠镜，经鼻送进胃肠道，需6~8h，能看到50%~70%小肠黏膜，对小肠出血诊断率为26%~50%。

②X 线钡剂检查。其仅适用于出血已停止和病情稳定的患者，对急性消化道出血病因诊断的准确率不高。食管吞钡检查可发现静脉曲张，但不能肯定是否为本次出血的原因。钡灌肠 X 线检查可发现 40% 的息肉及结肠癌，应用气钡双重造影可提高检出率。

③血管造影。选择性血管造影对急性、慢性或复发性消化道出血的诊断及治疗具有重要作用。根据器官的不同可选择腹腔动脉、肠系膜动脉或门静脉造影，该项造影术最好在活动性出血的情况下，即出血速率大于 0.5 mL/min 时，才可能发现真正的出血病灶。该方法对确定下消化道出血的部位（特别是小肠出血）及出血原因更有帮助，也是发现血管畸形、血管瘤所致出血的可靠方法。

④放射性核素显像。近年应用放射性核素显像检查法可发现 0.05~0.12 mL/min 活动性出血的部位。其方法是静脉注射 mTc 标记的自体红细胞后做腹部扫描，以探测标记物从血管外溢的证据，可起到初步的定位作用。

⑤剖腹探查。各种检查均不能明确原因时，应剖腹探查。术中内镜是明确诊断不明原因消化道出血，尤其是小肠出血的可靠方法，成功率达 83%~100%。可在术前先将十二指肠镜插至近端空肠，也可术中在空肠末端行一小切口后插入结肠镜，对小肠逐段进行观察和透照检查。肠壁血管网清晰显露，对确定血管畸形、小息肉、肿瘤等具有很大价值。另外，可在术中行选择性血管造影或注射亚甲蓝（美蓝），以帮助明确诊断。

（三）治疗

1. 一般治疗

嘱卧床休息，观察患者神色与肢体皮肤是湿冷或温暖；记录血压、脉搏、出血量与每小时尿量；保持静脉通路并维持中心静脉压。保持患者呼吸道通畅，避免呕血时引起窒息。大量出血者宜禁食，少量出血者可适当进流食。多数患者在出血后常有发热，一般不须使用抗生素。插胃管可帮助确定出血部位、了解出血状况，并可用冰盐水洗胃，及时吸出胃内容物，预防吸入性肺炎，灌注铝镁合剂或其他止血剂，鼻饲营养液。

2. 补充血容量

及时补充和维持血容量、改善周围循环，以防止微循环障碍引起器官功能障碍；防治代谢性酸中毒，是抢救失血性休克的关键。补充血容量以输入新鲜全血最佳，在配血同时可先用 500~1 000 mL 右旋糖酐 40 或右旋糖酐 20 静脉滴注，同时适量滴注 5% 葡萄糖盐水及 10% 葡萄糖注射液。有酸中毒时，可用碳酸氢钠静脉滴注。但要避免输血、输液量过多而引起急性肺水肿，避免对肝硬化门静脉高压患者增加门静脉压力而诱发再出血，避免输入大量库存血诱发肝性脑病的可能。

3. 上消化道大出血的止血处理

（1）胃内降温

通过胃管以 $10 \sim 14$ ℃水反复灌洗胃腔而使胃降温。从而可使其血管收缩、血流减少，并可使胃纤维蛋白溶解酶活力减弱，从而达到止血目的。

（2）口服止血剂

消化性溃疡的出血是黏膜病变出血，采用血管收缩剂，如去甲肾上腺素 8mg 加于 0.9%氯化钠注射液或冰盐水 150 mL 分次口服，可使出血的小动脉收缩而止血。此法不主张在老年人中使用。

（3）抑制胃酸分泌和保护胃黏膜

H_2受体拮抗剂（如西咪替丁）和质子泵抑制剂（如奥美拉唑），因抑制胃酸分泌提高胃内 pH 值，从而减少 H^+逆向弥散，可促进止血。它们对急性胃黏膜病变及消化性溃疡出血具有良好的防治作用。西咪替丁 0.6 g 或法莫替丁 $20 \sim 40$ mg，1 次/天或 2 次/d，静脉滴注；奥美拉唑 40 mg，1 次/天或 2 次/d，静脉注射。

（4）内镜直视下止血

局部喷洒 5%碱式硫酸铁溶液（Monsell 液），其止血机制在于可使局部胃壁痉挛、出血面周围血管发生收缩，并有促使血液凝固的作用，从而达到止血目的；或 1%肾上腺素液，凝血酶 $500 \sim 1\ 000U$ 经内镜直视下局部喷洒；也可在出血病灶注射聚桂醇（1%乙氧硬化醇）、高渗盐水、肾上腺素或血凝酶（立止血）。内镜直视下高频点灼血管止血适用于持续性出血者。近年已广泛开展内镜下激光治疗，使组织蛋白凝固、小血管收缩闭合，立即起到机械性血管闭塞或血管内血栓形成的作用。其有氩激光（Argon）和锰-铝-石榴石激光（Nd-YAG）两种，可适用于各种原因引起的上消化道出血，止血成功率为 92%。氩激光对组织浅表（$1 \sim 2mm$）具凝固作用，安全性大。Nd-YAG 激光穿透性强，尤适宜于较大、较深血管的止血；因它的穿透力强，注意避免穿孔。

（5）生长抑素及其衍生物

人工合成的奥曲肽（善得定），是生长抑素八肽，半衰期为 $1.5 \sim 2h$，能减少门脉主干血流量 $25\% \sim 35\%$，降低门脉压 $12.5\% \sim 16.7\%$；它又可同时使内脏血管收缩、抑制胃泌素及胃酸的分泌。对于肝硬化食管静脉曲张的出血，其止血成功率达 $70\% \sim 87\%$。奥曲肽用法为：静脉缓慢推注 $100\mu g$，继而每小时静脉滴注 $25\mu g$；或以 0.6 mg/d 剂量，分次静脉注射、肌内注射或皮下注射。另一种生长抑素十四肽（施他宁）半衰期较短，仅数分钟，用法为先静脉注射 $250\mu g$，以后以 $250\mu g/h$ 连续静脉滴注维持。生长抑素及其衍生物也可用于消化性溃疡出血，其止血成功率为 90%左右。

（6）血管扩张剂

不主张在大量出血时使用，与血管收缩剂合用或止血后预防再出血时使用较好。常用硝苯地平（硝苯吡啶）与硝酸盐类（如硝酸甘油）等，有降低门脉压力的作用。

4. 手术处理

当上消化道持续出血（溃疡病出血）超过 48 h 仍不能停止；24 h 内输血 1 500 mL 仍不能纠正血容量、血压不稳定；保守治疗期间发生再次出血；内镜下发现有动脉活动出血而止血无效；中老年患者有高血压、动脉硬化，出血不易控制者，均应尽早行外科手术。

三、胃肠道肿瘤穿孔

（一）胃癌并发穿孔

1. 概述

胃癌并发穿孔比良性溃疡少见，多发生于幽门前区的溃疡型癌，此处胃壁黏膜薄弱，如出现癌性溃疡，随着累及黏膜皱襞的不断加深则可出现穿孔。

2. 诊断

胃癌并发急性穿孔表现为急性腹膜炎，患者诉突发剧烈腹痛，可伴恶心、呕吐、发热，腹痛持续而加剧，先出现于中上腹，再逐步蔓延至全腹。体检腹壁呈板样强直，有压痛和反跳痛，可出现气腹征，肝浊音界缩小或消失，部分出现休克状态。但年老体弱者腹痛可不显著。慢性穿孔表现为持续性疼痛。不少胃癌患者在穿孔时伴发出血。血常规出现白细胞及中性粒细胞计数显著增高。X 线透视或腹部平片见到膈下游离气体，则有确诊的价值。

3. 鉴别诊断

胃癌并发穿孔须与以下疾病鉴别。

（1）肠梗阻

常表现为较局限的腹痛，疼痛呈阵发性加剧，伴有恶心、呕吐及肛门停止排气、排便。腹部有时可见肠型，听诊可闻及高调的肠鸣音。X 线透视或腹部平片可见多个阶梯状液平。

（2）胆石症

疼痛部位多位于右季肋部，常伴有畏寒、发热与黄疸，墨菲征可阳性。B 超、CT 及 MRI 检查可显示结石的部位、大小，从而确诊。

（3）宫外孕破裂

有停经史伴有阴道出血，腹痛部位多在下腹部。妊娠试验阳性，B 超检查可明确诊断。

（4）卵巢囊肿蒂扭转

腹部疼痛常突然发生，部位多在下腹部，呈持续性剧痛。妇科检查及 B 超、CT 可明确诊断。

4. 治疗

包括禁食、止痛、持续胃肠减压、维持水电解质平衡、积极控制感染，必要时采取紧急手术治疗。

5. 预防

早期手术切除胃癌病灶。

（二）穿孔性结直肠癌

结直肠癌穿孔发病率占结直肠癌总数的 3%~8%。结直肠癌并发穿孔的肿瘤原发灶和穿孔部位均以左半结肠特别是乙状结肠为主。其原因有以下两点：①肿瘤坏死穿孔，由于肿瘤表面有溃疡，致出血、继发感染形成坏死，肿瘤从黏膜向深层侵入，溃烂全层肠壁即发生穿孔。②结直肠癌并发急性完全性肠梗阻，由于回盲瓣的原因，与肿瘤之间形成类似闭袢性肠梗阻，结肠近端肠段极度扩张；导致肠壁缺血坏死、穿孔。加之左半结肠的血运差，管腔较窄，易梗阻，所以穿孔以左半结肠居多。

结直肠癌并发穿孔会发生细菌性腹膜炎，严重者还会导致败血症、弥漫性血管内凝血（DIC）等，死亡率高达 17.4%~29.9%。所以，对这种并发症应引起高度重视。还有部分患者为亚急性或慢性穿孔，虽形不成腹膜炎，但可能形成腹腔脓肿或内瘘，严重影响患者的生活质量。

影响穿孔性结直肠癌的预后因素包括：①年龄在 70 岁以上；②合并心肺疾患；③合并肾功能减退；④术前有休克；⑤手术距穿孔时间 24 h 以上；⑥WBC≤4.0×10⁹/L；⑦弥漫性腹膜炎等。手术前了解有无以上情况存在，对制订正确的治疗方案、改善预后有重要意义。

1. 术前诊断及处理

早期诊断结直肠癌引起的急性肠梗阻是降低患者死亡率的关键。结直肠癌穿孔的患者多起病较慢，症状和体征不典型，术前误诊率较高，但详细询问病史，辅以必要检查，可发现部分患者有结直肠癌肿瘤的症状、肠梗阻的表现、膈下游离气体、行腹腔穿刺抽出粪性腹水、直肠指诊可扪及肿物，这些均可帮助及早做出诊断。结直肠癌穿孔多伴弥漫性腹膜炎，中毒性休克发生率较高。术前应积极纠正休克、水电解质紊乱及酸碱失衡、补液、输血及应用大剂量广谱抗生素，可使患者迅速改善全身情况，提高手术耐受力。

2. 治疗

原则上，结直肠癌并发穿孔均须手术治疗。具体手术方式则应依穿孔类型、部位、腹膜炎程度等而定。尽早清除腹腔内的污染源和阻止其继续进入腹腔是防止休克发生和发展的关键。因左半结肠血运差、肠腔小，并发梗阻时远近端肠管差异很大，吻合后一旦发生吻合口瘘，病死率高。

（1）一期吻合

结直肠癌目前唯一有效的治疗方法是切除病灶，只要患者情况许可，肿瘤可以切除，应争取一期切除，因这类患者多为晚期，二期切除的可能性很小；而一期切除的手术切除率高，远期存活率也较高。有资料显示，该类患者一期手术与分期手术 5 年生存率分别为 48%与 18%。

一期吻合适于全身情况好、无中毒性休克、穿孔时间较短（<48 h）、右半结肠癌、腹腔污染相对较轻的患者，而不必做预防性肠造瘘。但对于穿孔时间较长（8~24 h）、腹腔内污染较重的患者可行切除后肠管断端吻合，并做预防性近端肠造瘘术。

（2）二期吻合（即 Hartmann 手术）

对于穿孔时间很长（>24 h）、腹腔内污染相当严重、情况很差的患者，在切除病灶后封闭肠管远端，做近端造瘘术。待全身情况好转后，再行二期吻合。

（3）单纯造瘘或肠外置术

对已有其他脏器转移及腹腔内广泛播散的患者则行单纯肠造瘘术。患者年龄较大、穿孔大、穿孔时间长、腹腔污染严重、一般情况差或有中毒性休克，手术以挽救生命为主，尽可能缩短手术时间，选择简单、安全、有效的术式，不宜行时间长的术式。一般选择游离病变的肠管外置或缝合穿孔、近端结肠造口术式。

第五章　神经系统肿瘤

第一节　胶质瘤

一、概述

神经胶质瘤分为 7 类。

1. 星形细胞来源肿瘤。

2. 少突胶质细胞瘤。

3. 混合性胶质瘤。

4. 室管膜肿瘤。

5. 脉络丛肿瘤。

6. 其他神经上皮来源肿瘤（包括星形母细胞瘤、三脑室脊索样胶质瘤）。

7. 神经元及混合性神经元-神经胶质起源肿瘤（包括小脑发育不良性神经节细胞瘤、婴儿促纤维增生性星形细胞瘤、神经节细胞胶质瘤、胚胎发育不良神经上皮肿瘤、神经节细胞胶质瘤、神经节细胞瘤、中枢神经细胞瘤、脑室外神经细胞瘤、小脑脂肪神经细胞瘤、乳头状胶质神经元肿瘤、四脑室形成菊形团的胶质神经元肿瘤、副节瘤）。

在判断肿瘤的恶性程度方面，以下七项是胶质瘤分级的基本原则，已被广大神经病理医师所接受。①瘤细胞密度；②瘤细胞的多形性或非典型性；③瘤细胞核的高度异形性；④具有高度的核分裂活性；⑤血管内皮增生；⑥坏死（假栅状坏死）；⑦ki-67 增生指数升高。如判定 WHO Ⅳ级则须具备以上 6 项，MIB-1 增生指数>10%。一般将 WHO Ⅲ级及 WHO Ⅱ级胶质瘤称为高级别胶质瘤，或恶性胶质瘤；而将 WHO Ⅰ级、WHO Ⅱ级胶质瘤称为低级别胶质瘤；结合其患者年龄，病理类型，病灶累及范围大小，是否存在神经系统功能障碍等将低级别胶质瘤分为高风险组和低风险组。在下列 5 项中，如果符合 3 项则认为属于高风险组，年龄≥40 岁，病理诊断为星形细胞瘤，病灶最大径大于等于 6cm，影像学提示病灶侵袭范围过中线，术前存在神经功能障碍。

二、影像学诊断原则

高级别脑肿瘤通常会在增强 MRI 上有异常发现，因此增强 MRI 应成为诊断金标准；MRS 能够评价肿瘤及正常组织的代谢，其最佳用途是区分放射性坏死抑或肿瘤复发，另外利用 MRS 对肿瘤分级或评价治疗效果可能有帮助，MRS 显示最异常的区域是进行活检的最佳靶点。为磁共振灌注成像（PWI）能够测量肿瘤内脑血流容积，对肿瘤分级确定、区分肿瘤复发及放射性坏死有价值；灌注最强部位作为指导临床活检的最佳靶点。如存在幽闭恐惧症及体内植入物则利用增强 CT、PET 或 SPECT 扫描能够评估肿瘤及正常组织代谢情况，其最佳用途是区分放射性坏死抑或肿瘤复发，亦有助于肿瘤分级以及提供肿瘤活检的最佳靶区。鉴别肿瘤放射性坏死还是有肿瘤生长，多采用 MRS、PWI、PET。推荐在胶质瘤切除术后 24~72h 之内进行 MRI 增强术后复查。

三、手术原则

恶性胶质瘤首选治疗策略为手术切除，循证医学证据表明：在患者神经系统功能不损害的前提下，最大可能地切除肿瘤，是患者具有相对较好预后的因素（循证医学Ⅱ，e 证据）。在恰当情况下进行最大范围的肿瘤切除，最大化地保留神经系统功能；不能实施最大范围安全切除肿瘤者，酌情采用肿瘤部分切除术，开颅活检术或立体定向（或导航下）穿刺活检术，以明确肿瘤的组织病理学诊断。手术方式包括对可切除的区域做病灶大块全切除，立体定向活检，开放活检以及肿瘤的大部切除。影响手术疗效因素包括年龄大小、临床表现的轻重、手术是否减轻了肿瘤占位效应、肿瘤是否具有可切除性〔包括病灶数目、病灶位置以及距前次手术的时间（对复发患者）〕、肿瘤是新发抑或复发等。由于神经系统肿瘤存在异质性，为做出准确的病理诊断，除了进行病理诊断的医生应具有较丰富的经验，神经外科医生应为病理诊断医生提供尽可能多的病变组织。为明确了解手术切除范围，应在术后 24~72h 内进行 MRI 检查。

四、放射治疗原则

局部分割放射治疗（总剂量 60Gy，每次分割剂量 1.8~2Gy，30~33 分割）是胶质瘤术后或活检术后标准放疗方案（循证医学Ⅰ，A 证据）。在放射剂量已达 60Gy 后增加放射剂量并未显示出其优势。对于老年患者或一般条件不好的患者，快速低分割方案（如放射剂量 40Gy，15 次分割）是经常考虑采用的（循证医学Ⅱ，B 证据）。随机对照的Ⅲ期临床试验（循证医学Ⅱ，B 级证据）证实给予 70 岁以上患者放射治疗（总剂量 50Gy，每次分割剂量 1.8Gy，共 28 分割）要优于单纯支持治疗。

低级别胶质瘤（Ⅰ/Ⅱ级）：利用术前及术后 MRI 的 FLAIR 及 T$_2$ 像所显示的异常区域勾画出放疗中的大体肿瘤 GTV，然后将 GTV 放大成临床靶区 CTV（GTV 并加其边界以外 1~2cm），在放射治疗中应对 CTV 给以 45~54Gy 放射量，每分割量 1.8~2.0Gy。

室管膜瘤：局部照射，利用术前及术后 MRI 的 T$_1$ 增强像，FLAIR/T$_2$ 像确定肿瘤病灶。利用术前肿瘤体积加上术后 MRI 的异常信号确定病灶所在解剖区域的 GTV。临床靶区 CTV（GTV 加 1~2cm 的边界）应接受给以 54~59.5Gy 放射量，每分割量 1.8~2.0Gy。

全脑全脊柱：整个全脑和脊柱（至骶管硬膜囊底）给以 36Gy 放射量，每分割量 1.8Gy，之后给以脊柱病灶 45Gy 局部照射。脑原发灶应接受放疗处为 54~59.5Gy，每分割量 1.8~2.0Gy。

高级别胶质瘤（Ⅲ/Ⅳ级）：利用术前及术后 MRI 的 T$_1$ 增强像，FLAIR/T$_2$ 像确定肿瘤病灶大小。注意应包括可能含有肿瘤的解剖扩展区域。以肿瘤切除后残腔+MRI 的 T$_1$ 增强像所勾画的 GTV 以及外缘 3cm 为放射靶区 CTV。另外利用"收缩野"（shrinking field）技术确定 GTV1（FLAIR 相及 T$_2$ 像所显示的病灶区域）、GTV2（手术切除后残腔 T$_1$ 增强像所显示病灶区域）。GTV2 应接受放射治疗处方为 54~60Gy，每分割量 1.8~2.0Gy。

五、胶质瘤化疗原则

新诊断的多形性胶母细胞瘤（GBM，WHO Ⅳ级）：

第一，强烈推荐替莫唑胺（TMZ）同步放疗联合辅助化疗方案，化疗的整个疗程应同步化疗，口服 TMZ 75mg/m^2，疗程 42 天。放疗结束后，辅助 TMZ 治疗，150m/mL 连续用药 5 天，28 天为一个疗程，若耐受良好，则在以后化疗疗程中增量至 200mg/m^2，推荐辅助 TMZ 化疗 6 个疗程。

第二，无条件用 TMZ 的胶母细胞瘤患者建议尼莫司汀（AC\U）［或其他烷化剂药物 BCNU（卡莫司汀）、CCNU（洛莫司汀）］90mg/m^2，Dl·Vm^{2}660mg/m^2，D1~3，1~6 周/1 周期，建议 4~6 周期。化疗失败者，推荐改变化疗方案和（或）包括分子靶向治疗的研究性治疗。

新诊断的间变性胶质瘤（WHO Ⅲ级）：

①推荐放疗联合 TMZ（同多形性胶母细胞瘤）或应用亚硝脲类化疗药物。

②PCV（洛莫司汀+丙卡巴腐+长春新碱）。

③ACN U 方案。化疗失败者，推荐改变化疗方案和（或）包括分子靶向治疗的研究性治疗。

（一）星形细胞来源肿瘤

1. 定义

星形细胞来源肿瘤是由星形细胞衍化、分化比较成熟的肿瘤。

2. 概述

星形细胞来源肿瘤是原发性颅内肿瘤中最常见的组织学类型，将近75%的肿瘤属于恶性程度比较高的间变性星形细胞瘤或多形性胶母细胞瘤。根据WHO关于神经系统肿瘤的分类，星形细胞来源肿瘤通常分为星形细胞瘤、间变性星形细胞瘤、多形性胶母细胞瘤、毛细胞性星形细胞瘤、多形性黄色星形细胞瘤和室管膜下巨细胞星形细胞瘤。

（二）低级别（低度恶性）星形细胞肿瘤

1. 定义

低级别（低度恶性）星形细胞瘤包括一组星形细胞肿瘤，其组织学上表现为肿瘤细胞具有较好的分化程度（Ⅰ~Ⅱ级）。

2. 概述

占全部星形细胞来源肿瘤的1%~15%。低级别星形细胞肿瘤包括弥散性星形细胞瘤、毛细胞性星形细胞瘤、多形性黄色星形细胞瘤和室管膜下巨细胞星形细胞瘤，有时亦把混合有少突胶质细胞-星形细胞瘤的肿瘤划入此类。

3. 病理

大体标本：就实质性星形细胞瘤而言，纤维性星形细胞瘤色泽为白色；肿瘤质地较硬或呈橡皮样，甚至质地呈软骨样，纤维型星形细胞瘤在肿瘤中央常发生囊性变；而肥胖细胞性和原浆性星形细胞瘤的质地则较软，可呈半透明胶冻状，也可发生囊性变。从肿瘤大体外观看，有些肿瘤边界清楚，而另一些则为弥散浸润性生长。

镜下细胞分化较好，异型核细胞较少，有丝分裂少，血管内皮增生和出血坏死罕见。

4. 诊断依据

（1）临床表现

20~40岁为发病高峰，也可见于儿童，但老年少见。病程长短不等，1~10年。患者就诊时所表现的症状和体征取决于肿瘤的部位和肿瘤的大小。幕上低级别星形细胞瘤如在大脑半球，其最常见的症状是癫痫，多数患者服用抗癫痫药物能够控制癫痫发作。患者还可能出现头痛，视力视野改变，精神改变和运动感觉障碍；发生于中线者早期可引起颅内压增高；

发生于脑干者主要症状为头晕、复视、后组脑神经和锥体束损害引起的声音嘶哑、吞咽困难、眼球外展麻痹、角膜发射消失和肌力减退等症状；小脑低级别星形细胞瘤容易使脑脊液循环受阻，从而出现颅内压增高的相关症状，同时也常发生小脑症状和视功能障碍。

（2）辅助检查

①X线平片：可存在颅内压增高征象，部分病例有肿瘤钙化和松果体钙化移位。

②CT：典型的低级别星形细胞瘤CT平扫常表现为低密度为主的混合病灶，亦可表现为等密度病灶，与脑实质分界不清，肿瘤质地大多不均匀，肿瘤的占位效应及瘤周水肿多为轻至中度。CT增强扫描时可增强亦可不增强，而毛细胞性星形细胞瘤边界清楚，增强扫描时均匀强化。

③MRI：病灶呈圆形和椭圆形，多表现为低和等 T_1 信号，T_2 高信号，多数病例边缘不清，少数轮廓清楚；肿瘤内囊性变时，T_1 加权像上为与脑脊液相似的低信号；肿瘤出血时表现为与出血时相一致的信号变化，一般为高信号多见；瘤内钙化影 T_1 加权像呈极低的信号。病灶中囊性变多见而出血坏死较少见。T_2 加权像显示瘤周水肿和占位效应较 T_1 加权像更明显，但多为轻至中度。增强扫描后，多数低级别星形细胞瘤无或轻度强化，仅少数可见中度强化。若肿瘤信号强度极不均匀，增强明显，应考虑到可能有恶性变。

5. 鉴别诊断

低级别星形细胞瘤应与其他脑肿瘤如脑膜瘤、肉瘤、少数转移瘤相鉴别。如临床症状不典型，应与胆脂瘤、脑穿通畸形、脑软化灶等影像学上与低级别星形细胞瘤类似的疾病相鉴别。

6. 治疗原则

（1）手术治疗

手术是治疗低级别星形细胞瘤的最主要的手段，其治疗原则是在保存神经功能的前提下尽可能地争取全切除。

①如肿瘤较小，特别是位于非功能区者应争取行显微外科全切除。

②位于额极、颞极、枕极者可行肿瘤包括部分脑叶切除。

③肿瘤较大、浸润范围较广时，尽量多切除肿瘤，减少肿瘤残留，为有效地进行放疗及化疗打下基础。

④肿瘤位于功能区者而尚无偏瘫失语者，应注意保存神经功能，选择非功能区脑皮质切开达到肿瘤并行分块适当切除，以免发生严重并发症。

⑤脑室肿瘤可从非功能区皮质切开进入脑室，妥善保护脑室内结构，尽可能切除肿瘤解除脑室梗阻。

⑥位于丘脑、脑干的肿瘤，病灶较小呈结节性或囊性者可行显微外科切除。

⑦对侵犯一侧大脑多个脑叶致该侧功能完全丧失者，若未侵及中线及对侧，可考虑行大脑半球切除术。

⑧对于典型低级别星形细胞瘤行手术全切除者，术后放疗仍是有益的；手术未能全切除者，应尽早实施放疗。放疗剂量 45~54Gy，每分割剂量 1.8~2.0Gy。

（2）对于手术不能切除的低级别星形细胞瘤或低级别星形细胞瘤的高风险人群可以考虑替莫唑胺化疗

替莫唑胺以 5/28 周期辅助化疗，TMZ 150~200mg/m²。对于复发或进展性病例：未用 TMZ 治疗者，（5/28）TMZ 标准方案治疗；亚硝脲类药物化疗：PCV 联合方案 ［procarbazine（丙卡巴腙）+CCNU（洛莫司汀）+vincritine（长春新碱）］；基于铂类药物的化疗。

（3）预后

低级别星形细胞瘤患者的预后根据肿瘤的位置和组织学的不同而不同。除了幕上和幕下等位置关系外，毛细胞性星形细胞瘤的预后最好，国外文献报道，对于幕上者其 5 年和 20 年的生存率分别为 85%~86% 和 79%~82%，幕下者也达到 66% 和 69%。典型的低级别星形细胞瘤的预后并不乐观，国外文献报道，幕上肿瘤 5 年和 10 年生存率分别为 51%~56% 和 23%~39%；小脑的星形细胞瘤预后较差，5 年生存率仅为 7%。

（三）多形性胶母细胞瘤

1. 定义

多形性胶母细胞瘤是分化程度最低和恶性程度最高的星形细胞瘤。在所有的原发性脑内肿瘤中占 15%~23%，多形性胶母细胞瘤占胶质瘤的 35%，占高度恶性星形细胞瘤的 55%~87%，同时占所有星形细胞瘤的 50%。新诊断的多形性胶母细胞瘤患者的中位年龄是 64 岁，本病年轻人少见，儿童罕见。大脑半球是最常见的好发部位，2.3%~9% 的患者表现为多发病变。

2. 病理

肿瘤切面呈灰白色，广泛出血、坏死为最突出的特征，呈棕红色或黄色地图状。大多数病例中，肿瘤与正常脑组织界限不清。显微镜下为明显的细胞密度增大、多形性、核异型性和有丝分裂；肿瘤细胞坏死、内皮增生和坏死灶内假栅状细胞排列。肿瘤细胞坏死和内皮增生常用来鉴别多形性胶母细胞瘤和其他低级别星形细胞瘤。认为在血管内皮增生的情况下，是否合并肿瘤细胞坏死是判断预后的重要因素。

3. 诊断依据

（1）临床表现

多形性胶母细胞瘤起病较急，症状发展较快，早期即可出现头痛、恶心、呕吐等颅内压增高的症状，而局灶性症状体征因肿瘤所在部位不同而有所差异。

（2）辅助检查

①CT：平扫表现为略高或混杂密度病灶，边缘不规则，占位表现及瘤周水肿更为明显。增强扫描显示病灶较低级别星形细胞瘤及间变性星形细胞瘤增强更为明显，形态更不规则。

②MRI：平扫 T_1 加权像显示多为不规则形态，少数为圆形或椭圆形，边界不清，多数呈不均匀信号（以低等、混合信号为主）肿瘤内部坏死、囊变和出血多见，瘤周水肿多为中重度，占位征象明显。肿瘤可穿越中线，侵犯胼胝体和对侧半球，也可形成多发的病灶，平扫 T_2 加权像较 T_1 像能更明显地显示瘤周水肿，肿瘤侵犯范围及多发病灶。Gd-GTPA 增强后显示病灶呈不均匀强化，其强化形式多样。但影像与病理对照观察发现增强后强化的边缘并非肿瘤真正的边界。在非增强区、水肿区甚至 MRI 显示的正常脑组织内显微镜下均可见成簇或孤立的肿瘤细胞浸润。

4. 鉴别诊断

需要进行鉴别诊断的肿瘤和非肿瘤性疾病同间变性星形细胞瘤。

肿瘤复发与假性进展的鉴别：恶性胶质瘤患者在放疗后很快出现原有影像学增强病灶面积变大的现象，甚至出现新的影像学增强病变，但未经任何进一步治疗即可逐渐减退，这一表现酷似肿瘤进展，被称为假性进展。假性进展是亚急性放射反应和治疗相关性坏死的过渡；由明显的局部组织反应（包括炎性组分、水肿和血管渗透性异常）所致，引起影像学增强区域的出血和扩大。目前主要依靠密切临床观察及影像学随访来鉴别假性进展，若放化疗停止后异常增强灶逐渐消退，可不予处理，若增强灶进行性增大甚至出现颅内高压症状，则需要再次手术以明确病理。另外，目前已有较多报道提出用 PET、MRS 等影像学手段进行鉴别，但仍有一定的假阳性和假阴性。

5. 治疗原则

治疗原则：以手术为主，辅以放疗、化疗在内的综合治疗。

（1）手术

多数作者目前主张扩大切除。肿瘤全切除者较次全切除和仅行活检者能够获得较高的生存率，因此术中应尽可能在保障神经系统功能前提下多切除肿瘤。有时因患者一般情况差或治疗累及重要结构，如运动区、基底节、下丘脑和脑干等，此时须调整手术策略。对于复发的多形性胶母细胞瘤，如果首次手术疗效好和病变局限于原发部位可以考虑再次手术。

（2）放射治疗

根据术前/后 T_1 增强像、FLAIR/T_2 像确定肿瘤病灶大小。以肿瘤切隙后残腔+MRI 的 T_1 增强像所勾画的 GTV 以及外缘 3cm 为放射靶区 CTV，CTV2 应接受放射治疗处方为 54~60Gy/每分割 1.8~2.0Gy。

（3）化疗

对于初治胶母细胞患者，应用 Stupp 标准方案，先行放疗+同步化疗，TMZ 75mg/m（放疗期间每日），然后行辅助化疗，以 5/28 标准方案进行，TMZ 150~200mg/m^2。

（4）预后

与预后相关的因素包括患者年龄、KPS 评分、肿瘤部位和大小、手术时是否完全切除肿瘤。06-甲基鸟嘌呤-DNA-甲基转移酶（MGMT）启动子甲基化的病例对烷化剂类化疗药物的敏感性较高因而预后较好。另有报道指出，GBM 出现 EGFR 扩增伴 PTEN 完整，则可能对 EGFR 抑制剂有效，有望获得较好的预后。应用 Stupp 方案治疗，GBM 的中位生存期为 14.6 个月，5 年生存率为 9.8%。最常见的死亡原因是肿瘤原发部位复发。

（四）间变性星形细胞瘤

1. 概述

间变性星形细胞瘤占脑肿瘤的 4%，占全部星形细胞肿瘤的 35%，占高度恶性星形细胞瘤的 12%~34%，其发病高峰在 40~50 岁，其恶性程度介于低级别星形细胞瘤和多形性胶母细胞瘤之间，2007 年 WHO 分级将其归为Ⅲ级。将Ⅲ~Ⅳ级星形细胞瘤称为高度恶性星形细胞瘤。

2. 病理

肿瘤多位于大脑半球内，好发于额叶、颞叶、额顶及颞顶的脑白质区，有时也累及顶叶、下丘脑和脑桥，累及小脑者罕见。瘤体较大，有时侵犯几个脑叶或越过中线侵犯对侧大脑半球，肿瘤色灰红，质地较软，有囊性变和小灶性出血坏死灶。一般来说，良性肿瘤多半界限清楚，有包膜；而恶性肿瘤多半边界不清，无包膜。然而，这一规律在脑肿瘤的肉眼病理学中却不尽然如此。如低级别星形细胞瘤（尤其是纤维型和毛细胞性星形细胞瘤）界限多不清楚，无包膜，而间变性星形细胞瘤的边界却较低级别星形细胞瘤明显，甚至有假包膜，但实际上这种边界是不可靠的，因为肿瘤细胞已经浸润到周边组织中。在组织学上，间变性星形细胞瘤介于低级别星形细胞瘤和多形性胶母细胞瘤之间。比低级别星形细胞瘤细胞密度大，核异型性和有丝分裂程度高；又缺少多形性胶母细胞瘤的血管内皮细胞增生和坏死的特点。在瘤周水肿区及正常脑组织内仍可见孤立或成簇肿瘤细胞散在分布。

3. 诊断依据

（1）临床表现

主要表现为癫痫发作和所累及区域出现的局部神经元损害或刺激症状，病程进展快。

（2）辅助检查

①X 线平片：可显示颅压高征象，但间变性星形细胞瘤的钙化率较低。

②CT：平扫显示病灶较大，形态可不规则，多以低密度为主或以等密度为主的低、等混杂密度病灶，并有不少病灶含高密度成分（与肿瘤内出血有关），但出现钙化者少见；绝大多数病灶存在中、重度瘤周水肿，占位效应明显。CT 增强扫描见边界较清楚的不均匀增强病灶，部分病灶呈不规则环形或花圈形增强，累及胼胝体及其附近脑白质的肿瘤常侵及两侧，呈蝴蝶状生长，具有特征性。

③MRI：在平扫 T_1 加权像上，肿瘤边界不清，但较低级别星形细胞瘤明显，肿瘤多呈低等混杂信号；T_2 加权像为等、高混杂信号，肿瘤中心常为高信号区周围绕以等信号环，环周可见高信号的指样水肿征象。肿瘤高信号区在病理学上为肿瘤坏死和囊性变，T_2 加权像上两者不能区分，但质子密度像可能有所鉴别。瘤周中重度水肿，占位效应明显。增强后间变性星形细胞瘤多呈不规则环形或花圈形强化，可见附壁结节。肿瘤可沿白质放射纤维、联合纤维发展及沿着联络纤维扩展，以及沿室管膜、软脑膜和脑脊液种植。增强后可见这些沿白质纤维或室管膜、软脑膜种植的异常强化区。对于间变性星形细胞瘤进行放疗/同步放化疗后，亦可出现影像学假性进展，诊断同胶母细胞瘤。

4. 鉴别诊断

与脑肿瘤性疾病如转移瘤、不典型的脑膜瘤、肉瘤、多形性胶母细胞瘤等相鉴别，特别是后者，有时只能通过病理检查才能相鉴别。与非肿瘤疾病如脑脓肿、结核球反应性胶质增生、血管瘤，血肿环状强化等相鉴别。

5. 治疗原则

（1）手术治疗

星形细胞瘤的手术治疗适用于间变性星形细胞瘤，肿瘤全切除者较次全切除和仅行活检者能够获得较高的生存率，因此术中应尽可能在保障神经系统功能前提下多切除肿瘤。

（2）放射治疗

同胶母细胞瘤。

（3）化疗

新诊断间变性星形细胞瘤。

推荐1：应用 Stupp 标准方案，先行放疗+同步化疗，TMZ 75mg/m^2（放疗期间每日），然后行辅助化疗，以 5/28 标准方案进行，TMZ 150~200mg/m^2。

推荐2：应用亚硝脲类化疗药物。

①PCV（洛莫司汀+甲基苄肼+长春新碱）。

②ACNU 方案：复发/补救治疗：替莫唑胺（TMZ）；亚硝脲（nitrosoureas）；PCV 联合治疗方案；美国 FDA 批准对于复发间变性星形细胞病患者可进行贝伐单抗（bevaCizumab）单药化疗；贝伐单抗+细胞毒化疗药物联合化疗 ［Iririotecan（伊立替康），BCNU（卡莫司汀），TMZ]；伊立替康（Irinotecan）；环磷酰胺（Cyclo-Phosphamide）；铂类化疗药（二线或三线疗法）；依托泊苷（Etoposide）。

（4）预后

间变性星形细胞瘤确诊后平均生存时间是 15~28 个月，1 年、2 年、5 年生存率分别为 60%~80%、38%~64%、35%~46%。与其他星形细胞瘤一样，最常见的致死原因是原发部位肿瘤复发。

（五）少突胶质细胞瘤

1. 定义

是由少突胶质细胞衍化、分化比较成熟的肿瘤。少突胶质细胞瘤占所有原发性脑内肿瘤的 4%~5%，占所有胶质瘤的 5%~10%。中年人多见，成人与儿童之比为 8:1。

2. 病理

大体标本：肿瘤开始生长于皮质灰质内，部位表浅，局部脑回扁平而弥散性肿大，脑沟变浅，切面见肿瘤与周围脑组织界限不清，较正常脑灰质更加灰暗或灰红。

镜下：瘤细胞呈特征样的"煎鸡蛋样"改变，中心为细胞核，周边为清亮的胞质，同时见到鸡蛋丝样的微血管生长方式。间变性（恶性）少突胶质细胞瘤内钙化较少突胶质细胞瘤少见，镜下可见多形细胞核和丰富的有丝分裂相。

3. 诊断依据

（1）临床表现

本病好发部位为额叶和顶叶，次之为颞叶和枕叶。由于肿瘤生长缓慢，病程较长，可达数年之久；临床症状取决于肿瘤部位。约 50%~80% 患者的首发症状为癫痫，其他症状颅内压增高症状晚期出现，并可逐步发展为病灶所在区域神经功能受损症状，如偏瘫及偏身感觉障碍。间变性（恶性）少突胶质细胞瘤则起病较急，病程发展迅速。

（2）辅助检查

①X 线平片：可显示肿瘤病灶异常钙化影及慢性颅内压增高征象。

②CT 平扫：表现为幕上略高密度肿块，如囊性变则出现边界清楚的低密度区。钙化发生率为 50%~80%，常见弯曲条带状钙化，具特征性。瘤周水肿及占位效应较轻。增强扫描病变呈轻度强化，边界清楚，轮廓不规则。

③MRI 平扫：T_1 加权像显示肿瘤为低或等信号，肿瘤边界多清楚，瘤周水肿及占位效应较轻，具有少突胶质细胞瘤的条带状、斑片状钙化在 T_2 加权像上呈低信号。平扫 T_2 加权像显示肿瘤为高信号，信号不均匀，钙化在 T_1 加权像也呈低信号。增强后少突胶质细胞瘤多数强化不明显，少数有不均匀强化。发生在脑室的少突胶质细胞瘤多有较明显强化。

间变性（恶性）少突胶质细胞瘤的 MRI 表现特点主要为特征性的钙化不多见，瘤周水肿较重，水肿带与肿瘤组织之间边界不清，常有明显占位征象；因肿瘤血脑屏障破坏较严重，增强扫描多呈明显均匀或不均匀强化，该类型肿瘤常与间变性星形细胞瘤难以区分。

4. 鉴别诊断

无明显钙化的少突胶质细胞瘤与星形细胞瘤相鉴别，而有钙化的肿瘤则要与动静脉畸形相鉴别。

5. 治疗原则

（1）以手术治疗为主，术中应尽量切除肿瘤，如果肿瘤呈弥散性生长，累及重要结构，可行肿瘤部分切除或大部切除。其他原则同星形细胞瘤手术治疗原则。

（2）少突胶质细胞瘤的放疗及化疗原则同低级别星形细胞瘤，间变性少突胶质瘤的放化疗原则同间变性星形细胞瘤。

（3）预后：少突胶质细胞瘤的 5 年生存率在 34%~83% 之间，通常在 50%~65%。与预后好有关的因素有肿瘤恶性程度低，第一次手术全切除率高和早期诊断。而间变性（恶性）少突胶质细胞瘤的 5 年生存率为 41%，10 年生存率为 20%。近年来大量的分子病理学研究证实，少突胶质细胞瘤或间变性少突胶质细胞瘤的异柠檬酸脱氢酶 1 及异柠檬酸脱氢酶 2（IDH1/2）突变及染色体 Ip 和 19q 的杂合性缺失与较好的预后相关。

（六）室管膜瘤

1. 定义

室管膜瘤是由室管膜上皮细胞发生的肿瘤。室管膜瘤和间变性室管膜瘤是脑室内的肿瘤，占颅内肿瘤的 2%~9%，约占神经上皮肿瘤的 18%。肿瘤 3/4 位于幕下，1/4 位于幕上，位于幕下者多见于青年人。本病主要在儿童期发病，占儿童颅内肿瘤的 10%，排在星形细胞瘤和髓母细胞瘤之后居第三位。本病好发部位是第四脑室，其次为侧脑室和第三脑室。

2. 病理

大体标本：肿瘤多呈结节状、分叶状或绒毛状，肿瘤呈淡红色，较脆软，触之易碎，瘤内血管及纤维组织较多，较硬。

镜下检查：室管膜瘤有三种组织学类型：①乳头型和黏液乳头型；②上皮型；③多细胞型。肿瘤分型与预后关系不大。组织学上室管膜瘤的特点是包绕在血管周围形成"假玫瑰状"或"真玫瑰状"改变，电子显微镜可见血管周围包绕着无细胞区。间变性室管膜瘤细胞表现为多形性、细胞密度增大和有丝分裂相增多。

3. 诊断依据

（1）临床表现

肿瘤的病程和临床表现与肿瘤的部位不同而异。常见的症状为平衡障碍、恶心、呕吐、头痛等。常见的体征为共济失调和眼球震颤。发生于第四脑室的肿瘤病程较短，早期可出现颅内压增高，也可造成第四脑室底部脑神经损害，如耳鸣、视力减退、吞咽困难、声音嘶哑等；发生于侧脑室者，病程较长，因病变位于静区，肿瘤较小时可无任何症状，当肿瘤增大阻塞孟氏孔时可出现梗阻性脑积水、颅压高等症状。肿瘤侵犯相邻脑组织，可出现相应症状，如偏瘫、偏身感觉障碍、癫痫等。

（2）辅助检查

①CT：平扫示病变位于脑室周围或脑室内，呈分叶状等或略高密度病灶，肿瘤内囊性变表现为小的低密度；增强扫描显示肿瘤多呈均一强化，强化后边界清楚，囊性变区不强化。

②MRI：平扫 T_1 加权像显示肿瘤呈等信号分叶状，边界清楚，囊性变区域为低信号，肿瘤位于脑室内，肿瘤一般不伴有瘤周水肿，如肿瘤位于脑实质的室管膜可伴有轻度水肿。平扫 T_2 加权像显示肿瘤以高信号为主，但 MRI 对钙化不甚敏感。增强后肿瘤常呈不均匀强化，其中以环形增强最常见。

4. 鉴别诊断

与脑室系统其他常见肿瘤性疾病相鉴别，如脉络丛乳头状瘤、脑室星形细胞瘤、脑膜瘤以及髓母细胞瘤。

5. 治疗原则

手术切除肿瘤和术后放疗是治疗室管膜瘤的主要方法。

（1）手术治疗

为肿瘤治疗的主要手段。位于第四脑室者，肿瘤是否能够全切取决于肿瘤与脑干粘连程度。经颅后窝中线入路，保护枕大池后，切开小脑下蚓部显露肿瘤，保护好四脑室底部后分块切除肿瘤；如肿瘤从第四脑室底部长出者，则在切除时，可在四脑室底留一薄层以保安全。四脑室底避免放置明胶海绵，以免引起术后脑室通路梗阻和长时间发热。位于侧脑室者，选邻近肿瘤的非功能区，切开皮质进入脑室切除肿瘤，若肿瘤较大，可部分切除皮质以利肿瘤显露及切除。注意点：①术中勿损伤丘脑、中脑、延髓及大脑内静脉；②切除肿瘤同时尽量解除脑脊液循环障碍。

（2）放疗

室管膜瘤是中度敏感的肿瘤，关于术后放疗方案尚存在争议，应在术后 2~3 周进行腰穿了解脑脊液细胞学情况，如果没有蛛网膜下腔弥散而仅有局部残留，则低级别室管膜瘤术后可行局部放疗；如果已有脊髓弥散或幕下间变性室管膜瘤患者都应行全脑全脊髓放疗及局部照射。术前/后 P 增强像，FLAIR/T_2 像确定病灶。确定病灶所在解剖区域的GTV。临床靶区 CTV（GTV 加 1~2cm 的边界）应接受给以 54~59.4Gy，每分割量 L8~2.0Gy。全脑全脊柱：整个全脑和脊柱（至骶管硬膜囊底）给以 36Gy 放射。婴幼儿进行脑部放疗时可有较多的并发症，可以考虑应用其他方法如化疗等治疗。

（3）化疗

对于手术+放疗治疗后复发患者可采用：①铂类单药或联合化疗；②依托泊苷；③亚硝脲类化疗药物；④贝伐单抗（美国 FDA 推荐）。

（4）预后

5 年生存率为 37%~69%。分化较好的室管膜瘤，手术全切均能提高生存率；而间变性室管膜瘤和手术后影像学仍显示肿瘤残余者易复发。

（七）脉络丛肿瘤

1. 定义

脉络丛肿瘤是由脉络丛细胞发生的肿瘤。脉络丛肿瘤起源于脉络丛上皮细胞，发病率较低，在颅内肿瘤中所占比例不足 1%，占神经上皮肿瘤的 1.7%~2%。按照 WHO 分类，脉络丛肿瘤由两类肿瘤构成：一类为脉络丛乳头状瘤；另一类为脉络丛乳头状癌。

本病发生于任何年龄，但以儿童多见，占儿童颅内肿瘤的 3%，在儿童脉络丛肿瘤中，约 40% 发病在 1 岁，86% 发病在 5 岁以下。儿童脉络丛肿瘤约 60%～70% 位于侧脑室，20%～30% 位于第四脑室，其余位于第三脑室及桥小脑角。成人脉络丛肿瘤多位于第四脑室。

2. 病理

大体标本：最大的特点是乳头状，乳头长者似绒毛，短者似颗粒；肿瘤界限清楚，多呈膨胀性生长，压迫周围脑组织，不常浸润脑组织，虽较硬，但质脆易撕裂。

镜下检查：似正常脉络丛，但乳头更密集，上皮细胞增生活跃，排列密集，乳头覆盖以单层立方上皮。在此基础上脉络丛癌的三条诊断标准是：①邻近的脑组织有瘤细胞浸润；②瘤的规则乳头状结构消失，至少有一处发生浸润，瘤细胞有明显的恶性改变；③见到正常的脉络丛结构过渡到低分化状态。

3. 诊断依据

（1）临床表现

病程长短不一。脉络丛乳头状瘤最常见的好发部位是侧脑室，亦有可能发生在脑室系统的其他部位。临床症状和体征主要与脑积水引起的颅内压增高和局灶性神经系统损害有关，前者包括头痛、恶心、呕吐、共济失调和精神淡漠、反应迟钝；而后者则因肿瘤所在部位而异。位于侧脑室者半数有对侧轻度锥体束征；位于第三脑室后部者出现双眼上视困难；位于颅后窝者表现为步态不稳、眼球震颤及共济功能障碍，少数患者出现 Bruno 征。

（2）辅助检查

①腰椎穿刺：所有的梗阻性脑积水患者均有颅内压增高，脑脊液蛋白含量明显增高。

②X 线平片：显示颅内压增高的征象，在成人表现为指压迹增多，儿童则表现为颅缝分离，15%～20% 的患者可见病理性钙化。脑室造影的共同特点为脑室扩大及肿物不规则的充盈缺损。

③CT 平扫：显示肿瘤多位于脑室内，呈高密度，增强扫描呈均匀强化。肿瘤边界清楚而不规则，可见病理性钙化，同时可见梗阻性脑积水征象。

④MRI 平扫：T_1 加权像显示肿瘤以等信号为主，信号不均匀，内有因钙化或出血所致的低信号和高信号。肿瘤一般位于脑室内形成脑室内充盈缺损，常呈分叶状和菜花状；病变可引起梗阻性脑积水。平扫 T_2 加权像肿瘤为等或略高信号，信号不均匀。脑室内因阻塞而不能流动的脑脊液在质子密度加权像即为高信号。增强扫描后肿瘤常呈明显强化。

4. 鉴别诊断

因为肿瘤多位于脑室内，故脉络丛乳头状瘤应与脑室旁星形细胞瘤、脑室脑膜瘤、室管膜瘤相鉴别。

5. *治疗原则*

（1）手术

脉络丛乳头状瘤以手术切除为主，应尽量做到全切除。根据肿瘤所在不同位置而选用不同入路，但注意如瘤体过大不必强求完整切除，以防止损伤深部结构；因肿瘤血供非常丰富，切除肿瘤前注意阻断肿瘤供血动脉，包括中心部血管，以减少出血。对于肿瘤未能全部切除而不能缓解脑积水者，可行分流手术治疗。

（2）放疗

因为本病可出现脑脊液弥散，对这类患者可进行全脑及全脊髓放疗，但效果不佳。

（3）预后

脉络丛乳头状瘤是良性肿瘤，如获得全切除，则长期存活率非常高，几乎达 100%，即使脉络丛乳头状癌 5 年生存率可达 50%。

（八）*髓母细胞瘤*

1. *定义*

髓母细胞瘤是发生于小脑的原始神经外胚层肿瘤，多数学者认为其来源胚胎残余组织，一种为胚胎期小脑外颗粒细胞层，另一种可能起源于后髓帆室管膜增生中心的原始细胞。

2. *概述*

本病属于 WHO Ⅳ 级，是恶性度最高的神经上皮肿瘤之一。本病好发于儿童，本病约占所有年龄段脑肿瘤的 3%～4%。占小儿脑肿瘤（小于 15 岁）的 18%，占儿童后颅窝肿瘤的 29%，儿童髓母细胞瘤占髓母细胞瘤的 94%。成人髓母细胞瘤较少见，占成人颅内肿瘤的 1%。目前将小儿髓母细胞瘤分为高风险及一般风险人群，如存在以下任意一点，则认为属于高风险人群：年龄小于 3 岁，肿瘤残留大于 1.5cm，脑脊液细胞学提示存在弥散，病理提示为大细胞/间变性髓母细胞瘤。

2. *病理*

大体标本：肿瘤界限较清楚，肿瘤因富于细胞及血管呈紫红色或灰红色，质地较脆，较少发生大片坏死，囊变及钙化更少见，肿瘤有侵犯软脑膜的倾向，又可以借此进行蛛网膜下腔和脑室系统转移。

镜下检查：细胞很丰富，呈长圆形或胡萝卜形，细胞核多而细胞质，细胞分化不良。在 2007 年 WHO 神经系统肿瘤分类中，髓母细胞瘤有 5 种组织学类型：经典型，促结缔组织（纤维）增生型，大细胞型，肌母型，黑色素型。

3. 细胞及分子遗传学

近年对髓母细胞瘤的细胞及分子遗传学研究取得许多进展。本病最常见的细胞遗传学异常为 17 号染色体短臂的丢失（17p）0 代表细胞增生性癌基因 C-Myc 扩增非常常见，CDK6 扩增多见。

4. 诊断依据

（1）临床表现

因髓母细胞瘤 90% 发生于小脑蚓部，并且多向Ⅳ室及小脑半球浸润，约 5% 病例会出现肿瘤自发性出血。主要症状为：①颅内压增高症状（头痛、恶心呕吐、视神经盘水肿）；②小脑症状（躯干性共济失调，眼震、四肢性共济失调）；③小脑危象，急性脑脊液循环受阻，小脑扁桃体下疝，压迫脑干时，出现呼吸循环系统功能异常，意识障碍. 锥体束征及去皮质强直；④常出现颈部抵抗及强迫头位；⑤肿瘤转移症状，髓母细胞瘤在蛛网膜下腔转移后，可出现相应的脑和脊髓受累症状，如癫痫、神经根刺激，以及偏瘫、截瘫等症状。

（2）辅助检查

①CT：平扫示病灶位于颅后窝中线，为均一略高密度，边界清楚；周围有瘤周水肿，第四脑室受压变扁且向前移位，可出现梗阻性脑积水征象。增强扫描显示肿瘤多呈均一强化，边界更清楚，脑室室管膜下转移也可明显强化。

②MRI：T_1 加权像显示肿瘤为略低信号，信号较均匀；T_2 加权像显示肿瘤为等或高信号区。若病灶信号不均匀，提示有坏死囊变或出血。增强扫描可见肿瘤实质部分明显强化，强化较均匀，增强扫描对发现有无椎管内蛛网膜下腔的转移灶有意义，显示为条状或结节状增强灶，如转移到脊髓还可见脊髓的点片状增强。

5. 鉴别诊断

应与第四脑室室管膜瘤、小脑星形细胞瘤、脉络丛乳头状瘤相鉴别。

6. 治疗原则

髓母细胞瘤治疗主要是手术治疗为主辅以放疗，部分病例辅以化疗的综合治疗。

（1）手术治疗

枕下开颅，尽量切除肿瘤，保护四脑室底部，尽量打通四脑室，解除脑脊液循环障碍。目前多数学者不主张术前进行分流术，可以在术前 2~3d 进行脑室外引流，待手术切除肿瘤后再去除外引流；如术后 1~2 周影像学检查未见脑室明显缩小，可进行脑室、腹腔分流术，由此是否会造成肿瘤弥散，目前仍有争论。

（2）放射治疗

肿瘤对放疗敏感，是治疗髓母细胞瘤的必要措施。应行病灶局部及全脑和全脊髓放疗

（全脑+全脊髓为 30~40Gy，后颅窝总剂量不低于 50Gy）。

（3）化疗

对于高危人群或者不适合放疗的婴幼儿，可进行联合化疗。目前推荐的针对儿童髓母细胞瘤患者化疗方案为：CC\U（洛莫司汀）+CC、U（顺铂）+VCR（长春新碱）；有一定循证医学证据证明成人髓母细胞瘤术后化疗能提高患者生存率。

（4）预后

影响髓母细胞瘤患者的预后影响因素较多，C-Myc 扩增明显者预后不佳，年龄小的患者不及年龄大的患者。随着手术技术及放化疗策略的进步，儿童髓母细胞瘤患者 5 年生存率已由 20 世纪 70 年代的约 20% 上升到 70% 以上。

（九）神经节细胞瘤

1. 定义

神经节细胞瘤是在中枢神经系统由神经节细胞而产生的肿瘤。按照 WHO 中枢神经系统肿瘤分类，神经节细胞瘤是神经源性肿瘤中的一种。根据神经节细胞含有其他细胞的多少分为五种类型：①神经节胶质细胞瘤；②神经节神经鞘瘤；③神经节细胞瘤；④神经节神经母细胞瘤；⑤副神经节胶质瘤。神经节细胞瘤占脑肿瘤的 0.3%~1.3%，占小儿原发脑肿瘤的 4.3%~10.7%。

2. 病理

神经节细胞是一种大型细胞，亦可见椭圆形的胶质细胞混合存在，呈肿瘤性改变时，即可诊断为神经节细胞瘤。神经节细胞瘤中发生退行变者约为 4%~33%，退行变时，神经元细胞和星形细胞都会发生恶变（间变性）。

3. 诊断依据

（1）临床表现

本病颞叶多发，其次是脊髓及脑干。先天性畸形如胼胝体发育不良和 Down 综合征患者中发病率更高。90% 以上患者的首发症状是癫痫，中线部位肿瘤常出现神经功能障碍和脑积水。

（2）辅助检查

①CT 平扫：显示大脑半球低或等密度区，25%~50% 伴有钙化，囊性变也是常见 CT 表现。CT 增强扫描显示肿瘤轻度增强，但很少出现占位效应。

②MRI：T_1 加权像示等或低信号；T_2 加权像为高信号，增强后可以有不同程度的强化。

4. 鉴别诊断

与侧脑室少突胶质细胞瘤、脑膜瘤、室管膜瘤、室管膜下巨细胞型星形细胞瘤及星形细胞瘤相鉴别。

5. 治疗原则

不管是低度恶性还是间变性神经节细胞瘤，手术切除是最主要的治疗方法。放疗的作用目前有争议。神经节细胞瘤的预后相当好，有报道 10 年生存率达 90%；中线部位肿瘤的手术并发症发生率较高，如肿瘤侵犯重要结构，手术切除程度有限，则预后不良。

（十）松果体细胞肿瘤

1. 定义

起源于松果体实质细胞的肿瘤，包括松果体细胞瘤和松果体母细胞瘤。

松果体区肿瘤病理组织学类型达十余种，常见的松果体区肿瘤类型有生殖细胞瘤、畸胎瘤、松果体细胞瘤、松果体母细胞瘤、表皮囊肿、胶质瘤及转移瘤等。起源于松果体实质细胞的肿瘤包括松果体细胞瘤、松果体母细胞瘤和两者的混合瘤，这也是松果体区的代表性肿瘤病变。松果体细胞瘤及母细胞瘤占所有松果体区肿瘤的 15%~20%（在松果体实质细胞肿瘤中，松果体细胞瘤占 45%，松果体母细胞瘤占 45%，混合瘤占 10%）。

原发性松果体实质肿瘤（PPT）是一种少见的肿瘤，属于神经上皮肿瘤，由松果体腺的神经分泌细胞衍生而来。松果体细胞瘤多发生于成人，而松果体母细胞瘤多发生于儿童。

2. 病理

松果体细胞瘤大体标本：肿瘤为边界清楚，有灰色颗粒均质切面，可见退行变，如囊变、出血。

显微镜下见：松果体细胞瘤构成自松果体腺的松果体细胞。瘤细胞小而圆，大小一致，弥散或巢状分布，分化良好；间质以血管为主，瘤细胞多半朝向这些血管排列，围绕成血管性假菊花团，类似正常松果体细胞的排列方式。松果体细胞瘤为 WHO Ⅰ 级。

松果体母细胞瘤大体标本：质软，边界不清，瘤内常见出血或坏死，钙化少见，常浸润临近结构，并可沿脑脊液循环途径弥散。显微镜下：瘤细胞较小，圆或卵圆形，细胞核质比例高，核分裂象多见，可见颗粒状染色质，形态学上与其他神经外胚层肿瘤如髓母细胞瘤难以鉴别，都可出现 Homer-Wright 菊形团、Flexner Wintersteiner 菊形团。松果体母细胞瘤为 WHO Ⅳ 级。

3. 诊断依据

（1）临床表现

像其他松果体区肿物引起脑积水一样，患者主要症状为：①颅内压增高症状（如头痛、恶心呕吐、共济失调、视神经盘水肿、意识障碍）；②肿瘤压迫中脑四叠体之上丘出现 Parinaud 综合征，即向上凝视障碍，少数有下视障碍，双侧瞳孔对光反射迟钝或消失；③影响下丘及内侧膝状体可出现耳鸣、双侧听力减退；④压迫小脑上蚓部和结合臂可出现眼球震颤和小脑性共济失调；⑤脊髓及马尾神经根损害，为肿瘤弥散所致；⑥内分泌系统紊乱，性发育异常，糖尿病及尿崩症。

（2）辅助检查

①X 线平片：一般显示颅内压增高征象；在儿童出现钙化，或在成人出现钙化超过 1cm 者均为病理性钙化。

②CT：典型的松果体细胞瘤表现为平扫为低密度到等密度肿物，增强后多数为均匀增强，而松果体母细胞瘤增强扫描为不均匀增强。

③MRI：T_1 加权像显示松果体细胞瘤为低信号，边界清楚，如瘤内有钙化时可见低信号；而松果体母细胞瘤则以等、低混合信号为主，信号不均匀，肿瘤较大呈不规则浸润生长，肿瘤内部可见坏死、囊性变和出血区。T_2 加权像示松果体细胞为略高信号；而松果体母细胞瘤为不均匀高信号，瘤周水肿和占位征象明显。增强扫描显示松果体细胞瘤均匀增强；而松果体母细胞瘤为明显不均匀强化，并可发现肿瘤弥散征象，在脑膜和室管膜的强化灶及脑内其他部位的转移。值得注意的是，由于松果体腺缺乏血脑屏障，能被造影剂强化，因此强化的松果体结构并不一定异常。

④血管造影：主要用于术前了解松果体肿瘤的供血和周围血管情况，特别是静脉回流，包括大脑大静脉>Rosenthal 基底静脉、大脑内静脉以及小脑中央静脉等，有利于手术入路的选择。

⑤脑脊液检查：恶性松果体母细胞瘤有可能沿脑脊液弥散。

4. 诊断和鉴别诊断

松果体肿瘤的定位诊断主要依赖临床表现及影像学检查。Paomnaud 综合征和 Sylvian 导水管综合征以及内分泌功能障碍的出现，应考虑该部位病变可能。头颅 CT 和 MRI 检查是明确肿瘤位置的有效方法。结合临床表现和辅助检查，特别是脑脊液、血清中肿瘤标记物的检测，可对有松果体肿瘤的性质做出初步判断。松果体细胞瘤应与起源于松果体区的除生殖细胞瘤以外的肿瘤和瘤样肿块相鉴别：

（1）神经外胚层肿瘤

星形细胞瘤亚型—少突胶质细胞瘤、室管膜瘤、胶质母细胞瘤、髓上皮瘤、副神经节瘤（化学感受器瘤）、节细胞神经瘤、黑色素瘤。

（2）非神经外胚层肿瘤

血管瘤、脑膜瘤、血管外皮细胞瘤、颅咽管瘤。

（3）其他类型病变

松果体囊肿、蛛网膜囊肿、表皮样囊肿、皮样囊肿、淋巴瘤、浆细胞性白血病。

（4）转移癌。

5. 治疗原则

（1）一般原则

由于目前影像学检查常不能准确定性诊断松果体区肿瘤，各种获得病理的方法各有利弊，目前对于松果体肿瘤的处理一直有争论。

①立体定性穿刺活检，明确诊断后给予相应治疗；大组病例结果表明，诊断有效性达94%，不能确诊者5%。出现并发症者约占10%。避免并发症的主要关键在于穿刺针道设计，避免损伤静脉系统，另外并发症的产生与肿瘤质的也直接相关。

②试验性放疗20Gy，然后复查MRI或CT，如果肿瘤缩小可继续全脑和脊髓放疗30Gy，否则改变治疗策略进行手术治疗。反对意见：无病理学诊断者难以判断疗效，放疗后复发率高且复发后处理更加困难。

③手术治疗，术后放化疗，手术可以获得足够多病理，以明确诊断；但由于松果体区肿瘤位置深在，手术技术难度大，除了畸胎瘤，能够彻底切除的机会较少，有与手术相关的死亡率和病残率。

④合并脑积水和颅内压增高者，应在治疗肿瘤时辅以脱水、脑脊液分流或开颅减压等，并须注意沿脑室腹腔分流管弥散可能。

（2）手术治疗

最好行肿瘤全切除。手术入路有多种，目前最具有代表性的有：①Poppen入路，枕后开颅切开部分小脑幕，沿大脑镰到达肿瘤；②Krause入路，枕下开颅在小脑幕和小脑表面之间到达并切除肿瘤。术中一定要注意尽量减轻对脑组织的压迫和牵拉，尤其是剥离肿瘤与深部静脉（大脑大静脉、大脑内静脉）时应格外小心。对于肿瘤未能全切且脑脊液循环梗阻未能解除者，可行侧脑室-腹腔分流术。不行直接手术而只行分流术者，术后颅内压虽不高，但中脑受压体征更明显，只有直接手术切除肿瘤才能解除肿瘤对脑干的压迫。

（3）松果体母细胞瘤

除局部放疗外，还须行全脑+全脊髓放射；松果体细胞瘤或较低恶度的松果体区肿瘤未能全切或手术后复发的患者应进行放疗。对于怀疑有肿瘤弥散者更应行全脑全脊髓放疗。

（4）化疗

松果体细胞瘤属于良性肿瘤，不需要化疗。松果体母细胞瘤处于原始未分化状态，对化疗敏感。常用的药物有顺铂、长春新碱、洛莫司汀以及环磷酰胺、卡铂、VP-16 等，目前尚未确定最有效方案。

（5）预后

中枢神经系统转移是松果体实质细胞肿瘤患者死亡的最主要原因，目前，各种治疗松果体母细胞瘤术后中位存活时间在 24~30 个月之间。

第二节　脑膜瘤

一、总论

（一）定义

脑膜瘤为典型的脑外生长的肿瘤，起源于蛛网膜的内皮细胞，尤其是有蛛网膜颗粒的部位发生较多，其次为硬脑膜及软脑膜、脉络膜。脑膜瘤生长缓慢，一般呈膨胀性生长，有完整的包膜，病程长，早期因症状不明显容易被延误诊治。多数为良性，但某些组织类型如血管外皮细胞型脑膜瘤因生长活跃有恶性倾向，恶性脑膜瘤少见。

常见的发病部位主要有矢状窦旁、大脑凸面、鞍结节、蝶骨嵴、嗅沟、大脑镰、侧脑室、小脑幕、中颅窝、脑桥小脑角区等。

常见的病理组织学类型包括内皮型、纤维型、血管型、砂粒型、混合型、微囊型、分泌型、化生型、透明细胞型、间变型等不同类型。

（二）诊断依据

1. 临床表现

（1）病史

①患者多有长期慢性头痛及反复癫痫发作病史，癫痫可以是局灶性发作或大发作。

②颅内压高的症状，包括头痛、恶心、呕吐、视神经盘水肿。

③局灶性神经系统症状如偏瘫、失语、视力障碍、精神症状、听力下降、面部感觉迟钝或痛觉过敏、肢体感觉障碍、步态不稳等小脑症状。

④颅骨受侵犯的表现。

（2）体征

①神经系统全面检查，重点了解有无视神经盘水肿、有无脑神经障碍、运动感觉长束征、有无小脑共济运动障碍、病理反射。

②检查颅骨有无局部骨性隆起。

2. 辅助检查

（1）颅骨 X 线平片：主要表现为颅内压增高的征象；颅骨局限性增生或破坏，病理性钙化。骨质增生是脑膜瘤的一种特征性表现，但颅底部的脑膜瘤在颅骨平片上多显示不清，仅表现为局部密度增高。因供应脑膜瘤的脑膜血管扩张可以显示动脉沟增宽和增多。肿瘤钙化表现为结节状、球状、片状、斑点状或放射状。

（2）颅脑 CT：肿瘤为均匀等密度或略高密度，肿瘤内部可有钙化，边缘光滑并与颅骨内板关系密切。颅骨内板可有局限性骨质增生和（或）破坏。增强扫描肿瘤强化。

（3）MRI：多表现为信号均匀的等 T_1 信号，少数为低信号；T_2 像为等信号或高信号，也可为混杂信号。增强扫描显示肿瘤强化，肿瘤基底部脑膜可有尾征，肿瘤周围可有不同程度水肿带。肿瘤时有囊性变，但甚少见。

（4）脑血管造影：对脑膜瘤不但能做出定位诊断，也有助于做出定性诊断。肿瘤邻近血管可发生受压移位，肿瘤多由多支血管供血，颈外动脉分支供血多见，同时可有颈内动脉分支供血动脉分支扩张迂曲，产生多支细小的分支走向肿瘤表面，表现为丛状、毛刷状或喷射状。在动脉期出现"抱球状"征象，即肿瘤邻近动脉扩张并包绕在肿瘤周围。静脉期肿瘤呈"雪球状"染色，边缘清楚，密度均匀，有时可见透亮区，为肿瘤囊性变或坏死所致，这种致密影如果与静脉窦相连则可诊断为脑膜瘤。造影中对于有明显颈外动脉供血者，可用微粒等栓塞剂栓塞，以减少肿瘤血供，减少术中出血。

（5）腰椎穿刺：肿瘤巨大或影响脑脊液循环的患者可有颅内压增高，脑脊液蛋白含量增高。

（6）PET：可作为检查手段之一，但非必需的检查手段。

（7）脑电图：巨大的肿瘤压迫邻近脑组织，影响到局部血液循环时可出现改变。典型的脑电图改变为肿瘤区出现局限性低电压慢波，有时可出现棘波或其他癫痫波。

（三）鉴别诊断

主要与相应部位的胶质瘤、转移癌、脑脓肿、海绵状血管瘤、生殖细胞瘤等相鉴别。

（四）治疗原则

脑膜瘤以手术治疗为主。对于能完全切除肿瘤的患者，多数能治愈，对已经受肿瘤侵犯的脑膜和颅骨，也应一起切除。超声刀、激光刀等有助于术中切除肿瘤。

1. 颅底脑膜瘤按照其部位不同，各有其手术适应证。对于肿瘤基底部有重要的神经、血管等结构，特别是与肿瘤包膜粘连紧密而难以全切除的患者，可做姑息性切除，术后辅助放疗。

2. 在颅底的脑膜瘤多数能全切除，应早手术为宜。

3. 片状生长的脑膜瘤可手术治疗，但难以根治。

4. 对硬膜或颅骨因肿瘤侵袭而手术切除后造成缺损者，可用颅骨外衣或颞筋膜等自体材料，亦可选用人工硬膜或钛板、钛夹等其他材料修补。

5. 术前行脑血管造影并对供瘤血管，特别是颈外动脉的供瘤分支行动脉栓塞，有利于减少术中出血。

6. 肿瘤处的骨瓣定位要准确，最好使肿瘤位于手术切口的中心位置。术中神经导航定位有助于判断肿瘤位置和选择手术切口。

（二）不同部位脑膜瘤的诊疗要点

1. 矢状窦旁和大脑镰旁脑膜瘤

（1）定义

矢状窦旁脑膜瘤是指肿瘤起源于或基底附着于上矢状窦，大脑镰旁脑膜瘤的基底粘连部位在大脑镰，按照肿瘤的起源部位分为矢状窦前、中、后1/3脑膜瘤。

（2）诊断依据

①临床表现

A. 局灶症状，包括精神症状、运动和感觉异常、癫痫发作，后1/3者有枕叶症状如视物模糊或视野缺损。

B. 颅内高压的症状。

C. 局部颅骨骨性隆起。

②辅助检查

A. 参见脑膜瘤的辅助检查。

B. DSA：主要了解胼周动脉、胼缘动脉和桥静脉有无受压移位，上矢状窦是否通畅、有无侧支回流静脉。

（3）鉴别诊断

需要与脑转移癌、胶质瘤、淋巴瘤、海绵状血管瘤等鉴别。

（4）治疗原则

肿瘤位于前 1/3 矢状窦，必要时可以结扎并切断上矢状窦；肿瘤位于中、后 1/3 上矢状窦旁，术中勿损伤上矢状窦，窦内尚未完全堵塞者，宁可保留部分瘤组织，也不能结扎矢状窦。只有在造影显示上矢状窦完全闭塞的情况下才可结扎切断。术中尤其应保护中央静脉。

2. 大脑凸面脑膜瘤

（1）定义

脑膜瘤起源于大脑半球表面的脑膜，向脑表面压迫性生长，肿瘤基底部与颅底硬膜或静脉窦无关的脑膜瘤。

（2）诊断依据

①临床表现

A. 颅内高压症状：头痛、恶心、呕吐、视神经盘水肿等。

B. 局部症状：癫痫、运动、感觉障碍、精神障碍、失语和视觉障碍。

C. 查体主要了解视神经乳头有无水肿或萎缩。

D. 颅骨受侵犯症状，如头部的骨性包块。

②辅助检查

A. 参见脑膜瘤的辅助检查。

B. DSA：主要了解供血动脉的来源、血运情况、引流静脉情况，对主要供血为脑膜中动脉者，术前可行该动脉和肿瘤血管栓塞。

（3）鉴别诊断

需要与脑转移癌、胶质瘤、淋巴瘤、海绵状血管瘤等鉴别。

（4）治疗原则

手术治疗，大多疗效较好。术后处理要点如下：

A. 防止继发血肿或水肿。

B. 抗癫痫治疗、抗感染治疗。

C. 对已经出现肢体运动障碍者，应早期进行被动活动，防止关节失用性僵直和下肢深静脉血栓形成。

3. 蝶骨嵴脑膜瘤

（1）定义

脑膜瘤起源于蝶骨嵴表面的脑膜，按照其基底部粘连部位分为三种：蝶骨嵴内 1/3（床突型）、蝶骨嵴中 1/3（小翼型）、蝶骨嵴外 1/3（大翼型）。形态上有球形和片状生长。

（2）诊断依据

①临床表现

第一，床突型脑膜瘤的临床表现：①肿瘤压迫同侧视神经、眶上裂和海绵窦内的脑神经、颞叶内侧的嗅脑、大脑脚等，产生相应的症状，如视力下降或完全丧失、原发性视神经萎缩、偏盲、Foster-Kennedy 综合征表现；②幻嗅、幻味及其他颞叶癫痫的表现；③嗅觉丧失、偏瘫、失语及精神障碍；④垂体功能低下表现；⑤眼眶组织充血，突眼。

第二，小翼型、大翼型脑膜瘤的临床表现：①颅内压增高的症状；②局灶症状，偏盲、癫痫发作、嗅觉丧失、面瘫、失语、智力下降。

第三，蝶骨嵴片状脑膜瘤的临床表现：①女性多见；②局部颅骨增生，颞部隆起；③病程长，缓慢进行性单侧突眼和眼睑肿胀；④视力下降或丧失；⑤复视，眼球运动障碍；⑥癫痫、嗅觉减退、智力减退；⑦颅内高压症状出现较晚。

②辅助检查

A. 参见脑膜瘤的辅助检查。

B. 头颅平片：可见局部骨质破坏或增生，钙化，骨质稀疏，颅底骨缝、骨孔增生或变得狭小。

（3）鉴别诊断

需要与垂体腺瘤、颅咽管瘤、生殖细胞瘤、胶质瘤等鉴别。

（4）治疗原则

A. 球状脑膜瘤须手术切除。

B. 片状脑膜瘤不急于手术，当合并颅内高压症状时有手术指征。但突眼症状难以改善或术后加重。

C. 多采用翼点为中心的额颞入路，术中注意保护颈内动脉、大脑前动脉、大脑中动脉、动脉交通支、视神经、视交叉及海绵窦内的脑神经。

4. 嗅沟和前颅窝底脑膜瘤

（1）定义

肿瘤与硬脑膜的粘连部位在前颅窝底，嗅沟脑膜瘤自筛板及其后方的硬膜长出；前颅窝底脑膜瘤自筛板外侧的眶顶处的硬膜长出。

（2）诊断依据

①临床表现

A. 嗅觉丧失，但早期不易发现。

B. 颅内压增高症状。

C. 视力下降、视神经萎缩或视神经盘水肿、Foster-Kennedy 综合征。

D. 额叶症状：主要表现为精神症状如抑郁、兴奋、欣快感、缄默等。

②辅助检查

A. 参见脑膜瘤的辅助检查。

B. 头颅平片：筛板向下移位的表现。

（3）鉴别诊断

参见脑膜瘤的鉴别诊断。

（4）治疗原则

大多能手术切除，但要注意保护大脑前动脉、颅底动脉环及其重要的穿通支，鞍区的神经和血管，防止脑脊液鼻漏和感染。

5. 鞍结节脑膜瘤和鞍膈脑膜瘤

（1）定义

起源于鞍结节或鞍膈硬膜的脑膜瘤。

（2）诊断依据

①临床表现

A. 视功能症状：视力下降、视野缺损、视神经萎缩、失明。

B. 内分泌功能障碍：表现为性欲下降、阳痿或闭经、尿崩、肥胖等。

C. 头痛。

D. 邻近结构受累的表现，如额叶、嗅束、海绵窦受累的表现。

E. 颅内高压症状：肿瘤增大压迫第三脑室导致脑脊液循环障碍。

②辅助检查

A. 参见脑膜瘤的辅助检查。

B. 颅骨平片：前床突骨质吸收、蝶骨平面不平或隆起。

（3）鉴别诊断

主要与鞍区其他肿瘤如垂体腺瘤、颅咽管瘤、生殖细胞瘤等相鉴别。

（4）治疗原则

手术治疗为主，手术的目的是切除肿瘤和视神经减压，同时防止出现脑脊液漏，术中注意保护视交叉、颈内动脉分支、大脑前动脉及其分支、动眼神经、垂体柄和下丘脑。

6. 颅中窝脑膜瘤和鞍旁脑膜瘤

（1）定义

按照肿瘤与脑膜粘连部位分为四种：鞍旁脑膜瘤、眶上裂脑膜瘤、岩尖脑膜瘤和颅中窝外侧脑膜瘤。前三种也合称为鞍旁脑膜瘤。

（2）诊断依据

①临床表现

A. 鞍旁脑膜瘤的临床表现与床突型脑膜瘤相似，眶上裂脑膜瘤症状与小翼型脑膜瘤相似。

B. 岩尖脑膜瘤常有患侧三叉神经分布区感觉异常、疼痛和感觉减退；眼肌麻痹、眼检下垂、突眼、听力下降、耳鸣、小脑和脑干症状、颅内压增高症状。

C. 颅中窝外侧脑膜瘤：缺乏局灶症状。

②辅助检查

A. 参见脑膜瘤的辅助检查。

B. 电测听和听觉诱发电位。

（3）鉴别诊断

需要与三叉神经鞘瘤、听神经鞘瘤、垂体腺瘤、生殖细胞肿瘤、脊索瘤等鉴别。

（4）治疗原则

有颅内压增高症状者，应手术切除；肿瘤侵袭海绵窦者，手术全切除的机会较小。

第三节　垂体腺瘤

一、总论

（一）定义

垂体腺瘤是起源于腺垂体细胞的良性肿瘤。垂体腺瘤是常见的颅内肿瘤，人群发生率

1~7/10 万，尸检发现率可高达 26%；是颅内仅次于胶质细胞瘤和脑膜瘤的第三位常见肿瘤。本病以青壮年多见，儿童仅占 10%。

目前国际上将垂体腺瘤分为激素分泌性和无功能型两类。激素分泌性垂体腺瘤中主要类型又有：①垂体泌乳素（PRL）腺瘤；②垂体生长激素（GH）腺瘤；③垂体促肾上腺皮质激素（ACTH）腺瘤；④垂体促甲状腺激素（TSH）腺瘤；⑤促性腺激素腺瘤。

根据肿瘤的大小，将垂体腺瘤分为 3 类：微腺瘤≤1cm，大腺瘤 1~3cm，巨大腺瘤≥3cm，有作者认为大于 4cm 为巨大腺瘤。

（二）病理

大体标本：垂体瘤常为灰红色或紫红色，质软，有的呈烂泥状。

镜下检查：根据肿瘤细胞染色分类：①嫌色细胞腺瘤；②嗜酸性腺瘤；③嗜碱性腺瘤。

根据免疫组化检查结合临床可进一步明确垂体腺瘤病理类型。

垂体腺瘤有边界但无包膜，部分垂体腺瘤向邻近的正常垂体组织浸润生长。一般来说，垂体腺瘤细胞与正常垂体细胞有区别，腺瘤细胞形态较一致，呈卵圆形，细胞核圆形，有明显的核仁，染色质丰富，细胞丧失正常的短索排列，细胞的基膜发生变化。

（三）诊断依据

主要依据不同类型腺瘤的临床表现，视功能障碍及其脑神经和脑损害，以及内分泌检查学和放射学检查，做出诊断。

1. 临床表现

激素分泌性垂体腺瘤表现相应激素分泌过度，各类垂体腺瘤还可出现以下症状：①头痛；②视力视野障碍；③其他神经和脑损害，如下丘脑功能障碍，但由于垂体腺瘤导致的尿崩症罕见；④肿瘤累及第三脑室、室间孔、导水管可导致梗阻性脑积水；⑤肿瘤向侧方侵袭海绵窦可发生第Ⅲ、Ⅳ、Ⅴ、Ⅵ脑神经损害表现，突入中颅窝可引起颞叶癫痫。

2. 内分泌学检查

根据不同类型垂体腺瘤可有相应激素水平增多，如血 ACTH、血 F、PRL、GH、TSH 等增多。

3. 影像学检查

（1）头颅 X 线拍片：垂体微腺瘤蝶鞍大小正常，而大腺瘤多呈球形扩大，鞍底下陷，鞍底骨质变薄，鞍底倾斜呈双鞍底，后床突、鞍背骨质吸收、竖起后移或破坏。

（2）蝶鞍多轨迹断层像：避免了颅底骨质厚薄不均、形态不整所致重叠影像，可发现鞍底局部骨质吸收、变薄、鞍底倾斜、骨质破坏等微小改变，对早期诊断有帮助。

（3）鞍区 CT：做鞍区冠状位扫描和矢状重建可提高垂体微腺瘤的发现率。

垂体微腺瘤征象：①直接征象为鞍内低密度区>3mm，少数为高密度，而表现为等密度的微腺瘤则须结合间接征象进行诊断；②间接征象为垂体高度>7mm，鞍膈饱满或膨隆，不对称，垂体柄偏离中线>2mm 意义更大。

垂体大腺瘤多为高密度信号占据鞍内并可向鞍上发展；肿瘤内部可有低密度信号，为肿瘤软化坏死、囊性变所致。垂体卒中可见出血灶。如肿瘤向鞍上发展影响室间孔、第三脑室，可出现梗阻性脑积水征象。增强 CT 扫描示肿瘤呈均一或周边强化，边界更清楚。

4. 垂体微腺瘤的 MRI 表现

T_1 加权像显示多数垂体微腺瘤为低信号，少数为等或高信号，并可见垂体柄偏移、鞍底下陷等间接征象。T_2 加权像以高或等信号较多见。伴有出血时，T_1 和 T_2 加权像均为高信号。增强后显示垂体组织与腺瘤强化不同步，一般垂体组织强化峰早于垂体微腺瘤，故正常垂体明显增强，而微腺瘤增强不明显，从而显示出微腺瘤的大小和位置。应用动态增强扫描诊断效果更好。

垂体大腺瘤 MRI 表现：T_1 加权像呈等或低信号，T_2 加权像呈等、高混合信号。增强后肿瘤有不同程度强化，边界清楚，多数强化不均。可有肿瘤内囊性变、坏死、出血信号。

垂体卒中 MRI 表现：T_1、T_2 加权像呈高信号，提示肿瘤出血，若 T_1 加权像为低信号，T_2 加权像为高信号，提示肿瘤内梗死伴水肿。

5. 脑血管造影

脑血管造影对早期垂体微腺瘤多无异常发现，如肿瘤向鞍上、鞍旁发展，可见大脑前动脉 A，段弧形上抬，颈内动脉向外移，虹吸部张开。DSA 有助于明确或排除鞍内动脉瘤。对于垂体 ACTH 微腺瘤可采用经股静脉插管岩下窦取血测 ACTH 水平以协助垂体 ACHT 微腺瘤的诊断。

（四）鉴别诊断

应与颅咽管瘤、脑膜瘤、异位松果体瘤、脊索瘤、视神经或视交叉胶质瘤、胆脂瘤等发生于鞍区的肿瘤相鉴别。同时又要与空泡蝶鞍、垂体脓肿、Rathke 囊肿、垂体炎、颅内动脉瘤、交通性脑积水等非肿瘤性疾病鉴别，另外也须与由于内分泌靶腺功能障碍负反馈作用于垂体，导致垂体增生的疾病如原发性甲低相鉴别。

（五）治疗原则

1. 手术治疗

对大多数垂体腺瘤而言，手术仍为首选的治疗方法。垂体腺瘤的手术治疗有不同的手术入路，归结起来主要分为：

（1）经颅垂体腺瘤切除术：经额叶、经颞叶、经翼点入路。经颅入路手术适用于向鞍上、鞍旁、额下和斜坡等生长的肿瘤。

（2）经蝶垂体腺瘤切除术：大多数采用经蝶垂体腺瘤切除术已占90%以上。经蝶手术适应证有：各种类型的垂体微腺瘤；各种类型的垂体大腺瘤或垂体巨大腺瘤主要向鞍上或鞍后上伸展，轻度向鞍上前方及轻度向鞍上两侧者。对于晚期巨大肿瘤侵入海绵窦甚至累及海绵窦侵入中颅窝者亦可行一期经蝶部分或大部切除，以改善视力，为二期开颅手术做准备；肿瘤向蝶窦生长、向后生长侵入鞍背、斜坡者；伴发脑脊液鼻漏者。

2. 放射治疗

对手术切除不彻底或术后复发者，可采用放疗；注意对术前有明显视功能障碍者，提倡术后观察3~6个月，行增强 MRL 了解术后鞍区情况及视力视野恢复情况后，综合判断是否需要放疗。放疗总剂量45Gy，每次剂量为1.8Gy；如总剂量大于50Gy，及每次剂量大于2Gy，既不增强疗效，还会增加放疗的并发症。γ刀和X刀治疗垂体腺瘤取得了一定疗效，一般适用于术后肿瘤复发或残留肿瘤再生长又不适宜再次手术的病例。

二、垂体腺瘤各论

（一）垂体泌乳素腺瘤

垂体泌乳素腺瘤是激素分泌性垂体腺瘤中最常见的一种，约占分泌性垂体腺瘤的40%。

1. 诊断依据

（1）临床表现

①女性患者出现泌乳素增高，雌激素减少所致的闭经、泌乳、不育（又称 Forbis-Albright 综合征）。女性高泌乳素血症中 PRL 腺瘤占3（5）7%，而不孕患者中约1/3为高泌乳素血症所致。

②男性患者出现性欲降低、阳痿、男性乳房发育、溢乳、胡须稀少、生殖器萎缩、精子减少、活力低下、男性不育。

③泌乳素大腺瘤或侵袭性腺瘤压迫周围组织产生相应症状，见垂体腺瘤总论。

（2）内分泌学检查

如泌乳素大于 100ng/mL 则可能为垂体腺瘤所致；如大于 200ng/mL 则诊断泌乳素瘤较肯定。对于无功能腺瘤、GH 腺瘤、ACTH 腺瘤、TSH 腺瘤，血清 PRL 30~100ng/mL 不能轻易诊断为泌乳素腺瘤或混合性腺瘤。溴隐亭泌乳素抑制试验可用来判断肿瘤是否对溴隐亭敏感。

（3）影像学检查

见垂体腺瘤总论。

2. 治疗原则

（1）药物治疗

所有垂体泌乳素腺瘤都可首选多巴胺激动剂药物治疗。溴隐亭泌乳素抑制试验提示对溴隐亭敏感者，可首选溴隐亭治疗。部分对溴隐亭不敏感的患者也可选用卡麦角林等其他多巴胺激动剂治疗。约 10%病例对溴隐亭不敏感或者难以耐受药物的不良反应。

（2）手术治疗

以下泌乳腺瘤患者可首选手术治疗：垂体 PRL 微腺瘤、囊性 PRL 腺瘤、局限于鞍内的 PRL 腺瘤和肿瘤形态规则的非侵袭型 PRL 大腺瘤。对多巴胺激动剂不敏感或者因为药物不良反应大、难以坚持药物治疗者，也可选择手术治疗。手术治疗方法首选经蝶手术。

（3）放射治疗（包括伽马刀）

原则上不作为垂体泌乳素腺瘤的一级治疗方法，详见垂体腺瘤总论。

综合文献报道和北京协和医院神经外科的治疗经验，在有经验的神经外科医师，垂体 PRL 微腺瘤、囊性 PRL 腺瘤和局限于鞍内的 PRL 腺瘤经蝶手术治疗后的长期治愈缓解率可高达 80%~92%，非侵袭型垂体 PRL 腺瘤经蝶手术治疗后的治愈缓解率可达 85.5%，因垂体 PRL 腺瘤而致不育的女性，手术后只要血 PRL 恢复正常，其怀孕生育的概率可达 90%。女性垂体 PRL 大腺瘤患者在受孕前如果接受了手术治疗，其怀孕期间引起临床意义肿瘤体积显著增大的概率可由 30%降为 5%。男性垂体 PRL 腺瘤单纯经蝶手术治疗后的长期治愈缓解率仅为 23%~35%，侵袭型垂体 PRL 腺瘤单纯手术治疗难以达到内分泌学治愈。泌乳素腺瘤术后 5 年复发率为 7%~50%。

（二）垂体生长激素腺瘤

垂体生长激素腺瘤是激素分泌性垂体腺瘤中常见的一种，约占激素分泌性垂体腺瘤的 20%~30%。在男性和女性的发病率相似，多见于 40~50 岁患者。

1. 诊断依据

（1）临床表现

①肢端肥大：临床上表现为骨骼和软组织的过度生长，面部皮肤粗糙，嘴唇变厚，鼻唇肥大，鼻部肉质肥厚，头皮高度起皱，形成沟槽。额部隆起，下颌前突，腭骨变宽，牙齿咬合不正。

②代谢改变：主要表现在 GH 过多对糖代谢的影响和对胰岛素的拮抗作用，导致糖耐量异常、糖尿病；高甘油二酯血症，骨质增生、骨密度高、血钙、血磷增多，尿钙增高。

③呼吸道改变：出现呼吸睡眠暂停综合征、气道狭窄等。

④心血管改变：左心室肥大、心脏扩大、高血压等。

⑤垂体功能低下表现：疾病晚期出现垂体功能低下表现，其中以性腺功能受损明显。

⑥垂体腺瘤增大导致压迫症状：见垂体腺瘤总论。

（2）辅助检查

①内分泌学检查：应检测 GH 基础值和葡萄糖抑制试验。GH 基础水平正常值 $2 \sim 4ng/mL$，GH 葡萄糖抑制试验 GH 应被抑制到 $1ng/mL$ 以下；约 90%GH 腺瘤患者 GH 基础值高于 $10ng/mL$，葡萄糖抑制试验提示 GH 分泌不被抑制。血浆胰岛素样生长因子（IGF-1）浓度测定可反映 24hGH 的分泌情况和 GH 腺瘤的活动性。

②影像学检查：见垂体腺瘤总论。

2. 鉴别诊断

血 GH 升高者中 99% 以上来源于垂体生长激素腺瘤，由分泌性下丘脑肿瘤（分泌 GH-RH）和异位 GH 分泌的肿瘤所致者不足 1%，前者如神经节细胞瘤，后者如支气管类癌、小细胞肺癌、胃肠道肿瘤、肾上腺肿瘤等。

3. 治疗原则

（1）手术治疗

对多数出现肢端肥大症的患者来说，首选手术切除。手术方式主要是经蝶窦手术。手术的有效性取决于下列因素：肿瘤大小、侵袭程度、术前患者的生长激素水平。蝶鞍内非侵袭性微腺瘤，若基础生长激素水平小于 $50ng/mL$，单纯手术可以治愈。在其他的情况下，例如某些侵袭性大腺瘤和术前生长激素水平超过 $50ng/mL$ 的垂体生长激素腺瘤，仍把手术完整切除作为目标，必要时需要进行其他辅助治疗。在最复杂的情况是肿瘤的体积非常大，侵袭明显，手术切除的主要目的是减小肿瘤的占位效应，同时减少瘤负荷，可增加辅助性药物治疗及放射治疗的效果。

（2）放射治疗

放疗仅作为术后复发或术后效果不佳的辅助治疗。生长激素腺瘤的放疗疗效较为稳定。在等待放疗起效时，可使用生长抑素类似物和多巴胺激动剂，间断控制生长激素分泌过多。在多数病例中，放疗可有效阻断肿瘤的进展。手术后 3~6 个月的 GH 仍大于 10ng/mL，症状不缓解者应行放疗。放射治疗剂量 40~50Gy/4~5 周。

（3）药物治疗

两类可用来降低肢端肥大症的生长激素水平：生长抑素类似物和多巴胺激动剂。生长抑素类似物有兰瑞坦、奥曲肽等。若手术治疗效果不佳，奥曲肽是辅助治疗的首选。多巴胺激动剂也已经被用作肢端肥大症的首选和辅助治疗，但是最佳的治疗效果也只是中度的。只有很少患者用药后生长激素水平正常，肿瘤体积缩小的则更少。有人报道溴隐亭治疗肢端肥大症，只有 20% 的患者的生长激素<5ng/mL，只有 10% 患者 IGF-1 正常。对单药反应不佳的患者而言，联合应用生长抑素类似物和多巴胺激动剂可能效果更好。

（三）垂体促肾上腺皮质激素（ACTH）腺瘤

库欣病是垂体 ACTH 腺瘤或 ACTH 细胞增生所致，分泌过多 ACTH 及有关的多肽，引起肾上腺皮质增生，而导致血皮质醇含量增多，造成体内多种物质代谢紊乱而表现出来的一组综合征。

1. 诊断依据

（1）临床表现

①女性多于男性，青壮年起病较多。

②脂肪代谢紊乱、蛋白质代谢紊乱、糖代谢紊乱、水代谢紊乱，表现为向心性肥胖、多血质、满月脸、水牛背、锁骨上脂肪垫、痤疮、紫纹、多毛、皮肤变黑、多饮多尿、类固醇性糖尿病、糖耐量降低等。

③骨质疏松，常合并骨折，低钙引起抽搐。

④内分泌紊乱症状：性欲下降、月经紊乱、闭经、泌乳、不孕、阳痿，女性长胡须及喉结。

⑤邻近结构受压表现：少见，包括视力下降、视野缺损、视神经萎缩、海绵窦神经麻痹症状。

⑥电解质紊乱：可表现为低血钾、低氯、高血钠、低钙等。

⑦糖尿病、高血压、精神障碍。

⑧高血压。

⑨精神症状：失眠、情绪不稳、记忆力减退。

⑩抵抗力下降。

（2）辅助检查

①内分泌检查：血皮质醇、24h 尿游离皮质醇（UFC）及血 ACTH 水平增高；地塞米松抑制试验测血或 UFC，小剂量不能抑制，大剂量能抑制；血浆皮质醇昼夜节律消失。

②血清学检查：肝肾功能、血钙、血糖等。

③头颅 X 线片：蝶鞍大小多数正常，少数增大。

④鞍区 MRI：微腺瘤占多数，少数为大腺瘤或巨大腺瘤，应做鞍区平扫和增强，必要时行动态增强扫描。

⑤岩下窦静脉取血测 ACTH：须经过导管取血，为有创检查，技术难度大，仅在库欣综合征患者定位诊断困难时采用。

⑥PET：有助于发现影像学不典型的或异位的 ACTH 腺瘤，但不作为必须检查。

（3）鉴别诊断

本病须与引起库欣综合征的其他病变如异位 ACTH 腺瘤、肾上腺腺瘤鉴别。

2. 治疗原则

（1）手术治疗

经蝶窦垂体腺瘤切除是首选治疗，治愈率可达 90% 左右。

（2）放射治疗

因不能完全避免放射性损伤和垂体功能破坏，一般作为辅助治疗，可采用普通放疗、X 刀、γ 刀等。

（3）药物治疗

效果不理想，多作为辅助治疗，可选用的药物包括丙戊酸钠、赛庚啶、溴隐亭、氨鲁米特、生长抑素等。

（4）肾上腺切除术

适用于术后复发，放疗后临床和内分泌学检查皮质醇增多症状仍未能缓解的病例。

（四）Nelson 综合征

Nelson 综合征是垂体依赖性库欣综合征（库欣病）行双侧肾上腺切除后，由于缺乏皮质醇对下丘脑 CRF（ACTH 释放激素）的负反馈作用，导致 CRF 分泌过多，长期刺激原来存在的垂体 ACTH 腺瘤所致的综合征。

1. 诊断依据

（1）临床表现

①有垂体依赖性库欣综合征经双侧肾上腺切除或一侧肾上腺全切，一侧大部切除的病史。

②肾上腺皮质功能低下症状，包括消化系统症状（食欲减退、体重减轻、恶心、呕吐等）、神经系统症状（乏力、淡漠、嗜睡、精神失常等）、代谢障碍（稀释性低钠血症、空腹低血糖等）。

③皮肤黏膜色素加深，主要表现为黏膜、齿龈、皮肤掌纹和关节皱褶处色素沉着。

④大腺瘤或巨大腺瘤可出现肿瘤占位症状：视力下降、视野缺损、海绵窦神经受累症状等。

（2）辅助检查

①蝶鞍平片、CT 或 MRI 既可有垂体肿瘤征象，亦可正常。

②血 ACTH 水平绝大多数显著升高，少数亦可正常。

（五）垂体无功能腺瘤

垂体无功能腺瘤约占垂体腺瘤的 30%。由于这类肿瘤没有激素过多导致的临床表现，加之病程隐匿，因此常常是肿瘤长大引起神经损害症状，尤其是视力障碍时，才会引起患者注意。无功能垂体腺瘤包括裸细胞腺瘤，嗜酸细胞腺瘤，静止促皮质激素细胞腺瘤亚型 1、2、3 和罕见的静止促生长激素细胞腺瘤。习惯上为方便起见将促性腺激素细胞腺瘤也归为此类。尽管后者实际上是激素分泌性病变，可以促使性腺激素分泌增高，但是这种分泌与临床明确的高分泌状态无关。多数裸细胞腺瘤患者在中年或以后发病；男性似乎更易发病。

1. 诊断依据

（1）临床表现

无明显内分泌相关症状，常继发于肿瘤实质压迫邻近组织，表现为视力障碍、头痛和垂体功能低下。由于没有内分泌功能，垂体无功能腺瘤的早期症状常不明显。因此多数垂体无功能腺瘤被诊断时体积已经较大，常超出蝶鞍以外，按其生长方向不同，可以分别压迫到垂体周围正常垂体组织、视交叉、视束、下丘脑、第三脑室，一些肿瘤还可以浸润性生长，侵犯颅内、筛窦、蝶窦和海绵窦，从而导致相临床症状。视力、视野障碍最常见。垂体功能低下的相关症状也较常见，并可由内分泌检查证实。垂体柄受压导致的中度高泌乳素血症也可出现。

（2）鉴别诊断

①与激素分泌性垂体腺瘤相鉴别；②与颅咽管瘤、鞍区脑膜瘤、Rathke囊肿、皮样囊肿、上皮样囊肿、畸胎瘤、蛛网膜囊肿、异位松果体瘤、胶质瘤、转移瘤、脊索瘤等鞍区非垂体病变相鉴别；③与少见病如垂体脓肿、结核球、淋巴细胞垂体炎、真菌性炎症相鉴别。

2. 治疗原则

（1）手术治疗

无功能垂体腺瘤的首选治疗。手术目标包括降低占位效应，重获神经和视力功能，及保留或重获垂体功能。

①显微外科手术：治疗垂体腺瘤的主要手段，主要为经蝶窦入路手术。除了可以彻底切除肿瘤外，还具有明显降低了术中对脑组织、脑神经和血管的损伤，耗时短、不影响外貌，患者容易接受以及并发症少，死亡率低等优点。

②经颅入路手术：常用的是经额下入路和经翼点入路。优点是肿瘤及周围结构显露清楚，缺点是完全切除肿瘤困难，而且手术并发症及死亡率相对较高，患者难以接受。对于那些肿瘤质地坚硬、血运丰富或呈哑铃状生长的肿瘤以及鞍外扩展明显的巨大肿瘤常需要经颅入路手术治疗。

（2）放射治疗

无功能垂体腺瘤由于发现较晚，常侵袭周围组织，手术很难全切除，术后易复发。放疗可以抑制肿瘤细胞生长，同时减少分泌性肿瘤激素的分泌。

①常规放射治疗：用线性加速器产生的光子外照射实现。垂体腺瘤实施分次放射治疗，每日1次，一周5次，45Gy分割25～30次。更高剂量的辐射在控制肿瘤以及提高生存率方面没有更多效果，相反带来更多的不良反应。

②立体定向放射外科治疗：应用立体定向三维定位方法，把高能射线准确地汇聚在颅内靶灶上，可以在较短时间和有限范围内使辐射线达最大剂量，一次性或分次毁损靶灶组织，而对靶灶周围正常组织影响很小。常用的方法是γ刀和X刀。由于X刀是直线加速器作放射源，其准确性和疗效较γ刀差。放疗一般起效慢，治疗后至少1～2年才能达到满意效果，对那些需要迅速解除对邻近组织结构压迫方面效果不满意。不良反应有急性脑水肿、脑组织放射性坏死、肿瘤出血、脱发和垂体功能减退等。尽管曾普遍对所有不能完全切除的肿瘤患者施行术前放疗，现在这一做法作为常规策略已被废除。目前放疗适应证的选择严格得多，通常用于明确存在肿瘤快速进展的患者。对于较为缓和，生长较慢的病变，症状复发可能发生在数年以后，再次手术通常比放疗更可取。对于更为恶性，看起来

注定要快速再生长的肿瘤类型，推荐应用辅助放疗。在这种情况下立体定向放射线手术可能有效。

（3）药物治疗

无功能垂体腺瘤细胞膜上有与生长激素腺瘤和泌乳素腺瘤相似的生长抑素受体和多巴胺受体。生长抑素和多巴胺激动剂有治疗无功能垂体腺瘤的作用，能够使患者改善视野缺损和肿瘤体积缩小。生长抑素主要有奥曲肽等。多巴胺激动剂有溴隐亭、培高利特、卡麦角林等。此外，生长抑素类似物促性腺激素释放激素（GnRH）类似物、GnRH拮抗剂可能有一定的治疗效果。

（六）垂体促甲状腺激素（TSH）腺瘤

垂体 TSH 腺瘤是由于垂体肿瘤分泌过多 TSH 所致的中枢性甲亢。

1. 诊断依据

（1）临床表现

①不同程度的甲状腺增大和甲亢症状，如怕热、多汗、心悸、手抖、多食、消瘦、脾气急躁、大便次数增加或腹泻等。

②视功能障碍症状，表现为视力下降、视野缺损、眼外肌麻痹等。

③其他症状包括性欲下降、头痛、低钾血症、精神症状等。

（2）内分泌学检查

有血浆游离 T_3、游离 T_4、总 T_3、总 T_4 增高，多数 TSH 增高，但也可在正常范围。甲状腺球蛋白抗体和甲状腺受体抗体正常。

（3）影像学检查

多为垂体大腺瘤或巨大腺瘤，侵袭性腺瘤比例较高。甲状腺彩超显示甲状腺弥散性肿大。

2. 治疗原则

治疗目的是切除肿瘤，抑制 TSH 分泌，建立正常的甲状腺功能。

（1）手术

为首选治疗，根据肿瘤大小、位置选择经蝶入路或经额开颅手术。由于 TSH 腺瘤多为大腺瘤，易复发，故多提倡综合治疗。放疗可作为手术的辅助治疗，当手术未能完全切除肿瘤，或术后影像学未见肿瘤残留，但是甲亢仍存在时，应尽早放疗。

（2）药物治疗

由于患者存在甲亢，术前常短期使用抗甲状腺药物使基础代谢率正常。抗甲状腺药物治疗易使肿瘤呈侵袭性生长，因此，长期使用抗甲状腺药物，以及甲状腺手术或同位素治疗是有害的。奥曲肽为生长抑素类似物，可抑制垂体 TSH 和 α-TSH 水平，长期治疗可降低甲状腺素水平。其不良反应为腹部不适、腹泻，长期治疗可产生胆囊结石。奥曲肽非常昂贵，且须长期使用，尚难广泛采用，它可被作为术前准备以及手术和放疗后甲状腺功能仍不正常患者的首选药物治疗。

（七）垂体卒中

1. 定义

垂体卒中即垂体腺瘤卒中，是指垂体腺瘤生长过程中突发瘤内出血或坏死致瘤体突然膨大引起的并发症，多急性起病。垂体卒中典型的临床表现主要为突发性鞍旁压迫综合征和（或）脑膜刺激征。轻者于数日后自行缓解，重者可迅速出现严重的神经系统症状，昏迷甚至死亡。

2. 发病机理

垂体卒中的确切原因尚不清楚，目前认为可能与以下因素有关。

（1）缺血因素

①当垂体腺瘤的生长速度超过血液供应能力时，瘤组织内出现缺血坏死区，继而发生出血。

②垂体有独特的血管供应。当垂体腺瘤向鞍上生长时，可以嵌入鞍膈切迹和垂体柄的中间狭窄部位，阻断了肿瘤的营养血管，导致肿瘤缺血、坏死和出血；垂体腺瘤向侧方生长压迫海绵窦，外因使海绵窦压力增加，引起肿瘤内静脉压增高，使肿瘤供应动脉受损而梗死。

（2）血管因素

垂体腺瘤内血管丰富，形成不规则血窦，血窦壁菲薄，肿瘤体积增大引起局部压力增高导致血管破裂出血。

（3）肿瘤类型

文献报道认为泌乳素腺瘤多见。以往认为垂体卒中多见于体积较大的腺瘤，但目前认为小腺瘤亦可发生，许多微小腺瘤卒中后，临床症状不显著，称为亚临床垂体卒中。

（4）诱发因素

①外伤：在患垂体腺瘤时，若头部受到外力作用，由于头颅与脑运动速度不一致，肿瘤与脑颅在运动的瞬间发生挤压或牵拉，导致或促进供瘤血管出血，尤其是肿瘤病理血管。

②放疗：垂体腺瘤放射治疗可以使得瘤体内血管增加，增加出血的机会。

③雌激素：有实验表明，雌激素能导致垂体充血，易出现垂体卒中。

④上呼吸道感染、喷嚏使海绵窦内压力增高，如腺瘤长入海绵窦内，则瘤内静脉回流压力剧增，引起瘤内血供不足或动脉栓塞。

⑤其他：如溴隐亭、氯丙嗪、抗凝治疗、酗酒、血管造影、垂体功能动态检查、外科手术后以及蝶窦炎、动脉粥样硬化栓塞、血小板减少等也能诱发垂体卒中。

3. 临床表现

根据垂体腺瘤卒中出血量的不同，患者的临床表现亦不同。垂体卒中主要表现为严重的出血所致的脑膜刺激症状，及对周围组织的压迫症状。患者可能的症状为突然头痛、恶心、呕吐、复视、视力下降甚至失明、视野缺损，查体发现单个或多个海绵状窦内脑神经功能障碍，可为单侧或双侧。

根据肿瘤卒中后对周围结构的影响和病情缓急及严重程度，将垂体卒中分为四种类型。

（1）暴发性垂体卒中（Ⅰ型）：指出血迅猛，出血量大，直接影响下丘脑，此时患者均伴有脑水肿及明显颅内压增高，出血后 3h 内即出现明显视力视野障碍，意识障碍进行性加重，直至昏迷甚至死亡。

（2）急性垂体卒中（Ⅱ型）：指出血比较迅猛，出血量较大，已累及周围结构，但未影响下丘脑，也无明显脑水肿及颅内压增高，临床表现为头痛，视力视野障碍，眼肌麻痹或意识障碍，在出血后 24h 达到高峰，在观察治疗期间症状和体征无继续加重倾向，但占位效应明确。

（3）亚急性垂体卒中（Ⅲ型）：出血较缓慢，患者出现视力障碍或眼肌麻痹，原有垂体腺瘤症状轻度加重，无脑膜刺激征及意识障碍，常被患者忽略。

（4）慢性垂体卒中（Ⅳ型）：出血量少，无周围组织结构受压表现，临床上除原有垂体腺瘤的表现外，无其他任何症状，往往是 CT、MRI 或手术时才发现。

4. 诊断依据及鉴别诊断

对于垂体卒中前即存在垂体腺瘤症状的患者较易诊断，对于以前无症状的患者易被误诊为动脉瘤、脑膜炎或球后视神经炎。

诊断标准：

（1）突然头痛并伴有呕吐和脑膜刺激征。

（2）有鞍内肿瘤证据，伴有或不伴有鞍上侵犯。

（3）突然视力下降、视野障碍。

（4）眼肌麻痹。

如果仅符合前两点，出血来源不明确时，应行血管造影排除颅内动脉瘤。

鉴别诊断包括脑动脉瘤破裂、脑膜炎、中脑梗死和/或出血等、其他鞍区肿瘤的出血等。

5. 辅助检查

（1）X线检查：蝶鞍扩大，前床突消失，鞍底骨质破坏。

（2）CT：蝶鞍区呈圆形，边界清楚的高密度病变，有时为低密度影，增强扫描强化不明显。

（3）MRI：能较好显示鞍区周围的结构，分辨出垂体腺瘤、梗死灶和出血灶。

（4）脑血管造影或磁共振脑血管重建：不是必需的检查，可用以鉴别鞍上动脉瘤；血管造影可观察鞍区病变对海绵窦段血管的影响，可为术者判断手术风险提供重要的信息。

（5）腰穿检查：一般可根据影像学检查确诊，若须鉴别严重脑膜炎可行腰穿，垂体卒中患者脑脊液可为清亮或血性，早期可发现颅压及脑脊液蛋白增高。

6. 治疗原则

（1）不同类型患者的处理原则：Ⅰ型患者在确诊后应立即给予脱水药物及激素治疗，并尽早手术以减轻对下丘脑及视神经、视交叉的压迫；Ⅱ型患者可首先采用保守治疗措施，等患者一般状况好转后，限期手术治疗；对Ⅲ、Ⅳ型患者，如已有视力视野障碍，观察治疗一段时间无好转，应手术治疗。如无视力视野障碍，可以在严密观察、定期随访的基础上采取保守疗法，适当补充激素。在此期间如果占位效应明确，应考虑手术治疗。手术治疗方式可为经鼻-蝶显微手术或神经内镜手术，若肿瘤明显侵犯鞍上，可行根据肿瘤部位行开颅手术治疗。

（2）激素替代治疗：垂体卒中患者一经确诊应及时行激素替代治疗，以增强应激能力和减轻视神经、视丘下部的急性水肿，使临床症状趋于稳定，降低手术病死率；所有患者均应监测卒中急性期和恢复的垂体前叶功能检查，若出现垂体前叶功能低减，应根据检查结果进行相应的激素替代，并规律随访。

（3）严密监测患者出入量及血电解质，维持水电解质平衡。

（4）其他药物治疗：少数症状轻微的泌乳素腺瘤患者可不采用手术治疗，而应用溴隐亭或卡麦角林药物治疗。

第四节　听神经鞘瘤

一、定义

听神经鞘瘤多起源于第Ⅷ对脑神经的前庭支 Schwann 细胞，又称前庭神经鞘瘤，少数起自耳蜗部。多数为单侧性，少数为双侧性，本病为良性肿瘤，不会发生恶变和转移。

二、诊断依据

（一）临床表现

1. 前庭及耳蜗神经的症状：眩晕、耳鸣、耳聋、听力减退和听力丧失。

2. 头痛：主要表现为额枕部。

3. 邻近神经受损症状：三叉神经、后组脑神经及面神经受累症状，患侧面部麻木、声音嘶哑、咳嗽、疼痛、面肌抽搐、感觉迟钝、周围性面瘫。

4. 脑干和小脑受累症状：肢体共济失调、肢体力弱、动作不协调。

5. 晚期症状如吞咽困难、饮食呛咳，出现梗阻性脑积水症状，脑干受压症状和对侧脑神经症状，有些患者出现精神和意识障碍如淡漠、嗜睡、痴呆、昏迷。肿瘤巨大的晚期患者有时被误认为小脑、脑干肿瘤。

（二）辅助检查

1. 听力试验：普通听力检查和电测听、听觉诱发电位等，听力减退常常为感音性耳聋。

2. 前庭功能试验：冷热水试验，患侧可部分或完全消失。

3. 头颅 X 线片（汤氏位或斯氏位）：患侧内听道口扩大、骨质吸收或破坏。

4. 脑脊液检查：蛋白含量增高。

5. 脑血管造影：较大的肿瘤在患侧椎动脉造影可见小脑上动脉和小脑前下动脉移位和肿瘤染色。

6. 头颅 CT：小脑脑桥角区局限性低密度、等密度或高密度病灶，增强扫描后肿瘤强化，头颅骨窗位 CT 显示内听道扩大。

7. MRI：可显示肿瘤大小，与脑干的关系。肿瘤突入内听道内，可与脑膜瘤相鉴别。

三、鉴别诊断

听神经鞘瘤须与该部位的其他肿瘤如脑膜瘤、上皮样囊肿、蛛网膜囊肿、三叉神经鞘瘤、小脑和脑桥的胶质瘤等相鉴别。

四、治疗原则

（一）手术治疗

听神经鞘瘤是良性肿瘤，应用显微外科技术力争全切除，但肿瘤巨大，特别是包膜与脑干或主要供血动脉粘连紧密以及高龄患者，也可次全切除或包膜内切除。大型肿瘤力争保留面神经功能，小型肿瘤同时保留听神经功能。术中应用神经电生理监测技术有助于保留面神经功能。

主要手术入路：经枕下乙状窦后入路、经颅中窝入路、经迷路入路、经耳入路、经岩骨乙状窦后入路、经岩骨部分迷路切除入路、经岩骨乙状窦前入路等。主要手术并发症：面瘫、饮水呛咳、吞咽困难。脑干损伤或缺血性损害是术后死亡的主要原因。

（二）放疗

包括 γ 刀及 X 刀等治疗。对于年老体弱，或者全身其他器官系统功能较差、难以耐受手术者也可选择伽马刀治疗。伽马刀治疗只适用于直径 3cm 以下的听神经瘤，其起效时间较慢，需 1~2 年。

第六章　骨与软组织肿瘤

第一节　常见良性骨肿瘤

一、骨瘤

骨瘤是骨面上突出的良性肿物，内部为间充质细胞产生的正常成熟的骨结构，即致密的正常骨。病灶几乎全都在颅骨和下颌骨。

多发性骨瘤伴有结肠息肉、软组织纤维瘤和皮肤的皮样囊肿，称为 Gardner 综合征。

（一）诊断标准

1. 流行病学

（1）年龄：30~50 岁。

（2）性别：男女比例为 2∶1。

（3）部位：70% 在额窦和筛窦内，少见于长短管状骨。

2. 临床表现

无症状且肿瘤发展缓慢。

3. X 线表现

有两种类型：一种为致密型，肿瘤骨密度高，圆形或椭圆形，边缘清晰，周围无反应性软组织肿胀，周围无骨膜反应；另一种为疏松型，骨质密度低，肿瘤常常较大，周围有硬化带。

4. 病理表现

镜下见致密粗大的骨小梁，骨小梁成熟同正常骨的板层，少见或见不到哈佛管，骨细胞的数量不一。

（二）治疗原则

无症状的骨瘤可不予治疗。对邻近组织构成压迫出现相应症状者应手术治疗。

二、骨样骨瘤

骨样骨瘤由异常骨样组织、成骨细胞组成，其外包绕着反应性骨质。

（一）诊断标准

1. 流行病学

（1）年龄：5~20 岁。

（2）性别：男性较女性为多。

（3）部位：70%~80% 的病损在长骨，最常见于股骨、胫骨和肱骨的骨干或骨骺端，其次是脊柱、足、手骨。

2. 临床表现

典型的表现是患者长骨有持续数月的钝痛，夜间加重，服用水杨酸剂制或非带体抗感染药可缓解。

3. X 线表现

大多数在骨干皮质内，呈现小的圆形或椭圆形的放射透明巢，直径很少超过 1cm，常有致密的硬化骨包绕。CT 对发现瘤巢最有价值，可显示一个局限的小的低密度瘤，周围包绕着大范围的高密度反应骨形成，须与疲劳骨折、骨髓炎、骨脓肿、骨岛鉴别。

4. 病理表现

大体标本，骨样骨瘤是一小的、圆或椭圆、樱桃红或红棕色、直径为 1cm 或更小的肿瘤。组织学上，骨样骨瘤由界限清楚的交织呈网状的不规则的骨小梁和骨样矿化基质组成，可见局灶性骨母细胞在骨小梁边缘排列，有大量扩张毛细血管的纤维血管结构提供给肿瘤血运，骨样骨瘤的疼痛是由大量的瘤巢内的无髓神经轴索传导的。

（二）治疗原则

骨样骨瘤的标准治疗是完整切除瘤巢。

三、内生软骨瘤

内生软骨瘤为良性骨内肿瘤，由分化良好的软骨小叶组成，其可能是一种起始于软骨的错构瘤。

（一）诊断标准

1. 流行病学

（1）年龄：可见于任何年龄组。

（2）性别：男女发病率相同。

（3）部位：2/3 位于手部的短管状骨，大部分位于近节指骨，其次为掌骨、中节指骨以及远节指骨。很少一部分位于足之管状骨。

2. 临床表现

内生软骨瘤生长缓慢，体积小，几乎无血管，故长期无症状。若有症状，主要是因为部位表浅，如手部的管状骨易因骨膨胀刺激引起局部肿痛，或因病理骨折引起疼痛。而在四肢长骨，大部分内生软骨瘤均无症状，仅因其他疾病或病理骨折在拍 X 线片时被发现。

3. X 线表现

内生软骨瘤表现为边界清楚的溶骨区，有时由于肿瘤软骨的分叶状结构形成多环状，肿瘤生长较慢，有硬化缘，骨皮质变薄、有轻度膨胀。位于长骨的内生软骨瘤在干骺端呈中心性或偏心性生长，大小不等，以溶骨为主，可伴有钙化阴影。

4. CT

病变表现为烟圈样或爆米花样，比 X 线平片更能明确钙化的情况。

5. MRI

清晰显示髓腔内侵犯范围。骨扫描提示病变处浓聚。肿瘤生长活跃阶段，浓聚更明显。

6. 病理表现

由于其主要为透明软骨，故在肉眼下很有特点。肿瘤组织由白而亮的透明软骨形成分叶状，几乎无血液。镜下为分化良好的成熟软骨组织，软骨细胞分布疏松，呈圆形，核浓染，细胞群成串排列，多为单核，双核细胞罕见。病变区域内可有黏液组织，可见梭形细胞与黏液。

（二）治疗原则

1. 手部的内生软骨瘤若无症状可以暂不处理，也可刮除植骨治疗。

2. 位于长骨的无症状的、已钙化的内生软骨瘤亦无须治疗。

3. 那些有症状的、溶骨的，则须外科治疗。由于刮除时可能有肿瘤组织残留，所以手术时如能将硬化边缘一并切除则效果更好，残腔可用酒精、苯酚等处理，以减少术后复发。

4. 对于复发的病例，须行广泛的切除。

四、骨软骨瘤

骨软骨瘤即外生性骨疣，可分为单发性与多发性两种。在良性骨肿瘤中，骨软骨瘤最常见。

（一）诊断标准

1. 流行病学

（1）年龄：儿童或青少年。

（2）性别：男性多见。

（3）部位：长骨的干骺端，特别是股骨下端、胫骨上端、肱骨上端最为好发。下肢发病多于上肢。骨盆、肩胛骨、脊柱相对少见。

2. 临床表现

单发性骨软骨瘤是发生在骨表面的骨性突起。肿瘤生长缓慢，疼痛轻微或完全无症状，局部探查可触及一硬性包块，无压痛，骨软骨瘤在位于关节附近的可引起关节活动受限，也可以邻近神经血管而引起压迫症状。骨软骨瘤常可发生骨折引起局部疼痛，骨软骨瘤的恶变率约为1%。

3. X线表现

典型的X线表现是在骺板附近骨表面的骨性突起与受累骨皮质相连部可有窄蒂和宽基底两种，但其特点是受累骨与骨软骨瘤皮质相连续，之间没有间断，病变的松质骨与邻近的骨干髓腔相通。骨软骨瘤的生长趋向与肌腱或韧带所产生力的方向一致，一般是骨骺端向骨干方向生长。肿瘤表面有透明软骨覆盖，称为软骨帽，其厚薄不一。薄者，X线不易显影；厚者则可见菜花样致密阴影，但边界清楚。软骨帽的厚薄与生长年龄相关。年轻患者软骨帽可相对较厚，成年时则较薄。儿童软骨帽超过3cm时才考虑恶性变可能，而成年人软骨帽超过1cm则有恶性变的可能，临床需要警惕。

4. 病理表现

肿瘤的纵切面中，显示以下三层典型结构：表层为血管稀少的胶原结缔组织，与周围骨膜衔接并与周围组织隔开；中层为灰蓝色的透明软骨，即软骨帽盖，类似于正常的软骨，一般为几毫米厚；基层为肿瘤的主体，外缘为皮质骨与正常骨相连，内部为松质骨，与宿主骨髓腔相通。镜下生长期骨软骨瘤患者的软骨帽的组织学表现类似于骨骺板。

（二）治疗原则

无症状或发展缓慢者可以不做手术，密切观察。

手术适应证为：①成年后持续生长；②出现疼痛；③影响关节活动；④肿瘤较大影响外观；⑤有邻近骨骼、血管、神经压迫；⑥位于中轴部位，如骨盆、肩胛骨、脊柱等；⑦怀疑有恶变倾向。

手术时应做骨软骨瘤的膜外游离，充分显露，并于基底部周围的正常骨边缘做整块切除。基底部切除过少，局部可遗留有骨性突起。软骨帽切除不净，易于复发。位于中轴骨骼（即躯干、头颅、胸廓骨骼）的骨软骨瘤，即使没有恶变征象，手术切除也应相应广泛，以减少术后复发。

五、骨母细胞瘤

骨母细胞瘤是少见的由骨母细胞形成的良性成骨肿瘤。骨母细胞生成网状原始骨片，形成突出的肿瘤边缘。

（一）诊断标准

1. 流行病学

（1）年龄：年龄高峰在 10~30 岁，范围是 5~70 岁。

（2）性别：男性更为常见（250：1）。

（3）部位：好发于脊柱，尤其是身体后面部分，如盆骨（40%~55% 病例）。其他部位，股骨近端、股骨远端和胫骨近端最为常见。骨母细胞瘤较少发生于跗骨（距骨和跟骨）。

（4）发病率：占全部骨肿瘤的 1%。

2. 临床表现

前期症状的持续期在 1 周至 2 年不等，绝大多数病例接近 6 个月。骨母细胞瘤的进展速度要快于经典的骨样骨瘤，这与其更强的自溶属性及缺少生长限制的特性相一致。它可以引起疼痛、肿胀、不适以及功能性障碍，特别在脊髓损伤时（脊柱侧凸、肌肉痉挛、神经系统症状），从而要求更早期的治疗。疼痛是最主要的症状并且大多被描述为剧烈性的。在一些病例中会出现夜间疼痛加剧及服用阿司匹林可缓解疼痛的现象。脊柱骨母细胞瘤与骨样骨瘤有相似的症状和体征，如后背痛、脊柱侧凸和神经根压迫症状。

3. X 线表现

骨母细胞瘤基本上是周边溶骨形成的圆形或卵圆形缺损，限于反应骨的骨膜壳。在脊柱 X 线片上，呈现动脉瘤样骨囊肿样图像。肢体肿瘤是干骺端溶解缺损伴一个薄层骨膜壳。大的肿瘤也产生动脉瘤样改变。一些肿瘤发生在骨膜下，仍限制在骨膜骨壳中。大多数骨母细胞瘤为溶骨性，不到 30% 为中心钙化。骨母细胞瘤直径从 2~3cm 到大于 15cm 不等，多数在 3~10cm 范围。继发动脉瘤样骨囊肿样变化的肿瘤通常较大。

4. 病理表现

大体标本上骨母细胞瘤有极其丰富的血供，因此它是红的或是红棕色，通常肿瘤骨有沙砾样或砂纸样黏度。肿瘤通常为卵圆形，带有较薄的皮质骨和薄的骨膜反应骨壳。在囊样病变中，明显可见类似动脉瘤样骨囊肿的血腔。肿瘤和髓腔的分界是清楚的，通常有反应骨。骨母细胞瘤有与骨样骨瘤一致的组织学特征。肿瘤是针状网状骨或是骨小梁。这些针状骨是偶然或是无秩序排列的，由单层骨母细胞排列。血运是丰富的，经常可见散在的红细胞。骨母细胞是以有丝分裂增生的，没有异型性。弥散分布的破骨细胞型的多核巨细胞类似于骨巨细胞瘤的巨细胞表现。

（二）治疗原则

骨母细胞瘤可通过刮除术治疗。大的病变可行切除术。

六、软骨黏液样纤维瘤

软骨黏液样纤维瘤为主要由黏液样软骨组成的软骨来源的良性肿瘤。

（一）诊断标准

1. 流行病学

（1）年龄：10~30 岁。

（2）性别：男多于女。

（3）部位：好发于长骨干骺端和跗骨，尤以胫骨近端最多见。

2. 临床表现

疼痛为主要症状，少数无症状者可因拍 X 线片而偶然发现，自然病程生长缓慢，很少长到很大，边缘有反应骨，多为 2 期活跃性病变，1 期者很少，但可发展为 3 期侵袭性病变，穿破骺板侵入骨骺和周围软组织。未见恶变为软骨肉瘤病例。

3. X 线表现

病变表现为干骺端的边界清楚的、偏心性、低密度阴影，呈"扇贝"样缺损，病灶常呈分叶状，有时可见多个。Codman 三角罕见，明显的钙化不常见。

4. 其他影像学检查

放射性核素扫描、CT、MRI 等。

（二）治疗原则

手术治疗为主，2 期病变行刮除术，复发率小于 10%，而 3 期病变刮除后复发率太高，必须广泛切除。

七、软骨母细胞瘤

软骨母细胞瘤为来源于幼稚软骨细胞（软骨母细胞）的良性肿瘤。

（一）诊断标准

1. 流行病学

（1）年龄：10~20 岁。

（2）性别：男多于女。

（3）部位：好发于长骨的二次骨化中心，最多见的部位为肱骨头、股骨髁、胫骨平台。有时可见于无二次骨化中心的小骨（如距骨）和扁平骨的骨突（如髂骨翼）。

2. 临床表现

主要症状为间断性疼痛和临近关节的肿胀，在膝关节有时的表现极似关节内紊乱。

3. 自然病程

大部分病变为 2 期活跃性病变，有症状，生长缓慢。小部分为 3 期侵袭性病变，病变向邻近关节或软组织浸润，病变可穿透弱板进入干骺端。软骨母细胞瘤恶变者罕见，多位于骨盆，有放疗史。"良性"病灶的远处转移罕见。

4. X 线表现

通常，病变表现为二次骨化中心内小圆形、2~4cm 的低密度阴影，边界清楚，周围有反应骨形成硬化缘，病灶内可见点状钙化，但不是主要的特征。有时病变未突破硬化缘，但已出现畸形。

5. 其他影像学检查

放射性核素扫描、CT、MRI 等。

（二）治疗原则

1. 为了避免因污染所致的复发，手术入路一般不要经关节，但经骺板的入路有可能导致生长畸形。当考虑到患者的年龄和病变的部位，认为经骺板手术所致的生长畸形比较小时，首选经骺板手术，从而避免关节内复发的危险。

2. 刮除 2 期病变，复发率接近 10%，若病灶较大需要植骨。对于年龄较小的患者，在经骺板入路后，为了减少畸形的发生，可以填入脂肪或人工合成物。

3. 3 期病变复发率很高（刮除后约为 50%），刮除后可用物理方法如甲基丙烯酸甲酯处理残腔，但有损伤骺板的危险。广泛的大块切除后复发率极低，但有可能导致部分功能丧失。

4. 伴有关节内种植的复发性软骨母细胞瘤，须行关节外的大块切除。

第二节　骨原发恶性肿瘤

一、骨肉瘤（经典型）

骨肉瘤一般指经典型骨肉瘤，是原发髓内高度恶性的肿瘤。由增生肿瘤细胞直接产生骨或骨样组织为特点的恶性肿瘤。

（一）诊断标准

1. 流行病学

（1）年龄：最常发生在 10~20 岁阶段，60% 发生在 25 岁以下。

（2）性别：男性好发，男女性发病率的比值为 3:2。

（3）部位：好发在四肢长骨上，尤其是股骨远端、胫骨近端和肱骨近端。这种肿瘤好发于干骺段（91%）或是骨干（9%）。尽管长骨是原发传统骨肉瘤最常见的发病部位，但是非长骨（如下颌骨、盆骨、脊柱和颅骨等）的病变随年龄的增长发病率可能增长，可以出现多中心的或跳跃性的病灶。

（4）发病率：4~5/1 000 000。

2. 临床表现

骨肉瘤最常见的临床表现是疼痛和肿块，症状基本上持续超过几周或几个月。疼痛可放射至临近关节，初期疼痛多为间歇性隐痛，随病情发展疼痛逐渐加重，多发展为持续性疼痛，休息、制动或者一般止痛药无法缓解。随后疼痛部位可以触及肿块，可伴有关节活动受限，但关节积液并不常见。体格检查可能发现局限肿块，有疼痛和压痛。运动受限，局部发热和毛细血管扩张。在病情进展期，常见到局部炎症表现和静脉曲张。病理性骨折发生在 5%～10% 的患者中，多见于以溶骨性病变为主的骨肉瘤。尽管转移瘤可发生在许多部位，但是肺转移瘤还是最为常见的重要的系统性疾病。骨骼是其次好发的转移部位。约 80% 的患者在肿瘤发现前肺内可能就已经存在微小转移灶。

3. 实验室检查

血浆碱性磷酸酶（AKP）和乳酸脱氢酶（LDH）中度至大幅度的升高，大多数病例可以观察到 AKP 的升高，且与肿瘤细胞的成骨活动有关，但是肿瘤组织中 AKP 水平和血浆中 AKP 水平没有确切的数量关系。较 AKP 的诊断价值更为重要的是该指标对于预后的意义，如果手术完整的切除了肿瘤，AKP 可以下降至正常水平；如果术后该指标没有下降到正常水平，或仍处于较高水平则多提示存在肿瘤转移或肿瘤有残留。

4. X 线表现

一些骨肉瘤成骨明显，另一些则以溶骨性破坏为主，可见呈蜂窝状，退行性改变或呈毛细血管扩张样改变的肿瘤。传统骨肉瘤的影像学表现是极其多样的，可能表现为完全成骨性的，也可能是溶骨性的。大多数的病例中，都表现为溶骨性和成骨性混合病灶，并伴随皮质骨破坏和肿瘤侵犯软组织。当肿瘤穿破皮质，侵入软组织内形成最具特征的影像学改变，即特征性骨膜反应。垂直于骨膜呈放射样平行排列的针状骨膜反应，即"怒发冲冠"征，或排列成由骨膜上一点向外放射，即日光放射征。Codman 三角，此种骨膜反应是由反应骨形成，后者位于被穿破皮质肿瘤组织所顶起的正常骨外膜和肿瘤向骨外浸润部位与皮质骨之间。

5. CT

在术前判断肿瘤的范围上有帮助。

6. MRI

在术前判断肿瘤的范围上有帮助。

7. ^{99m}Tc 核素骨扫描

可提供关于骨转移，多中心和系统疾病的信息。

8. 病理学表现

经典骨肉瘤被认为是一种"梭形细胞肉瘤"。诊断骨肉瘤在病理切片上必须见到骨样基质。后者是致密的、粉红色的、多型性的细胞间物质。有时需要区分它与其他的嗜酸性细胞外物质，如纤维和淀粉。经典型骨肉瘤可分成三种主要亚型：成骨型（50%）、成软骨型（25%）和成纤维型（25%）骨肉瘤。其他少见的骨肉瘤亚型包括毛细血管扩张型骨肉瘤、小细胞骨肉瘤、骨旁骨肉瘤、骨膜骨肉瘤、高度恶性的表面骨肉瘤、低恶性度中心性骨肉瘤、多中心骨肉瘤、继发性骨肉瘤（Paget 病）等。

9. 鉴别诊断

鉴别诊断主要通过病史、影像学和组织病理检查。

（1）慢性骨髓炎：慢性骨髓炎发病隐匿，患者主诉为轻至中度骨痛，无全身症状，很少有功能障碍。实验室检查很少有阳性发现，大部分患者血沉轻度增快，血培养很少阳性。X 线表现为干骺端髓腔内斑片状、虫蚀样骨破坏和层状葱皮样的骨膜反应。骨髓炎的骨破坏同时有骨质增生、骨破坏与修复性、反应性增生同时存在。当骨破坏广泛后则多有死骨出现，死骨是诊断骨髓炎的特殊征象。骨髓炎的破坏有向骨骺蔓延的倾向。骨髓炎的病程进展后软组织肿胀可逐渐消退，无软组织包块出现。活检有助于诊断。

（2）尤文肉瘤：尤文肉瘤是儿童第二位常见的原发恶性骨肿瘤，常发生于长骨和骨盆，经常侵犯骨干。骨膜反应可呈葱皮样改变，但增生的骨膜中多可见到不规则的骨破坏，临近软组织也往往有瘤组织侵入，CT 和 MRI 可清楚显示。临床上多疼痛剧烈，伴有发热、白细胞轻度升高。

（3）骨巨细胞瘤：骨巨细胞瘤好发年龄为 20~40 岁，常见于长骨骨端，偏心的圆形或椭圆形溶骨性破坏，逐渐向四周膨胀性发展，但以横向发展更明显。肿瘤膨胀改变明显后受侵骨皮质变薄，骨外膜在皮质外有新生骨形成，形成薄的骨包壳。包壳若呈分页状、多房状，则 X 线平片表现为多房样，包绕溶骨性破坏密度减低区，其内不见钙化或骨化致密影。

（4）疲劳骨折：疲劳骨折多见于新兵和各种运动员，发病部位以跖趾骨多见，其次为胫骨。主要表现为局部隐痛或钝痛，负重行走后加重，休息后好转。查体见局部牙痛，有时有局部软组织肿胀，少数患者可触及硬块。X 线表现为局限性大量平行骨膜反应、骨痂及大量骨髓内生骨痂，MRI 可发现骨折缝。

（二）治疗原则

骨肉瘤的治疗以大剂量个体化新辅助化疗和手术为主。目前，在新辅助化疗和正确的手术方案的基础上，5 年无瘤生存率为 50%~70%。手术的方案应根据术前化疗的效果及肿瘤的外科分期而定。此外，还要参考患者、家庭的意愿，患者的年龄、心理状态，肿瘤的部位、大小，软组织、神经血管束的情况，可预见的术后功能等。有计划地、合理地应用现有的治疗手段，以期最大幅度地根治、控制肿瘤，提高治愈率，改善患者的生活质量。

1. **术前化疗**

Ⅱ、Ⅲ期骨肉瘤的化疗应该在骨肿瘤专科进行，并由具有足够经验的骨肿瘤专家或在其指导下施行。化疗的疗效评价参照临床、影像和术后 Huvos 化疗坏死率分级。

（1）推荐药物：阿霉素、顺铂、大剂量甲氨蝶呤和异环磷酰胺。

（2）给药方式：序贯用药和联合用药，静脉或动静脉联合给药（甲氨蝶呤和异环磷酰胺不适合动脉给药）。

（3）用药时间 1~2 周期，1~2 个月。

2. **手术治疗**

（1）手术治疗原则手术切除是骨肉瘤的主要治疗手段，分为保肢手术和截肢手术，现在 90% 以上的肢体骨肉瘤患者可成功保肢。在保肢成为肢体肿瘤外科治疗的主流的今天，患者的生存率并未下降，局部复发率为 5%～10%，与截肢治疗的生存率、局部复发率相同。骨肉瘤广泛性切除术为在肿瘤周围正常肌肉和软组织内切除，截骨在 MRI 确定的髓腔内肿瘤侵犯范围上 3~5cm，肿瘤切除各外科边界均为阴性。

（2）保肢手术的适应证：①四肢和部分中轴骨的肿瘤，软组织内的侵犯程度中等；②主要神经血管束未被侵犯，肿瘤能获得最佳边界切除；③无转移病灶或转移灶可以治愈；④患者一般情况良好，无感染征象，能积极配合治疗。

（3）保肢手术的禁忌证：瘤体巨大、分化极差、软组织条件不好的复发瘤，或者肿瘤周围的主要神经血管受到肿瘤的侵犯以截肢为宜。

（4）保肢手术的重建方法：保肢手术的重建方法包括瘤骨骨壳灭活再植术、异体骨半关节移植术、人工假体置换术（最常用）和关节融合术等。

（5）保肢术后肢体功能评价：参照 1993 年美国骨肿瘤学会评分系统（MSTS 评分）。该功能评分系统是基于分析疼痛、功能活动及心理接受程度等全身因素及分析上肢（手的位置、手部活动及抬举能力）或下肢（是否需要外部支持，行走能力和步态）的局部因素而建立的。这六种因素的每一种分为 0、1、2、3、4、5 六个级别。

3. **术后化疗**

（1）术前化疗敏感：维持术前化疗药物种类和剂量强度。

（2）术前化疗不敏感：加大剂量强度或加用二线药物，如紫杉醇、VP 16、VEGF 拮抗剂等。

（3）给药方式：序贯用药和联合用药。

（4）用药时间：5~6 个月（4~5 周期），保证化疗剂量强度。

4. 骨肉瘤肺转移的治疗

肺转移灶治疗的关键是早期发现、早期治疗、应改变化疗方案，增大药物剂量或尝试新的药物，并积极手术切除肺转移灶。

5. 放射治疗

目前已不属于原发骨肉瘤的常规治疗。由于单纯保肢手术的局部复发率较低，缺乏使用辅助放疗的适应证。成骨肉瘤放疗所需的有效剂量很高，约 6 000cGY，虽然 7 000 ~ 8 000cGY 的剂量效果更好，但对周围正常组织的损伤也大。联用高剂量放疗和化疗，仍可以发现存活的肿瘤组织，因此，放疗不能单独作为大多数骨肉瘤的首要选择，在某些特殊的病变区，如头面部或脊柱，或保肢术后复发，患者拒绝截肢或无法再次手术的部位，仅作为局部姑息治疗的一种方法。

6. 随访

所有接受治疗的患者都应进行随访。目标包括监测骨肉瘤复发、肺或其他部位转移，指导保肢术后肢体功能锻炼，评估全身状态，为患者和家属提供心理支持等。术后 2 年内每 3 个月随访一次，2 ~ 5 年内每 6 个月监测一次，5 ~ 10 年内每年监测一次。监测应包括体检、局部 X 线、胸部 CT、全身骨扫描等。每次随诊时都应进行病情评估和功能评分。复发患者应该再次进行化疗、广泛切除或截肢、无法手术者可考虑局部姑息放疗。

二、软骨肉瘤

软骨肉瘤是软骨分化的恶性肿瘤。不同于软骨瘤，这种肿瘤含有大量的肿瘤细胞，细胞异型性更明显，含有相当数量的丰满的肿瘤细胞，细胞核较大，或者含有双核细胞。核分裂像少见。黏液化、钙化或骨化都可能存在。

（一）诊断标准

1. 流行病学

（1）年龄：大多数患者年龄大于 50 岁，发病高峰在 40 ~ 70 岁间。

（2）性别：男性稍常见。

（3）部位：常见发病部位是盆骨（骶骨为最常见的病灶骨），随后是在股骨近端、肱骨近端、股骨远端和肋骨。

（4）发病率：占恶性骨肿瘤的大约 20%。

2. 临床表现

单独或是同时存在的局部肿胀和疼痛，都是重要的症状。这些症状很常见，并持续很长时间。肿瘤生长缓慢，向周围软组织伸展，但是转移少见，并且多发生在晚期。转移的病例一般为高度恶性。最常见的转移部位为肺脏，其他的少见部位包括骨、肝、淋巴结转移。

3. X 线表现

发生在长骨干骺段和骨干的原发软骨肉瘤呈现梭形膨胀，伴有皮质骨增厚。表现为散在分布的点状射线透明区和环样不透明（矿化）区。皮质骨侵蚀和破坏是常见的，皮质骨的破坏往往同时伴有皮质骨的增厚，有时候伴有软组织肿物形成。

4. CT

可提示基质钙化。

5. MRI

有助于描绘肿瘤的范围和明确软组织受累情况。

6. 病理表现

根据软骨肉瘤的起源可以将其分为原发性和继发性；根据肿瘤的位置可以将肿瘤分为外周型和中心型。宿主骨内膜的不规则破坏是与内生软骨瘤相鉴别的重要特征。基于肿瘤细胞核的大小、核的染色（浓染）和细胞数目，软骨肉瘤分为 1~3 级。

（1）1 级：肿瘤细胞数目中等、有浓染的、大小一致的圆核。偶尔可发现双核细胞。与内生软骨瘤的细胞学相似。

（2）2 级：肿瘤细胞数目较多，核的异形程度、浓染程度和核的大小都较大。

（3）3 级：病变的细胞数目更多，细胞的多形性和异形性都要高于第二级。容易见到细胞的有丝分裂。

大多数的原发软骨肉瘤都是 1 级或 2 级。3 级软骨肉瘤较少被报道。1 级软骨肉瘤约占 60%，2 级软骨肉瘤约占 35%，只有 3%~5% 为 3 级软骨肉瘤。

软骨肉瘤的其他病理亚型包括去分化软骨肉瘤、继发性软骨肉瘤、间叶型软骨肉瘤、透明细胞软骨肉瘤等。

（二）治疗原则

1. 软骨肉瘤的治疗首选手术。

2. 外科边界不但取决于肿瘤的病理分级，也取决于肿瘤所在部位的局部条件，例如肿瘤的皮质骨侵犯范围以及软组织肿块的情况。

3. 多数软骨肉瘤分化较好，但是切除不彻底非常容易局部复发。

4. 软骨肉瘤放疗、化疗不敏感。

三、Ewing 肉瘤/原始神经外胚层肿瘤

Ewing 肉瘤/原始神经外胚层肿瘤被定义为具有不同程度神经外胚层特点的小圆细胞肿瘤。Ewing 肉瘤在光镜或电镜下免疫组化中缺乏神经外胚层特征，而原始神经外胚层肿瘤则指那些具有丰富神经外胚层特征的肿瘤。Ewing 肉瘤和原始神经外胚层肿瘤均属于 Ewing 肉瘤家族。这个家族的肿瘤存在特征性的染色体移位。其中 85% 的病例为 t（11；12），染色体臂 22q12 上 EWS 基因的 5' 端和染色体 11q24 上 FLI 基因的 3' 端的融合，形成特征性的融合基因 EWS FLLI 10%~15% 的病例存在其他功能类似的基因改变，即 t（21；22）（q22；q12），融合基因 EWS 迁移到染色体臂 21q22 上的 ETS 和 ERG。

（一）诊断标准

1. 流行病学

（1）年龄：80% 的患者小于 20 岁，而发病高峰年龄为 10~20 岁，大于 30 岁的患者很少见。

（2）性别：男女比例约为 4∶1。

（3）部位：好发于长骨的骨干和干骺端，盆骨和肋骨也是常见的累及部位，而脊柱、肩胛骨则较少被累及。

（4）发病率：约占原发恶性骨肿瘤的 6%~8%。

2. 临床表现

局部的疼痛是最常见的临床症状，同时伴有局部肿胀或触及肿块。对患者进行全身检查时经常发现发热、贫血、白细胞增多和血沉增快等表现。但病理性骨折并不常见。

3. X 线表现

一个发生于长骨或扁平骨骨干上的边界不清的骨化灶是最常见的特征，而渗透性或虫蚀样骨破坏伴洋葱样多层骨膜反应也是其特征之一，肿瘤的皮质也可以厚薄不均。Ewing 肉瘤常表现为一个巨大的、边界不清的肿物。Ewing 肉瘤在影像学上应与骨肉瘤、神经母细胞瘤、骨髓炎、嗜酸性肉芽肿等疾病鉴别。

4. 病理表现

大多数肿瘤是由形态一致的具有圆形核的小圆细胞组成，这些细胞大而不规则，具有明显的核仁和完好的染色体，但缺乏清晰的或嗜酸性的细胞浆少，细胞质膜也不清楚。在这种细胞的胞质中，含有 PAS 染色阳性的糖原，而在恶性淋巴瘤中没有这一成分，以此可以作为鉴别上述两种肿瘤的简单方法。

（二）治疗原则

1. Ewing 肉瘤/原始神经外胚层肿瘤对于放疗、化疗比较敏感，因而放疗、化疗是常规的治疗措施。

2. 对于肿瘤发生在四肢的患者应进行手术切除。

3. 对于肿瘤位于脊椎、骨盆的病例可根据病情考虑手术或放疗。

在现代治疗技术的支持下，Ewing 肉瘤/原始神经外胚层肿瘤的预后已有了很大提高，目前的生存率已达到 50% 左右。比较重要的预后因素包括肿瘤的分期、解剖部位、大小。在诊断时已发生转移，生长在脊椎、盆骨上的肿瘤，预后不良。

四、浆细胞性骨髓瘤

浆细胞性骨髓瘤是源于骨髓浆细胞的单克隆性瘤样增生，通常为多中心性，能最终浸润到全身各个器官，其特点是溶骨性骨损害、骨痛、高钙血症、浆细胞恶性增生，以及由于异常的免疫球蛋白链（淀粉样物）沉积引起的包括肾脏在内的全身各个脏器功能紊乱。

（一）诊断标准

1. 流行病学

（1）年龄：多发生于 40 岁以上，大部分患者的年龄在 60 岁和 70 岁左右。

（2）性别：性别差异不大。

（3）部位：首先侵犯的往往是那些在成年后仍保留红骨髓的骨骼，好发部位依次为脊椎、肋骨、颅骨、骨盆、股骨、锁骨和肩胛骨。

2. 临床表现

广泛的溶骨性损害引起的骨痛、病理性骨折、高钙血症和贫血。最常见的临床表现是骨痛，程度和持续时间不尽相同，可以向脊柱和前胸放射。最初的症状往往是下腰部和髋部疼痛，有时可以伴有神经症状。椎体压缩骨折后肿瘤会进入椎管，引起脊髓和神经根受压。肋骨和其他长骨的骨折也很常见。50% 以上的病例伴随贫血、异常出血倾向、肾功能不全等表现。消瘦、发热也很常见。

3. 实验室检查

（1）血常规：贫血可为首见征象，血片中的红细胞排列成钱串状，晚期有全血细胞减少；血沉显著增快。

（2）骨髓象：骨髓检查显示骨髓瘤细胞增生。

（3）血清蛋白电泳可见单克隆免疫球蛋白形成的尖峰和 M-蛋白带。

（4）免疫电泳可确定骨髓瘤的类型。

（5）血清 β_2 微球蛋白增高。

（6）血钙测定：骨质广泛破坏，可出现高钙血症。

（7）尿和肾功能检查：90％以上患者有蛋白尿，血尿素氮、肌酐、尿酸多可增高。

4. X 线表现

不同病例的 X 线表现不尽相同，大多数经典的多发性骨髓瘤病例在影像学上均可见到圆形和类圆形的溶骨性破坏，呈补丁样改变。病灶最初往往是小的圆形透亮点，边界清楚，周围没有硬化，病灶逐渐增大，并融合成片。病变发生在肋骨、胸骨和一些长骨的时候，往往会膨胀性改变，皮质变薄，这种表现被称为气球样改变，在早期孤立性病灶和病变进展缓慢时常见。脊椎、肋骨和长骨的病理性骨折在各种类型的骨髓瘤中均常见。骨皮质的侵蚀很常见，但是明显的骨膜新骨形成少见。

5. CT

能发现 X 线平片所不能显示的很微小的病变。

6. MRI

能发现 X 线平片所不能显示的很微小的病变。

7. ^{99m}Tc 骨扫描

转移性癌和恶性淋巴瘤在骨扫描上通常是阳性的，然而骨髓瘤引起的病变通常为阴性。

8. 病理表现

浆细胞性骨髓瘤是由呈圆形或卵圆形瘤细胞组成的瘤体，通过参照浆细胞谱系中表明的细胞成熟度的不同，从而有助于预后的判断。从组织学上看，这些瘤细胞显示具有丰富稠密的嗜酸性粒细胞的胞质，且细胞轮廓明显可见。瘤细胞核呈偏心状，染色质簇集于四周，常显示呈车辐状，核仁明显可见。分化较好的瘤细胞核分裂相当罕见。

（二）治疗原则

1. 对于肿瘤已经扩散的病例，化疗联合放疗是最好的治疗方案，尽管化疗在很多病例当中只起到暂时延缓病情进展的作用，但恰当的联合用药确实可以延长患者生存时间。

2. 放射治疗对骨髓瘤局部有效，尤其适用于那些无法进行手术的病例。

3. 脊椎肿瘤可以进行放射治疗，但对于肿瘤穿破骨质，进入椎管并造成脊髓和神经根压迫的时候，应该先进行减压手术，随后再行放疗。

4. 当长骨发生病理性骨折的时候，确切的内固定是必要的，术后再行放疗。

五、恶性淋巴瘤

恶性淋巴瘤是由恶性淋巴细胞组成的。骨淋巴瘤可以是原发性的或者继发于其他的系统性疾病。绝大多数淋巴瘤是浸润性大 B 细胞型。骨组织淋巴瘤占淋巴结外的肿瘤的 5%。16% 的淋巴瘤患者有骨转移的迹象。

（一）诊断标准

1. 流行病学

（1）年龄：任何年龄段都可能会发病，但成年人发病居多，尤其是老年人。10 岁以前非常少见。

（2）性别：男性占多数。

（3）部位：可以累及全身骨骼，其中扁骨以髂骨、肩胛骨、脊椎骨最好发，而长骨则以股骨和胫骨最易受累。

（4）发生率：大约占恶性骨肿瘤的 7%。

2. 临床表现

原发性骨淋巴瘤一般指孤立性肿瘤侵犯骨骼，6 个月内不累及其他骨骼及骨外脏器，区域淋巴结可以受累。随着骨扫描、CT、MRI 等技术的发展，发现很多原发性骨淋巴瘤实际上是继发于全身淋巴瘤或其他部位的结外淋巴瘤。这些病例的预后比骨原发性淋巴瘤差，一般患者在 2 年内死亡。原发于骨的霍奇金淋巴瘤非常罕见。患者局部疼痛非常严重，但全身情况可以良好，这是骨原发性淋巴瘤的重要特点。全身性的淋巴瘤患者往往全身状况差，同时伴有发热。病程发展缓慢，起病隐袭，一些患者在出现症状数月后才来就诊。脊椎骨的肿瘤有时会引起神经症状。

3. X 线表现

较常见的是溶骨与硬化并存。皮质骨常常会遭到破坏出现大的柔软的组织块。在扁平骨，例如骨盆骨，大面积的组织破坏与两边的软组织的延伸提示骨淋巴瘤的诊断。肿瘤最初破坏干骺端和骨干的髓腔，并形成小的穿凿样透亮区。病灶逐渐融合成片并穿透皮质。在骨质破坏过程中，骨膜受到刺激形成葱皮样骨膜反应。在骨骼破坏的同时，往往形成巨大的软组织包块。大多数病例均表现为整块骨骼的斑块样破坏。

4. ^{99m} Tc *骨扫描*

几乎全部为阳性。

5. *病理表现*

约92%的非霍奇金病骨淋巴细胞瘤是由大B型细胞组成，只有3%的散在的滤泡中心细胞，3%的退行性大细胞和2%的免疫细胞瘤。大的B细胞表现出很大的变化包括多分叶，细胞核增大，不规则，伴有核分裂相，核仁突出。胞质不丰富但可以被双染。单个肿瘤细胞之间连有细小的网状纤维。免疫酶原染色成为恶性淋巴细胞瘤鉴别和亚分型的必不可少的手段。大多数骨淋巴瘤是B淋巴细胞瘤，因而具有免疫标记CD20。

（二）治疗原则

原发的非霍奇金病骨淋巴瘤5年生存率约为60%，大于60岁的患者生存率较低，且疾病无恶化存活期短。

1. 应进行多药联合辅助化疗。

2. 骨的恶性淋巴瘤对放疗非常敏感，但是即使应用45~60Gy的大剂量放疗，也不能完全避免局部复发。

3. 当病变位于对于腓骨、肋骨等可以牺牲的骨骼时，整块广泛切除是最佳的治疗方法。

4. 承重骨破坏，濒临或出现病理骨折时，可考虑手术治疗。术后对残留骨骼和区域淋巴结进行放疗。

5. 当病灶广泛弥散或无法切除时，可实行全身大剂量化疗和局部放疗。

六、骨纤维肉瘤

一种骨的恶性肿瘤，以形成梭形的肿瘤细胞和交错排列的胶原纤维为特征，并缺乏其他的组织学局部区别的类型。

（一）诊断标准

1. *流行病学*

（1）年龄：20~60岁。

（2）性别：性别无显著差异。

（3）部位：最常见于长管状骨；股骨和胫骨占全部病例的一半以上，颅骨和下颌骨也是好发部位。

（4）发生率：占骨的原发恶性肿瘤的5%。

2. 临床表现

没有特征性，与其他的骨的恶性肿瘤相似，最常见的主诉是疼痛和局部的肿胀。在周围型（骨膜）纤维肉瘤或高度恶性的肿瘤可以有可触及的肿块。病理性骨折是常见的并发症，也常是一些病例的首发症状。

3. X 线表现

可见溶骨性的或斑片状的病灶，边界不清，多位于干骺端，可以侵及骨干或骨骺。较少见的情况是可以见到有一个轻度硬化的边缘，提示肿瘤分化良好，生长缓慢。骨皮质经常变薄，并且肿瘤侵及范围十分广泛，并进入软组织。较少见皮质的膨胀或骨膜新生骨形成。影像学表现和肿瘤生长速度及分化程度之间存在关联。

4. 病理表现

应用 Broder 的分级方法，将纤维肉瘤分为 4 级，大多数为中等分化或分化较差，只有少数为分化良好。在分化好的类型，肿瘤的纤维母细胞呈梭形和长圆形，卵圆形或长圆形的细胞核；细胞核浓染，但缺乏细胞异形性或分裂相。肿瘤细胞的数目与丰富的细胞间胶原纤维相比明显稀少，偶尔可见细胞密集和透明样变。此类病例与韧带样纤维瘤有时很难鉴别。分化良好的纤维肉瘤生长缓慢，并且预后较好，而分化差的类型细胞成分很多，伴有明确的细胞异形性和活跃的细胞分裂相，细胞核浓染并多见异形细胞核，细胞基质成分稀少。

（二）治疗原则

1. 手术是治疗纤维肉瘤最有效的方法。手术方式取决于肿瘤的组织学分级、局部条件和肿瘤部位。四肢的骨纤维肉瘤，手术治疗的方法与骨肉瘤相同，行广泛切除术和保肢治疗，截肢和关节离断术用于侵犯广泛伴有神经血管受累的病例。

2. 近几年来，伴随术前新辅助化疗的应用，保肢手术得到了很大的发展。生存率和组织学分化的等级之间密切相关，分化差的肿瘤患者预后不良。

3. 放射治疗并非有效的治疗方法，只被应用于外科手术不能切除的，中度分化或分化差的肿瘤，加或不加辅助化疗。

七、脊索瘤

脊索瘤为发生于残存脊索的原发恶性肿瘤。

（一）诊断标准

1. 流行病学

（1）年龄：50~70 岁。

（2）性别：男多于女。

（3）部位：骶骨和颈椎。

2. 临床表现

主要症状为下腰痛，持续数月至数年，最终导致排尿困难。肛诊于骶前可触及大的包块。自然病程：脊索瘤为ⅠB期肿瘤，表现为无痛性局部缓慢增长，晚期有肺转移。早期行合适的外科切除后预后较好，偶有皮肤转移者。

3. X 线表现

脊索瘤为位于中线的边缘不清楚的低密度阴影，偶见钙化，但不明显，软组织包块突向前方，突向后方者罕见。

4. 其他影像学检查

包括放射性核素扫描、CT、MRI。

（二）治疗原则

1. 手术

广泛的大块切除可以达到良好的局部控制和预防转移，为了保留神经功能而行边缘切除，复发率太高，而囊内刮除没有作用。

2. 放疗

放疗可以暂时控制肿瘤的局部生长，但不能防止转移。术前放疗无效。

3. 化疗

不敏感。

第三节　转移性骨肿瘤

一、骨转移瘤概述

骨骼是恶性肿瘤常见的转移部位，尸检结果显示总体发病率为 32.5%。90% 以上的骨转移肿瘤来源于乳腺癌、前列腺癌、肺癌、甲状腺癌和肾癌。

（一）诊断标准

1. 流行病学

（1）年龄：好发于中老年。

（2）性别：男女比例约为 3∶1。

（3）部位：脊柱、骨盆和长骨干骺端是骨转移癌好发部位。

2. 临床表现

包括疼痛、病理性骨折、高钙血症、脊柱不稳和脊髓神经根压迫症状，以及骨髓抑制。当有原发恶性肿瘤病史患者出现骨破坏时，应高度怀疑骨转移癌可能，但有 22.6%～30% 的病例缺少恶性肿瘤病史，应对这些未知来源转移瘤患者进行原发肿瘤的诊断，并包括病变部位的活检，以排除原发肿瘤的可能。

3. X 线表现

转移性骨肿瘤的影像学表现可分为溶骨性、成骨性及混合性三种。前者最多，形成虫蚀样或地图状骨质缺损，界限不清楚，边缘不规则，周围无硬化。溶骨区内可见残留骨小梁、残留骨皮质，无骨膜反应。成骨性破坏可见斑点状、片状致密影，甚至为象牙质样，骨小梁紊乱、增厚、粗糙、受累骨体积可增大。混合性骨转移兼有成骨和溶骨特点。

4. CT

可清楚显示病灶大小范围以及与周围组织器官的毗邻关系。

5. MRI

可清楚显示病灶大小范围以及与周围组织器官的毗邻关系。

6. ^{99m}Tc 骨扫描

核素扫描对骨转移诊断非常重要，可用于早期筛查全身病灶，但必须排除假阳性。

7. PET

作为一项新兴技术，在骨转移癌的诊断过程中正逐渐发挥着更重要的作用。

8. 病理表现

病理检查可明确诊断，并提示肿瘤来源。90% 以上的骨转移肿瘤来源于乳腺癌、前列腺癌、肺癌、甲状腺癌和肾癌。

（1）乳腺癌骨转移：发生率高达 65%～75%，这与乳腺癌良好的预后有关。因为乳腺癌患者发现骨转移灶之后的中位生存期仍长达 2 年，所以应采取相对积极的治疗策略。

（2）前列腺癌骨转移：与乳腺癌类似，前列腺癌也有很高的骨转移发生率，转移灶多为成骨性，前列腺特异性抗原 PSA 是重要临床参数，大多数早期前列腺癌具有激素依赖性，因而预后较好。

（3）肺癌骨转移：发生率为 30%～40%，预后很差，1 年生存率在 5% 左右。

（4）肾癌骨转移：发生率高达 25%，在切除肾脏原发肿瘤后，部分病例的转移性病灶会出现自愈倾向，因此对肾癌骨转移的预防性内固定应采取积极态度。

（5）甲状腺癌骨转移：甲状腺癌也容易出现骨转移，病灶溶骨破坏程度往往非常严重，病理性骨折的发生率很高，预防性内固定可有效预防骨折发生，术后可配合 131 内照射或放疗，预后良好。

（二）治疗原则

1. 术前活检的原则和指征

（1）如果患者恶性肿瘤病史明确，全身同时发现多处骨质破坏时（长骨、椎体、骨盆），术前活检不是必须进行的操作。

（2）患者恶性肿瘤病史明确，单发骨质破坏，制订手术计划之前应进行活检明确诊断。

（3）无肿瘤病史而怀疑骨转移癌的患者必须行术前活检排除淋巴瘤、骨髓瘤和肉瘤，如确诊为转移瘤应在病理结果指导下寻找原发肿瘤。在活检排除原发骨肿瘤之前就进行内固定手术将造成周围组织的严重污染，使保肢手术无法实施。

2. 外科治疗原则

（1）目的：延长生命、缓解症状、提高生存质量、预防或处理病理骨折、解除神经压迫。

（2）利用长骨的 Mirels 评分系统，以及脊柱的 Tomita 评分系统，这些评分系统虽然可能对骨转移癌手术起到较好的指导作用，但诊断的多样性、周围正常骨的质量、活动水平、生命预期、对放疗的反应、对 X 线平片的观察评判差别等因素都对骨折风险的预测有所影响。

（3）当病变影响临近的关节或内固定不能提供早期和完全的负重时，就应采取肿瘤切除和关节成形术进行重建。假体应采用骨水泥固定，以利于早期恢复功能。因需要等待骨愈合及接受放疗，异体骨等生物重建方式用于骨转移癌患者时须谨慎。

（4）经皮椎体成形和后突成形原用于治疗骨质疏松导致的压缩骨折，近年来也用来治疗脊柱转移瘤。其目的是维持或恢复压缩椎体的高度，从而缓解疼痛，预防骨折。对于髋臼等其他部位的溶骨性破坏也可经皮注射骨水泥进行骨成形术，填充溶骨性破坏造成的骨缺损，维持骨骼稳定性，延缓病理性骨折的发生。骨水泥注入后聚合过程中可以释放热量，杀灭部分肿瘤细胞。对关节部位皮质骨缺损范围较大，以及肿瘤软组织范围大于骨病变3倍的患者不建议进行骨成形术。

（5）微波治疗、高强度超声、激光、射频消融均具有杀伤肿瘤的作用，这些治疗方法应用于适当的骨转移癌患者也可达到缓解症状的目的，结合其他治疗手段，可以有效地缓解疼痛，恢复患者活动能力，并能用于部分放疗效果不佳的患者。还有可采用冷冻消融术进行骨转移癌的治疗。

3. 放疗

局部放疗是治疗骨转移非常有效的方法，对于80%~90%的患者具有明显的止痛效果。其作用机制是放射线抑制或杀伤肿瘤细胞，阻止对骨的侵袭破坏，提高成骨细胞活性，增加胶原蛋白合成形成新骨。放疗常需要配合手术等其他治疗，单独应用多见于：①无法耐受手术，预期生存期短于6个月；②病理骨折风险较低；③脊柱病变未造成明显脊柱不稳和神经症状；④骨盆肿瘤未累及髋臼，无明显功能障碍者；⑤对放疗反应敏感的肿瘤。

4. 二膦酸盐类药物

二膦酸盐类药物具有非常强的抗骨质吸收活性，已临床应用多年，用于治疗骨转移癌导致的骨破坏和高钙血症，减少骨相关事件的发生。其对肿瘤细胞和破骨细胞均有促进凋亡、抑制增生作用，同时还可以刺激T细胞在免疫系统中产生抗肿瘤作用。对乳腺癌、前列腺癌等骨转移癌，以及多发性骨髓瘤，二膦酸盐均能在多数患者起到减轻骨痛，预防病理骨折、延长生存期的作用。第三代二膦酸盐类药物，如唑来膦酸，通过对二膦酸盐的R2侧链进行氨基集团修饰，使药物的抗骨质吸收作用增强了近千倍，且不良反应更小，并对其他二膦酸盐药物治疗失败的病例仍然有效。二膦酸盐适用于有骨转移影像学证据的患者。

5. 癌痛治疗

骨转移癌属于晚期癌症，患者中约80%发生疼痛，其中50%属于剧烈疼痛，30%为难忍性剧痛。转移瘤患者的疼痛治疗包括放疗、化疗、外科姑息性手术，以及遵从三阶梯治疗原则的止痛药物应用。近年来出现了放射性药物用来治疗全身疼痛，如[186]铼-HEDP/钐-EDTMP和锶-氯化物的放射性药物通常在应用的第1周开始发挥作用，并能维持3~4个月。

二、脊柱转移瘤的外科治疗

脊柱是骨骼系统中最易为转移瘤侵犯的部位，其中胸椎是最好发的部位。转移瘤破坏椎体可造成硬膜外脊髓压迫，导致感觉运动功能障碍，患者可有脊髓症状和（或）神经根症状，以及伴有大、小便和性功能障碍。由于就诊时患者的神经功能情况，尤其是运动功能的受损情况与预后相关，因此在运动功能受损之前就应确立诊断，并采取相应的预防措施。

（一）脊柱转移瘤的手术治疗原则

脊柱转移瘤的治疗原则主要是姑息性治疗，因此治疗主要围绕着减轻疼痛，保护神经功能，维持或重建脊柱稳定性来进行。同时，有少数肿瘤可能通过广泛切除而治愈。由于患者的一般情况差别很大，因此要根据具体情况选择治疗方法。

1. 脊柱转移瘤 Tomita 评分：目前 Tomita 评分系统是评估脊柱转移瘤患者预后、指导制订治疗方案较为公认的手段。对脊柱转移瘤病例采取治疗前应根据 Tomita 评分决定患者是否能从手术中获益，以及合适的手术切除范围。Tomita 脊柱转移瘤评分系统根据原发肿瘤的恶性程度、内脏受累情况、骨转移灶的个数进行综合评分。

2. 手术指征：对脊柱转移瘤病例进行 Tomita 评分的同时，还应综合考虑以下因素，以决定是否采取手术治疗：①存在神经受压，神经功能进行性减退；②存在或将发生脊柱不稳定；③存在经非手术治疗无效的严重的顽固性疼痛；④肿瘤经放射治疗后仍进行性增大；⑤需要明确病理诊断；⑥预期寿命大于 12 周。

其中神经压迫和脊柱不稳定是相对重要的手术指征，结合 Tomita 评分后，可对脊柱转移瘤患者的规范治疗起指导作用。对脊柱转移瘤引起的疼痛进行治疗也同样重要，应根据导致疼痛的原因进行适当的治疗。

（二）脊柱转移瘤手术方式

1. 椎板切除指征：对于全身状况较差、不能耐受大手术、同时累及多个椎体的脊柱转移瘤，可以实施后路椎板切除、椎管减压。由于多数脊柱转移瘤侵犯椎体，单纯椎板切除无法充分显露切除病变，而且广泛切除附件会加重脊柱不稳，甚至导致脊柱结构的改变，加重患者的神经症状，甚至出现截瘫，所以单纯椎板切除并不能很好地改善患者症状，其疗效不如椎体切除术。但由于进行了经椎弓根内固定，减少了由脊柱不稳定引起的神经功能障碍和疼痛的发生率，因此使得手术效果明显提高。脊柱转移瘤椎板切除加内固定术后，80%~90%的患者疼痛症状能得到缓解，神经症状的平均改善率为72%。

2. 椎体切除指征：对于全身条件好，预期生存时间较长的单一或相邻两个节段的脊柱转移瘤可进行前方入路的椎体切除。通过充分显露脊柱前侧，有利于彻底切除肿瘤并减压，以及重建与内固定。肿瘤切除后可采用骨水泥或人工椎体进行椎体重建，以保证前柱的稳定性。术中应用接骨板螺丝钉实施内固定时，仅须固定到切除节段上下相邻的一个椎体即可。

3. 全脊椎切除指征：对于预后良好，Tomita 评分为 3 分的孤立脊椎转移瘤应按原发肿瘤处理。手术可以采用前后联合入路，彻底切除肿瘤。先行后路肿瘤切除，椎管减压，经椎弓根螺钉内固定，而后进行前路椎体肿瘤切除内固定。根据手术创伤和出血量的不同，前后路联合手术可分期或一次完成。手术还可以采用后路 I 期全椎体整块切除的方式，以获得更好的肿瘤局部控制。

（三）经皮椎体成形术及后凸成形术

这类手术创伤小，可在局麻下进行，通过增加椎体强度，恢复部分椎体高度达到缓解疼痛、预防骨折的目的；还可与脊柱后路内固定手术联合应用，进一步加强椎体强度。其并发症少见，主要包括骨水泥外漏造成硬膜受压或肺栓塞等。手术指征包括：①溶骨性病变；②椎体后缘完整；③由于椎体变形引起严重疼痛，但不能耐受全麻手术者；④不存在明确的神经根受压的症状和体征；⑤其他治疗无效。

三、四肢长骨转移癌的外科治疗

股骨近段、肱骨近段是转移瘤的好发部位，而膝、肘关节远端发病率较低。病理骨折是长骨转移癌的严重并发症。骨科医生应综合考虑病理性骨折风险和患者预期生存时间，选择最为优化的治疗措施，预防病理性骨折的发生。

（一）治疗原则

1. 四肢长骨病理性骨折的风险预测

进行预防性固定以防止病理性骨折发生之前，须开展准确和可靠的风险评估。考虑内容应包括癌症的类型、已接受的治疗、患病时间、肿瘤大小、病灶的位置、病变为溶骨性或成骨性、是否引起症状等。Mirels 制定了长骨转移癌病理骨折风险评分系统，以量化病理骨折的风险：评分合计 12 分，小于或等于 7 分表明病理性骨折风险较低（<4%）；8 分时骨折风险为 15%，而 9 分时骨折风险达到 33%；当评分大于 9 分时应进行预防性内固定。

2. 长骨转移癌的手术指征

（1）患者一般情况良好，预期生存期大于 12 周。

（2）术前评估确定手术治疗可以使患者获益（术后患者可以早期开始活动或便于护理）。

（3）孤立转移灶、原发灶已经彻底切除或可治愈。

（4）发生降低患者生活质量的病理性骨折。

（5）从事日常活动时发生病理性骨折的风险很大：①Mirels 评分大于 9 分；②X 线平片 50%骨皮质被破坏；③病变直径超过 2.5cm；④股骨小粗隆存在破坏；⑤上肢病变骨折概率低于下肢，预防性固定指征应相对严格。

（6）放疗失败及持续性疼痛无法缓解者。

3. 长骨转移癌的手术原则

（1）手术操作的目的是防止病理性骨折发生或恢复病理骨折的连续性。

（2）尽力减少对骨周围软组织的损伤。

（3）选择最有效的固定方式，使患者术后最短时间内恢复肢体功能。

（4）皮质破坏不严重者，可用闭合性髓内针技术，破坏广泛者应切开清除肿瘤，填充骨水泥和应用内固定。

（5）肿瘤破坏关节影响功能的可进行肿瘤型关节置换。

（6）血运丰富者术前可行动脉栓塞治疗。

（7）尽可能减少手术创伤和手术相关死亡率。

4. 长骨转移癌的手术方法

（1）上肢长骨：上肢长骨和肩胛带骨的转移性肿瘤占全身骨转移癌的20%，50%以上发生在肱骨。通常在上肢，破坏范围大于75%才被认为是濒临骨折的指标，此时患者在日常生活（拧开瓶盖、抬举轻物、床上翻身等）中发生病理性骨折的风险大增。

①肱骨近端。在肱骨近端，根据病变破坏范围不同，通常可采用骨水泥填充+接骨板内固定或长柄半肩关节假体置换的手术方式。术中尽可能保留肌肉和肩袖，必要时可采取骨膜下切除。假体采用骨水泥固定，肌肉、关节囊和周围软组织重建后充分覆盖假体。术后须悬吊制动6~8周。

②肱骨干。肱骨干部位转移性病变建议使用带锁髓内针固定，可以固定从肱骨外科颈至髁上 5~6cm 的区域，可同时辅以骨水泥。如果病灶长度不超过 3~4cm，还可选择肱骨中段截除后短缩。钉板系统配合骨水泥同样可用于肱骨固定，固定效果与髓内针无显著差异。还可采用金属骨干假体修复肱骨中段的大段骨缺损。

③肱骨远端和肘关节附近。肱骨远端的病变可应用接骨板固定。当病变范围较大时，也可采用肘关节假体置换。全肘关节置换可用于重建肱骨远端关节面并填充肱骨远端缺损，通常采用肘关节后方入路，术中应尽可能保留肱骨内外髁，从而尽快恢复正常的肘关节屈伸功能。

④其他部位。发生在尺桡骨的转移性肿瘤非常少见，因为前臂旋前和旋后的动作使尺

桡骨始终处于扭转力的负荷之下，极易发生病理性骨折。固定方式以接骨板固定为主，同时局部填充骨水泥。如骨破坏非常严重，可行瘤骨截除，尺骨病变累及肘关节面可行全肘关节置换，桡骨病变累及腕关节可行腓骨代桡骨术，其他部位截骨可予以旷置。肩胛骨和锁骨如果没有发生病理骨折且未累及肩关节一般无须手术。锁骨骨折可行接骨板固定+骨水泥填充。对于放疗无法控制或疼痛剧烈的病变可行局部切除。

（2）下肢长骨：下肢骨，特别是股骨近端是长骨转移癌最常发生的部位，常因负重导致病理性骨折。

①股骨颈和股骨头。股骨颈和股骨头皮质相对完整的潜在病理性骨折患者可采用单纯内固定治疗，如 DHS。如果头颈部位已经发生骨折，应用单纯内固定具有很高的失败率，此时建议采用关节置换。根据病变的范围可选用标准骨水泥型髋关节假体或定制骨水泥型假体。在同侧髋臼未受累的情况下，应尽量选择半髋双动假体，否则应进行全髋关节置换。如果股骨远端存在病变，可应用长柄假体，从而避免远端股骨骨折的发生，但同时增加了肺栓塞的危险。

②粗隆间。包括：

内固定术：粗隆间病理骨折的常用治疗方法是病灶刮除、骨水泥填充和内固定。固定方法可选用 DHS 或髓内固定装置。对于骨质好的患者，可采用闭合复位，打入髓内针而不应用骨水泥，并可通过髋关节滑动螺钉实现断端加压。对于骨质受损的患者则应辅以骨水泥填充或直接进行假体置换。长的髓内固定装置理论上可保护股骨全长，有预防远端骨折的优势。

假体置换术：当粗隆间病理性骨折选择关节置换术时应选择股骨距型假体，尤其适用于小粗隆及小粗隆以下完好的粗隆间病变，该型假体可恢复肢体长度和恢复关节稳定性。当大粗隆或粗隆下骨质不足时，建议使用股骨上段假体。半髋关节置换术比起全髋置换术而言更具有关节的内在稳定性。

③粗隆下。治疗粗隆下病理骨折的方法有重建髓内针和股骨近端假体置换。作用于粗隆下的应力大于长骨的任何部位，可高达体重的 6 倍。髓内固定成为这一部位的标准内固定方式。当患者并发骨质疏松或骨质破坏范围较大，不足以维持髓内固定的稳定性时，可应用股骨近端假体置换。

④下肢其他部位。股骨或胫骨干病变首选髓内针固定；股骨髁上破坏范围不重的可选择病灶刮除、髁接骨板配合骨水泥固定；逆行髓内装置适用于股骨段和股骨干同时存在转移的病例。股骨下端或胫骨上端转移瘤破坏关节面的可行人工膝关节置换。

四、骨盆转移瘤的外科治疗

发生于骨盆的转移瘤约占所有骨转移癌的 10%～15%，其中髋臼经常受累，导致患者活动受限，严重影响生活质量，需要手术治疗以缓解症状。

手术方式以刮除为主，骨缺损常须填塞骨水泥。对于单发的、预后较好、放疗无法控制的骨转移病灶，则可行广泛切除。当肿瘤巨大，神经血管束严重受累时，可选择半盆截肢。

（一） 髋臼周围转移瘤

髋臼周围的转移病灶常引起髋关节不稳定，影响患者活动，对该类转移瘤一般采用手术治疗。手术干预可以明显缓解患者症状，维持骨盆的稳定性，重建髋关节的功能。单纯的放疗可以引起股骨头以及髋关节周围软骨的变性坏死，导致患者活动后出现疼痛，放疗后骨质脆性增加，可能增加髋关节中心性脱位的危险。下列三种情况根据患者的病情建议手术治疗：①症状较重并且对制动、镇痛药物治疗、抗肿瘤治疗效果不佳；②放疗后患者疼痛症状不缓解或者患肢功能恢复不理想；③同侧股骨出现或者临近出现病理性骨折需同时处理。

（二） 髂骨和骶关节

髂骨翼转移瘤多数无需手术，但髂骨内后部分（担负髋臼、骶骨间的应力传导功能）被肿瘤累及是外科手术的指征，其重建可采用钉棒系统或斯氏针重建髋臼上方残余骨质与骶骨之间的连接，并应用骨水泥加强。骶髂关节转移瘤，破坏轻者无症状，不必做内固定治疗；破坏严重者有移位、不稳定和疼痛的，应行内固定治疗。可通过骶髂关节钻入斯氏针，也可采用经皮空心钉内固定的方法来加强骶髂关节。

3. 耻骨、坐骨

耻骨、坐骨转移癌对负重影响不大，一般采用非手术治疗。手术一般限于孤立性转移病灶，切除术后无须行骨重建。由于盆底结构受到了破坏，盆腔内的脏器可能会向大腿上部移位，因此手术中要仔细行软组织重建。

第四节　软组织肉瘤

软组织肉瘤是指间叶组织来源的恶性肿瘤，通常包括皮下纤维组织、脂肪、平滑肌、横纹肌、脉管、间皮、滑膜等组织的恶性肿瘤。最常见的有恶性纤维组织细胞瘤、纤维肉瘤、滑膜肉瘤、横纹肌肉瘤、脂肪肉瘤、平滑肌肉瘤等。总的来说，肉瘤占成人恶性肿瘤的 1%，儿童恶性肿瘤的 15%。肉瘤常见的原发部位依次是四肢、躯干、腹膜后和头颈部。软组织肉瘤淋巴结转移少见，最常见的远处转移部位是肺，其次还可发生脑、骨、肝、皮下软组织的转移。

一、诊断标准

（一）临床表现

软组织肉瘤最常见的症状是四肢或躯干位于皮下或肌间的无痛性肿块。若肿物较大（大于 5cm）生长迅速、质硬固定、边界不清、表面皮温升高或伴有曲张静脉时则应怀疑恶性。有时肿物压迫神经则可伴有疼痛及肢体感觉、运动障碍，位于关节附近的肿块还会影响关节活动。肿瘤生长迅速、恶性度较高时肿瘤表面皮肤可以破溃，伴有疼痛。

（二）影像学表现

在 X 线片上，软组织肉瘤表现为软组织肿块影，滑膜肉瘤和软组织的间叶软骨肉瘤可见病变钙化。B 超常是软组织肿物的首选检查，它可判断肿物是囊性还是实性，还可提供肿物血流情况，当肿物为实性、边界不清且血供丰富时，肉瘤可能性较大。CT 对软组织肿瘤的敏感性和特异性均较好，必要时可使用增强扫描了解肿瘤血运情况，还可行 CT 引导下病灶穿刺活检。磁共振成像（MRI）能清楚显示软组织肿瘤与周围重要血管、神经的关系，肿瘤范围及出血、坏死等情况，是软组织肉瘤检查的最佳选择。PET/CT 可以用于软组织肉瘤分期检查及化疗前后的疗效评价。

（三）诊断原则

肉瘤的诊断需要遵循一个原则，即临床、影像、病理相结合。具体来说就是一个肉瘤的诊断，需要综合骨肿瘤科医师、影像科医师及病理科医师的意见来综合做出。骨肿瘤科医师要考虑患者的性别、年龄、肿瘤的部位、病史的长短等因素；影像科医师要根据患者的 X 线片、CT 或 MRI 的表现来判断肿瘤的良恶和倾向的诊断；病理科医师要根据活检取到的病变组织，通过显微镜下观察、免疫组化染色等手段做出病理学上的判断。只有临床、影像、病理三者相统一，才能最终做出诊断。而临床、影像、病理三者意见不统一的情况也不少见，这种情况下，则需要通过骨肿瘤科医师、影像科医师及病理科医师的多次交流讨论和会诊，才能决定最终的诊断。

（四）金标准

显微镜下的形态学评估是肉瘤诊断的金标准。术中切除肿物剖面可呈典型的灰红色或灰白色鱼肉样表现。软组织肿块的鉴别诊断包括其他恶性病变（如原发或转移癌、黑色素瘤、淋巴瘤等）、硬纤维瘤和良性病变（如脂肪瘤、平滑肌瘤、神经纤维瘤等）。因为肉瘤的组织学类型通常很难直接根据形态学确定，所以经常需要用到一些辅助诊断的方法，例如免疫组化、细胞遗传学和基因分析等。病理医师必须掌握这些辅助诊断的方法，而且病理报告中必须包含相关辅助方法的结果。

一份完整的软组织肉瘤病理报告应该包括诊断的具体依据（根据世界卫生组织软组织肉瘤分型标准），肿瘤所在的器官和部位、深度、大小，组织学分级，有无坏死，切缘情况，淋巴结状态，TNM 分期和一些其他的肿瘤特征，如有丝分裂率、有无脉管癌栓和炎性浸润的类型和程度等。

二、治疗原则

第一，怀疑软组织肉瘤诊断的患者应在行充分的影像学检查后方可进行活检。对原发部位应进行 CT 或 MRI 检查，因软组织肉瘤常见肺转移，所以应常规行胸部 CT 检查。此外 PET/CT 可能对预后判断、肿瘤分级、分期及化疗效果评价有一定帮助。由于某些肉瘤有特殊的转移途径，对黏液性/圆细胞脂肪肉瘤、上皮样肉瘤、血管肉瘤及平滑肌肉瘤，可行腹部/盆腔 CT 检查；对黏液性/圆细胞脂肪肉瘤，还可进行全脊髓 MRI 检查；对腺泡状软组织肉瘤及血管肉瘤，可进行中枢神经系统检查。

第二，活检通道应便于将来手术切除，活检时应尽量减少损伤和出血。活检操作（推荐粗针穿刺或切开活检）应该由经验丰富的外科医生（或 B 超科医生、放射科医生）完成。

第三，手术是大多数肉瘤的标准初始治疗，但因为手术后的局部复发风险很高，所以很多医生选择大范围的手术联合放疗和化疗。根据软组织肉瘤分期的不同，其治疗策略不尽相同。

对于 I 期患者，手术是主要的治疗方式，如果切缘大于 1cm 或深筋膜完整，则不需要其他治疗。但若 I 期患者术后切缘小于或等于 1cm，则强烈建议行辅助放疗。

对于 II～III 期患者，分三种情况：①若肿瘤可行手术切除且无明显功能影响，可直接手术，或进行术前新辅助化疗、放疗或放化疗，术后可考虑再进行辅助放疗或化疗；②若肿瘤可行手术切除但会影响术后功能，应先进行术前新辅助化疗、放疗或放化疗，之后再行手术，术后可考虑再进行辅助放疗或化疗；③若肿瘤不可行手术切除，则进行化疗、放疗、放化疗或肢体灌注治疗。若肿瘤经治疗后转为可切除则行手术，若仍不可切除可选择根治性放疗、化疗、姑息性手术等方法。目前很多治疗中心都通过术前化疗或放化疗来降低肿瘤的分期，从而进行有效的外科切除。II 期或 III 期高级别肉瘤的治疗方案应该多学科治疗组来确定，应综合考虑患者的一般状态、年龄、肿瘤的部位、组织学分型及治疗经验。

对于Ⅳ期患者，若转移灶为单器官，且肿瘤体积有限，能完全手术切除者，可在处理原发肿瘤的同时，考虑对转移灶行手术切除或立体定向放射治疗及化疗。若肿瘤多发转移，则可考虑化疗、姑息放疗、姑息手术、消融治疗、栓塞治疗、立体定向放射治疗等方法。

对于复发的肿瘤，在完善检查后可以按照原发病灶的处理原则进行治疗。

第四，手术原则：对于四肢肉瘤，手术目标是在肿瘤切除的基础上，尽可能保留肢体的功能。保肢联合或不联合放疗是四肢软组织肉瘤有效的治疗方法，只有在不能获得充足切缘或患者要求截肢或者肿瘤整块切除后会导致患肢无功能的情况下才考虑截肢。手术切除必须有适当的阴性切缘，一般安全切除距离应达2cm。为了保留未受侵犯的重要血管神经、骨关节等，可以采用小切缘。活检的部位应该与大体标本一起整块切除。必须在肉眼未受肿瘤浸润的层次内进行分离，如果肿瘤临近或压迫主要的血管神经，只要血管神经未受肿瘤侵犯，可以在切除血管外膜或神经束膜后保留这些结构。无须常规进行根治性切除或整个解剖间室的切除。应该在手术区域和其他相关结构周围放置银夹，以指导术后的放疗。如果要放置负压引流，引流管的皮肤出口应临近手术切口。在评价切除标本时，外科医生及病理医生都应该记录切缘情况。如果最终的病理结果提示切缘阳性（骨、神经、主干血管除外），只要不会带来明显的功能障碍，都强烈建议再次手术切除，以获得阴性切缘。对软组织切缘小或临近骨、重要血管神经的镜下切缘阳性者，应该进行辅助放疗。

第五，放疗：外照射放疗可以作为软组织肉瘤的初始、术前或术后治疗。随着放疗技术的发展，例如近距离照射、三维适形调强放疗（IMRT）和术中放疗（IORT）的普及，软组织肉瘤的治疗效果有了一定的提高。近距离照射是指通过术中放置的导管往瘤床周围直接植入放射性粒子。三维适形调强放疗的主要优点是能够使高剂量区的形状更符合靶区的外形，从而加强对肿瘤的照射，同时减少对周围正常组织的损伤。术中放疗是指在手术中实施放疗，可以采用不同的方法，如电子束照射或近距离照射，更直接地照射靶区，但是术中放疗需要手术室中配备放疗设备，非一般医院可以做到的。

术前放疗有很多优点，例如：术前放疗能降低手术过程中的肿瘤种植；术前放疗都能够使肿瘤的假包膜增厚，简化手术操作，降低复发风险；术前放疗能缩小肿瘤，增加保肢机会。但是术前放疗最大的缺点是会影响伤口的愈合，术后的急性伤口并发症会明显增加。若要行术前新辅助放疗，应在放疗后间隔3~6周再进行手术，因为这段时间内的急性放疗反应比较严重。常用的术前放疗剂量是国外报道50Gy。我们为减少伤口并发症术前采用30Gy放疗。对于切缘阳性或切缘小者，术后建议追加放疗。

对于切缘阳性的四肢高级别软组织肉瘤，术后放疗能够提高局部控制率。术后放疗可选择近距离放疗、术中放疗或外照射放疗。如采用外照射放疗，为了改善治疗效果，可以采用三维适形调强放疗（IMRT）、断层放疗和（或）质子放疗等较复杂的方法。但放疗不能完全替代手术，有时需要进行再次切除。当显微镜下切缘阳性，且无法进行再次手术时，如果患者以前未接受过放疗，可以采用放疗来消灭残留病灶。

单纯近距离放疗也被用作术后辅助治疗。45~50Gy 的低剂量率放疗能降低肿瘤的复发风险，而且不会显著影响伤口愈合。外照射放疗应该在伤口完全愈合后（术后 3~8 周内）进行，靶区的总放疗剂量为 50Gy。

第六，化疗：软组织肉瘤的常用化疗方案包括 AIM（多柔比星+异环磷酰胺+美斯纳）方案，MAIDC 美斯纳+多柔比星、异环磷酰胺+达卡巴嗪方案，异环磷酰胺+表阿霉素+美斯纳方案，GD（吉西他滨+多西紫杉醇）方案。血管肉瘤的化疗方案与一般软组织肉瘤有所不同，可选用紫杉醇、多西他赛或长春瑞滨等药物，也可选用索拉菲尼、舒尼替尼等分子靶向药物。因腺泡状软组织肉瘤和透明细胞肉瘤对化疗不敏感，不推荐进行化疗，但腺泡状软组织肉瘤可试用舒尼替尼。最近的研究发现，脂质体蒽环类药物的毒性较多柔比星小，现在是进展期肉瘤的一线治疗药物。对于异环磷酰胺加多柔比星化疗失败或不能耐受的肉瘤患者，吉西他滨联合多西他赛具有很好的效果。对于前期治疗失败的进展期软组织肉瘤，尤其是对于平滑肌肉瘤的患者，替莫唑氨单药仍有一定的反应性。在欧洲，肢体热灌注化疗（ILP）已经用于不可切除中、高级别四肢软组织肉瘤的保肢治疗。欧洲推荐 TNF-aiA 联合马法兰应用于四肢局部进展期高级别软组织肉瘤的治疗。

第七，术后随访：术后随访对于发现可治愈的复发病灶非常重要。因为高级别、体积大的肿瘤转移风险较高，所以监测应该更加详细，尤其是在手术后 3 年内。对于原发部位，应根据复发风险定期进行影像学检查，包括 MRI、CT 或超声。但是，当用体格检查就能很好地随访时，就不需要进行影像学检查。手术 10 年以后，复发的风险就很小了，随访应该个体化。对于 I 期肿瘤，术后 2~3 年内应该每 3~6 个月复查一次原发部位，之后每年复查；胸部影像学检查应该每 6~12 个月一次。II ~ IV 期肿瘤，术后 2~3 年内应该每 3~6 个月复查原发部位并进行胸部影像学检查，之后 2 年内每 6 个月复查，之后每年复查。

（一）恶性纤维组织细胞瘤

恶性纤维组织细胞瘤是肢体肉瘤中最为常见的一种，也是老年人最为常见的软组织恶性肿瘤。

1. 诊断标准

（1）流行病学

①年龄：多发生于 50~70 岁，各年龄均可发病。

②性别：男性略多于女性。

③部位：下肢是最常见的发生部位，其次是上肢和腹膜后。

（2）临床表现

患者多以无痛性持续生长的肿块来诊：当肿瘤累及主要神经时，可出现局部钝痛，尤以腹股沟区及臀部为多见。

（3）影像学表现

可发现软组织肿瘤影像，偶可见相邻骨表现为骨膜反应或侵蚀，可并发病理性骨折；可见肿瘤基质钙化。

（4）病理表现

肉眼观察恶性纤维组织细胞瘤为单发性分叶状肿块，直径通常在 5~10cm。肿瘤常位于肌肉或深筋膜，可有假包膜，呈浸润生长，可侵犯骨或真皮。肿瘤多质软，切面呈灰白色鱼肉状，也可为黄色或黄褐色。显微镜下肿瘤的细胞成分复杂，瘤细胞具有多形性，组织结构具有多样性，这显示恶性纤维组织细胞瘤来自于原始的未分化的多潜能干细胞，可分成通常型（SP-MFH、纤维型、车辐状多形性）、巨细胞型（G-MFH）、黏液型（M-MFH）和黄色瘤型（X-MFH、炎症型）四种。最近在儿童和青年中报道了第五种亚型，即血管瘤样恶性纤维组织细胞瘤。组织学分级可以很好地反映出肿瘤的生物学行为。

2. 治疗原则

（1）外科治疗为首选。

（2）手术治疗应遵循 Enneking 的肿瘤切除原则。

（3）低分级须广泛切除，高分级须根治性切除。

（4）对高分级肿瘤应行全身化疗。

（二）脂肪肉瘤

脂肪肉瘤是第二位常见的恶性软组织肿瘤，仅次于恶性纤维组织细胞瘤。

1. 诊断标准

（1）流行病学

①年龄：各年龄均可发病，多见于 40 岁以后。

②性别：男女发病相等。

③部位：往往发生于四肢，但也是腹膜后最常见的肉瘤。

（2）临床表现

表现为生长缓慢、深在、边缘不清的肿块，偶尔因细胞异形增生而生长迅速。肿瘤只有晚期才出现明显的疼痛、功能障碍、内脏压迫症状或恶病质。

（3）CT、MRI

检查有助于观察肿瘤的确切部位、体积，解剖学关系，制订手术计划及方案。

（4）病理表现

多数脂肪肉瘤大体标本上表现为有明显包膜、体积较大的分叶状肿块。肿瘤通常为质软、胶状或黏液样、油腻和脂肪性，也可为坚硬纤维性。镜下通常将其分成不同亚型。

①高分化黏液型，最为常见，类似胚胎性脂肪。这种脂肪肉瘤生长缓慢但可复发，晚期才发生转移。其对放射治疗非常敏感。

②圆细胞型，卵圆形或圆形细胞非常丰富，这种脂肪肉瘤常发生转移。

③多形型，有大量高度异形多形性细胞，分化极差。早期即发生转移。

④去分化型，含有分化好的成分也含有分化差的成分。

⑤分化良好的脂肪肉瘤，又分为脂肪瘤样、硬化性和炎症性的三种。

2. 治疗原则

（1）脂肪肉瘤的生物学行为变化很大，肿瘤的侵袭程度与组织学分级有密切关系。

（2）广泛切除肿瘤为首选。

（3）高分级肿瘤应给予全身化疗。

（三）横纹肌肉瘤

横纹肌肉瘤是起源于横纹肌的恶性肿瘤。世界卫生组织将其分为3种主要类型：胚胎型、腺泡型和多形型。同时，也有一些肿瘤为混合型。

1. 胚胎型横纹肌肉瘤诊断标准

（1）流行病学

①年龄：出生后及少年后期常见。

②部位：通常发生于头、颈和泌尿生殖系统。

③发生率：占横纹肌肉瘤的2/3。

（2）临床表现

主要症状为疼痛或无痛性的肿块，肿瘤生长较快时可伴有破溃出血。

（3）病理学表现

肿瘤质软，呈胶冻状，显微镜下有较多黏液样区，其间有散在的星型及小梭形细胞。

2. 腺泡型横纹肌肉瘤诊断标准

（1）流行病学

①年龄：多发生于青少年。

②性别：男多于女。

③部位：通常发生在头、颈和四肢。

（2）临床表现

此型除肿块外，可因侵犯周围组织器官产生疼痛及压迫症状。此型早期即可出现淋巴转移。血行弥散常在肺。

（3）病理表现

典型的病变比胚胎型质硬，黏液样区较少。镜下以原始间叶细胞为主。

3. 多形型横纹肌肉瘤诊断标准

（1）流行病学

①年龄：主要发生于成人，以40~70岁多见。

②性别：男多于女。

③部位：常发生于四肢及躯干。

④发生率：较上述两种类型少见。

（2）病理表现

肿瘤常浸润至假包膜外，在肌肉间隔较远的部位形成多个结节。显微镜下可见梭形细胞平行排列，交错成束状，以多核巨细胞为主，常可见于典型带状和球拍形细胞，核分裂相较多。

（3）治疗原则

目前认为如有可能应采用广泛切除、放射治疗和长时间的多药联合全身化疗的综合治疗。

条件较好的患者（局限性病变已完全切除，无淋巴结转移），80%以上可长期生存，其预后与部位、分期、分型、治疗有关。眼眶及泌尿生殖系的肿瘤预后较好，四肢部位较差；腺泡型预后较差。

（四）滑膜肉瘤

滑膜肉瘤约常发生于关节旁，与腱鞘、滑囊及关节囊关系密切，并可侵犯骨组织，发生于关节内的病变<10%。本病也可发生于无滑膜组织的部位。90%的滑膜肉瘤有 X 和 18 号染色体相互易位，由此产生 X 染色体的 SSX 与 18 号染色体上的 SYT 基因重排，这是滑膜肉瘤发生的遗传学基础。

1. 诊断标准

（1）流行病学

①年龄：多发生在 15~40 岁之间，平均发病年龄 30 岁。

②性别：男性多于女性，约 3∶20。

③部位：下肢多见约占 65%，上肢约占 25%。

④发生率：占软组织肉瘤的 5%~10%。

（2）临床表现

早期表现为深在的无痛性肿物，后可出现疼痛，活动度差，边界不清，有压痛，严重时压迫或侵犯周围的组织，出现相应的症状与体征。关节周围者可引起关节功能障碍。

（3）X 线表现

软组织肿块、局部骨质破坏和肿瘤钙化及骨化。肿瘤钙化的出现率为 1/3~2/3。

（4）CT

可清楚地显示肿块的大小、范围及与周围组织的关系，以及 X 线片不能显示的钙化。

（5）MRI

能清楚显示软组织位置，以及与周围正常组织关系，明确淋巴结是否有肿大、转移。

（6）病理表现

主要特征是瘤细胞的双相分化：一种是有异型性和多形性的梭形细胞；另一种是立方形或柱状的上皮样细胞，它们排列成腺体样或裂隙。肿瘤多成双相分化，但有时只见梭形细胞而看不到上皮成分，即所谓单相性滑膜肉瘤，可用免疫组织化学方法角质素标记来证实。

2. 治疗原则

（1）治疗以局部广泛或根治性切除为主。

（2）对肿大的区域淋巴结应做淋巴结清扫术。

（3）还可进行局部放疗及全身化疗。

预后较差，5 年生存率 25.2%~62.5%。多数出现肺转移，亦可见淋巴结及骨转移。

第七章　鼻咽癌与甲状腺癌

第一节　鼻咽癌治疗

一、检查

临床上凡有原因不明的涕血、鼻塞、一侧听力减退、中耳积液、颈部肿块、偏头痛、脑神经麻痹等均应仔细检查鼻咽部。常规检查包括全面体检、实验室检查（全血细胞计数、肝肾功能）、鼻咽镜、胸部 X 片或 CT、颅底至颈部的 CT 或 MRI 等。

（一）基本检查

1. 鼻咽镜

可以直视下观察病灶情况，有利于发现早期微小病变，并能准确活检。同时结合 CT 及 MRI 能更好地指导靶区的勾画，对于放疗后复查亦有帮助。前鼻镜主要用于观察鼻腔；间接鼻咽镜可观察整个鼻咽部，但部分患者因咽反射过于敏感、张口受限、咽腔狭小、悬雍垂肥大或过长及镜面视野较小等原因，使鼻咽暴露不良，活检困难。

2. MRI/CT

MRI 因其软组织分辨率高，判断咽旁软组织侵犯范围，了解海绵窦、桥脑小脑角、硬脑膜及脑实质侵犯及早期发现骨质破坏均较 CT 敏感，是精确放疗靶体积确定和勾画的基础。对于脑和脊髓的放射性损伤，MRI 较 CT 更可靠。CT 也有其独特优势，即在发现黄骨髓少或缺乏的较小骨性结构（茎突、翼板等）的破坏方面较 MRI 敏感。一般认为，按 MRI 成像勾画 GTV 比 CT 成像勾画 GTV 大，而且不能完全包括 CT 所显示的病灶范围，MRI 与 CT 结合进行靶体积的勾画是较为理想的方法。

3. 胸部平片/CT

主要用于排除肺转移和纵隔淋巴结转移，也是随访的方法之一。

4. 超声检查

主要用于排除肝脏、腹主动脉旁和盆腔淋巴结转移，必要时需要 CT 或 PET/CT 证实。

5. 病理活检

无论是初诊初治还是复发再治，治疗前都应争取病理证实。鼻咽及颈部都有肿块时，活检部位应首选鼻咽，若一次活检阴性，还可重复再取。鼻咽重复活检阴性或鼻咽镜未见病变的才做颈部淋巴结的活检。颈部淋巴结活检应取单个的、估计能完整切下的，病理确诊的鼻咽癌患者须进一步行影像学检查指导分期。

（二）可选检查

1. 骨扫描

对高危患者如淋巴结阳性，尤其是 N3，以及临床及实验室检查有异常情况时，尚须行骨扫描，可疑骨转移者需要 X 线平片或 CT 或 MRI 检查确认。

2. PET-CT

在诊断远处转移方面优于 CT，对鉴别病灶残留和/或复发有帮助，但要注意检查时机。Greven 等认为，放疗后 4 个月如果病灶没有 FDG 摄取，则强烈提示良性病灶可能。放疗后早期 FDG 摄取可能增加，与放疗后的炎性反应有关。

3. EB 病毒血清学检测

EB 病毒感染是鼻咽癌发生及发展的重要环节。在鼻咽癌中常用的指标有 EBV 壳抗原 IgA 抗体（VCA-IgA）、早期抗原 IgA 抗体（EA-IgA）和 EB 病 DNA（EBV DNA），其中 EBV DNA 较前两者能更早地反映肿瘤消长及疾病进展。一项 Meta 分析纳入了 15 项关于血浆及血清 EBV DNA 水平与鼻咽癌相关性的研究，证实了 EBV DNA 在鼻咽癌诊断上有良好的灵敏度（89.1%）和特异度（85%）。治疗前的血清 EBV DNA 基线浓度与肿瘤负荷密切相关，而治疗后的 EBV DNA 含量则与肿瘤复发转移关系更密切。治疗后持续血清 EBV DNA 阳性较阴性患者，无复发生存期、总生存期缩短，复发率明显升高。

二、诊断及鉴别诊断

鼻咽癌多表现为回吸性涕血、鼻塞、单侧持续性头痛，70%的患者初诊时伴有双颈部淋巴结肿大，临床诊断一般并不困难，但最终确诊仍需要依靠病理检查。根据有无病理证实及病理诊断的可靠性，鼻咽癌常须与下述疾病相鉴别。

（一）鼻咽部占位的鉴别

1. 鼻咽恶性淋巴瘤

多发于青少年。发病较急，病变可累及整个鼻腔，可累及腭扁桃体、上颌窦、咽鼓管等周围组织，表现为鼻塞、涕血、鼻出血、分泌物增多等症状。常见双侧颈部或全身淋巴结普遍肿大，质地较转移性淋巴结有弹性感。鼻腔镜检查可见鼻腔息肉样肿块，质脆易出血。

2. 鼻咽结核

较少见，好发年龄为 20~40 岁。多见鼻咽顶部黏膜糜烂，伴有肉芽样隆起，有颈部淋巴结结核时，与鼻咽癌很难区分。如患者伴有结核中毒症状，如低热、畏寒、乏力、盗汗、食欲不振，以及其他器官结核，则诊断较为容易。

3. 鼻咽纤维血管瘤

常发生于 10~25 岁男性青少年。病变主要在顶部和鼻后孔，肿块多呈椭圆形或分叶状，表面光滑，血管清晰可见，触之质韧实。病灶可向鼻腔或颅内发展，破坏相应的组织，无颈部淋巴结转移。主要症状为鼻塞和反复鼻出血。鼻咽部的纤维血管瘤虽然是良性肿瘤，但具有局部侵袭性生长特性，约有 20% 的患者在首次诊断后 2 年内出现复发。临床主要参照影像学资料，确定分期，治疗首选外科手术，术前可选择性血管栓塞或激素治疗，对巨大肿瘤或侵及颅内及复发的肿瘤可进行放疗。

4. 鼻咽脊索瘤

发病高峰年龄为 30~40 岁，男性与女性比例为 3:2，属低度恶性肿瘤。多起自斜坡中线部位，呈缓慢浸润性生长，向前可生长到鞍旁，向下可突入鼻咽，也可向后颅窝生长压迫脑干。肿块多在黏膜下，黏膜光滑。病程相对较长，多以头痛、鼻塞为首发症状。脑神经损害以后组为主，颈淋巴结多不肿大。脊索瘤增强扫描多为非均匀性强化，常伴有点、片状钙化。

5. 鼻咽黏膜增生性结节

好发年龄为 20~40 岁。鼻咽顶前壁孤立性结节，亦可为双结节或多个结节。结节直径一般为 0.5~1cm，表面覆盖一层淡红色黏膜组织，与周围黏膜的色泽大致相似；往往与癌变不易区别，活检病理为鼻咽淋巴组织增生，有时可发生癌变。

6. 鼻咽腺样体残留

鼻咽腺样体在 6~8 岁时最显著，左右对称伴数条纵行沟把整个腺样体分成橘瓣状，与周围黏膜色泽一致。青春期后逐渐萎缩，因萎缩程度不同，形成各种形状，如条状、块状和节状等。触诊或活检时其质地十分柔软，组织疏松，出血少。

7. 鼻咽淋巴组织增生

鼻咽淋巴组织增生时鼻咽部变窄，黏膜呈水肿样改变，色泽变淡，有透亮感。淋巴组织可呈弥漫性增生，有时累及咽淋巴环。活检易咬取，出血很少。

（二）颈部肿块的鉴别

1. 慢性淋巴结炎

常伴有各种头面部的慢性感染。如牙源性感染、口腔黏膜感染、溃疡扁桃体炎和咽炎、耳鼻喉眼及皮肤涎腺等的感染。

2. 颈淋巴结核

多见于青壮年，伴或不伴发热、多汗、乏力、血沉增快、肺结核。淋巴结质地不均匀，并和皮肤粘连，所以活动度差。结核菌素实验和血中结核抗体检查有助于鉴别诊断。

3. 恶性淋巴瘤

可见于任何年龄，淋巴结肿大常为无痛性进行性肿大，可从黄豆大到红枣大，中等硬度，一般与皮肤无粘连。在初、中期相互不融合可活动，到了后期淋巴结可长到很大也可融合。确诊须做活体组织病理检查。

（三）与颅内疾病鉴别

1. 听神经瘤

多见于成年人，20岁以下者少见，性别无明显差异，临床以桥小脑角综合征和颅内压增高征为主要表现。发病初期出现耳鸣症状，一般具有单侧性特征，音调高低不等，渐进性加剧，多与听力减退同时开始，但也可能是早期唯一症状。

2. 颅咽管瘤

可见于任何年龄，但以6~14岁最多见，是儿童最常见的先天性肿瘤。主要表现有视力障碍、视野缺损、尿崩、肥胖、发育延迟等。成年男性有性功能障碍，女性有月经不调。晚期可有颅内压增高。CT扫描为鞍区肿瘤改变，可有囊变，增强后不均匀强化，多伴有钙化。

鼻咽部占位时有病理不能明确诊断的情况，此时还应考虑鼻咽部其他肿瘤的可能，WHO病理分类可提供重要的鉴别诊断线索。

当鼻咽部影像学无或可能有或明确有鼻咽癌表现但多次活检不能证实，临床有颈部肿大淋巴结经病理切片证实为转移癌，全面检查未发现其他部位有可疑肿瘤病灶，在满足下述情况时可按鼻咽癌治疗：①颈深上组的淋巴结转移癌，位置在乳突尖前下方及下颌角后下方者；②病理类型属低分化或未分化者；③来自鼻咽癌高发地区，年龄在中年以上者。但在治疗后必须按月严密随诊，以便发现另有原发病灶者再修正治疗方案。

在临床实际工作中，鼻咽癌颈淋巴结转移难以逐一病理证实，此时影像学的判定标准为：在鼻咽癌的淋巴引流区，淋巴结最小直径 21mm，咽后淋巴结最小直径 25mm；淋巴结伴有坏死或环形强化；同一高危区域>3 个淋巴结，其中一个最大横断面的最小直径 28mm；淋巴结包膜外侵犯（淋巴结边缘不规则强化、周围脂肪间隙部分或全部消失及淋巴结相互融合）。

三、病理类型及临床分期

（一）病理类型

1. 非角化性癌占鼻咽癌的 95% 以上，根据细胞的分化程度可再分为分化型和未分化型，两型在临床表现、预后上均无明显差异。一般而言，未分化型更多见，约占 70%，分化型约占 10%，混合型占 20%。当同一张切片出现了两种形态时，以占优势的一型为主，或注明两种成分的比例。

2. 角化性鳞状细胞癌占鼻咽癌的 3%~5%，细胞分化程度较非角化性癌高，但与非角化性癌相比，角化性鳞癌局部浸润性生长更占优势（76%：55%），颈部淋巴结的转移率则较非角化性癌明显低（29%：70%）。有研究显示，角化性鳞癌对放疗的敏感性较低，预后也较非角化性癌更差。

3. 基底样鳞状细胞癌是新加入的一型，即同时具有鳞状细胞和基底细胞样分化两种成分癌的结构。与头颈部其他部位的基底细胞样鳞癌比较，表现出较低的侵袭性生长的特性。

WHO 所指的鼻咽癌不包括发生在该部位的其他恶性肿瘤，如腺癌，而国内病理组织学分类则包括所有发生于鼻咽黏膜上皮和小涎腺的恶性肿瘤，应予注意。

（二）临床分期

鼻咽癌由于位置特殊，手术治疗困难，通常采用的是临床分期。对鼻咽癌局部肿瘤侵犯范围的评价主要依赖于 CT 或 MRI，而 MRI 具有软组织分辨率高、多参数、多方位成像的优点，能更好地显示鼻咽癌侵犯的范围，并能准确评价颈部淋巴结转移的情况，是目前分期的首选方法。

鼻咽癌常用分期方法有中国鼻咽癌 08 分期和国际抗癌联盟（UICC）/美国癌症联合会（AJC）2010 年第 7 版分期。我国为鼻咽癌高发地区，且绝大部分为非角化癌，与国外大多为角化癌不同，中国鼻咽癌 08 分期能更准确地体现我国鼻咽癌的预后因素。但为了方便国内外的学术交流，目前建议同时使用两种分期。

上述两种分期中，对某些相关解剖部位的定义有所不同，如在 08 分期中鼻咽和口咽以第 2 颈椎下缘为界，而第 7 版 AJCC 分期则以软腭的鼻腔面为鼻咽和口咽分界。两者对颈部淋巴结分区的定义也不相同，08 分期采用 RTOG（2006 年版）颈部淋巴结分区法，即咽后区、Ⅰa、Ⅰb、Ⅱa、Ⅱb、Ⅲ、Ⅳ、Ⅴa、Ⅴb 区。而第 7 版 AJCC 分期中淋巴结位置仅分为锁骨上窝以上和锁骨上窝。

鼻咽癌淋巴结转移路径系由上而下，跳跃性转移率<5%。咽后淋巴结被认为是鼻咽癌转移的首站淋巴结，以往鼻咽癌分期均未明确咽后淋巴结的地位，主要是因为 CT 图像上咽后淋巴结难以与鼻咽原发灶分开而常常被判断为咽旁间隙侵犯。新版分期将 MRI 作为分期的主要手段，明确将咽后淋巴结归为 N1。

四、治疗原则

鼻咽癌具有沿黏膜下浸润并向周围深层重要结构如咽旁间隙（包括咽后间隙和茎突前、后间隙）、颅底、蝶窦、翼腭窝、鼻腔、口咽等侵犯的特点，手术无法保证切缘的安全性，且手术难度大，功能损伤较为明显，故极少用于初始治疗。放疗是鼻咽癌的主要治疗手段，细胞毒药物和新靶点药物可作为重要的补充。

（一）Ⅰ期

（T1N0M0）单纯放疗即可很好地控制病情。

（二）Ⅱ～Ⅳb

（T1，N1~3；T2~4，N1~3）以同步放化疗为标准治疗，同时加用诱导或辅助化疗。

（三）Ⅳc

对于有单发远地转移，尤其是骨和肺单发转移患者，根据其一般情况，可以考虑给予鼻咽及转移灶的高姑息放疗和化疗。对于合并广泛远地转移患者，以化疗为主，必要时给予姑息放疗。化疗应该考虑患者的健康状况，PS 0~1 分者可联合或单药化疗；PS 2 分者仅单药化疗或最佳支持治疗；PS 3 分者行最佳支持治疗。

常规根治量放疗后鼻咽局部残留/复发病灶，有条件的可选择手术切除，无手术指征者可考虑再程放疗。调强适形放疗可最大限度地降低周围正常组织的剂量。若鼻咽部病变局限，可在体外放疗 50~60Gy 后补充高剂量率腔内近距离照射 2~3 次，也可补充立体定向放疗。如果没有颈部淋巴结转移，再程放疗时一般不常规做颈部淋巴结的预防照射。

原发灶控制良好的颈部淋巴结复发者，首选手术治疗。单个活动的、<3cm 的可局部

切除，否则应行区域性颈清扫。转移淋巴结>6cm，固定或手术中或术后病理见淋巴结包膜外侵，软组织粘连受侵，癌生长活跃或颈清扫淋巴结转移率>30%，应补充术后放疗DT：50~60Gy。

五、治疗方法

（一）放疗

1. 放疗技术

鼻咽癌放射技术包括常规放疗、三维适形放疗（Three Dimensional Conformal Radiotherapy，3D-CRT）、调强放疗（Intensity Modulated Radiation Therapy，IMRT）、立体定向放疗（Stereotactic Radiotherapy，SRT）、后装治疗等。

（1）常规放疗

鼻咽癌放射治疗所涵盖的靶区应包括原发病灶区（临床检查及影像学所见的鼻咽肿瘤区域）、亚临床病灶区（鼻咽癌可能扩展、侵犯的区域如鼻咽、咽旁间隙、颅底、鼻腔、上颌窦后1/3，后组筛窦、蝶窦、颈动脉鞘区）、颈淋巴结应超出转移部位1~2个颈区。目前大多以面颈联合野+颈前切线野作为鼻咽癌常规照射野，病灶范围可加用鼻前野、咽旁野、颅底野和颈部小野等进行局部加量。鼻咽根治性放疗剂量70~72Gy，颈部淋巴结转移灶60~70Gy，颈淋巴结阴性及预防照射区域50Gy。常规分割，1.8~2Gy/次，1次/d，5次/周；非常规分割的方法有很多类型，如超分割、加速超分割，可根据病情选择使用。分段照射法已不建议使用。

（2）3D-CRT

其通过调整照射野形态、角度及照射野权重，使得高剂量区剂量分布的形状在三维方向上与病变（靶区）的形状一致。从而在提高靶区照射剂量的同时减少周围正常组织的受照剂量，减少放疗并发症，提高患者的生活质量。但其又有一定的局限性，主要表现在当靶区立体形状很不规则，或病灶包绕脑干、颈髓，肿瘤压迫眼球、腮腺等重要器官时，3D-CRT难以同时获得既能很好地适形又能保护重要组织的满意的剂量分布。

（3）IMRT

其优点主要体现在使用逆向计划的优化系统和治疗中可同步加速推量放疗，使剂量分布与靶区形态一致，并采用逆向放疗计划，使靶区内剂量能按处方剂量要求分布，在不降低肿瘤剂量甚至提高肿瘤剂量的同时，使脑干及腮腺等功能器官得到较好的保护，对鼻咽癌尤为合适。

（4）近距离放射治疗

近距离放疗（后装治疗）空间剂量分布不均匀，只能治疗比较小且表浅的肿瘤，或作为外照射的补充治疗手段。与外照射配合主要用于以下三个方面：①早期鼻咽癌的鼻咽病灶外照射 55~60Gy 后，加后装治疗 10~20Gy；②常规外照射 66~70Gy 后，鼻咽局限残留病灶者，加后装治疗 10~15Gy；③常规外照射放疗后鼻咽局部复发的病例，再程外照射 50~54Gy 后，加后装治疗 20Gy。

（5）SRT

SRT 采用立体定位框架进行摆位固定、定位、治疗，放疗计划高剂量线区域主要集中于靶区，定位准确，可避开重要组织结构给病灶加量，使局控率提高，尤其适用于颅底骨质破坏、肿瘤包绕颈动脉鞘。其中颅底骨质破坏是最主要的适应证，而肿瘤包绕颈动脉鞘仍可考虑治疗，但要求未侵及血管壁。这是后装放疗所不具有的，而后装放疗最适合鼻咽腔内残存表浅病灶的治疗。鼻咽腔大出血是 SRT 最严重的并发症，如残存肿瘤位于咽隐窝、咽旁间隙、岩尖或破裂孔，特别当肿瘤侵及颈内动脉颈段血管外膜的患者接受 SRT 推量时，一旦肿瘤消退可致血管穿孔，从而导致大出血危及生命。同时对海绵窦受侵的患者也要高度警惕大出血倾向；若患者有肿瘤坏死和伴有恶臭，也不宜选择 SRT 的推量治疗。另外，SRT 有一定程度的脑神经损伤，故当有些情况难以避开脑神经时应采用小分割，以尽量降低对血管、神经的损伤。一般建议单次剂量 3~6Gy，总剂量 15~20Gy。

2. 再程放疗

鼻咽癌放疗后 1 年以上复发者，可做再程放疗（小野、多野，不做颈部预防照射），可用单纯体外照射和体外+近距离照射、适形调强放疗或适形放疗，回顾性研究认为其效果和手术基本相似。再程放疗的剂量是影响放疗效果最主要的因素，一般认为再程放疗有效剂量应>60Gy，并且每增加 1Gy，治疗失败的风险降低 1.7%。但较高的放疗剂量所带来的严重晚期反应也应该高度重视。

3. 放疗不良反应

鼻咽癌照射范围广且剂量高，不良反应的发生不可避免。急性反应多发生在放疗期间及放疗结束后的 3 个月内，主要有皮肤、黏膜损伤，放射性腮腺炎。晚期反应如鼻窦炎、口腔干燥症、分泌性中耳炎、张口困难等常发生在放疗结束 3 个月后。放疗反应的发生受多种因素影响，同步化疗可能明显增加皮肤反应的发生率和严重程度，对晚期反应的影响则不明显。放疗疗程的长短及放疗后体重指数则主要与放疗晚期反应相关。常见放疗反应及其处理如下：

（1）急性放射性皮肤、黏膜反应

多发生在放疗开始后的 1~2 周，多表现为受照射区域黏膜充血，味觉改变，并伴有疼痛。随后可出现点状或小片状假膜，疼痛加重，严重者有大片假膜形成并剧烈疼痛，因咽痛而进食困难，需要静脉营养支持。治疗方法多为对症处理，放疗期应注意保持口腔清洁，选择合适的漱口水，如有真菌感染者用 5% 碳酸氢钠 250mL+制霉菌素 100mg 混合液含漱；如口腔溃疡形成，可给予复方氯己定含漱，必要时给予庆大霉素 16 万 U+维生素 B 125mg+地塞米松 10mg+α-糜蛋白酶 4 000U 漱口以促进炎性反应消退，创面愈合。若症状严重且合并感染者，可暂停放疗，并静脉使用抗生素和营养支持治疗。

皮肤放射性反应主要表现为照射区内皮肤的红斑、色素沉着、瘙痒、脱皮等干性皮炎，严重时可出现水疱、溃疡、渗液、糜烂，导致湿性皮炎，与照射野内的剂量有关。研究显示，采用面罩固定可提高皮肤量 23%~40%，放疗期间应尽量保持局部皮肤清洁干燥；穿柔软、宽松、吸水性强的棉质内衣；防止日光暴晒；禁用肥皂擦洗照射部位；禁止在照射部位粘贴胶布及涂擦刺激性药物，避免用手指搔痒及撕剥皮肤；放疗期间使用比亚芬乳膏有利于减少皮肤反应发生率及严重程度。Ⅰ度放射性皮肤反应可不处理，若出现瘙痒可用 3% 薄荷淀粉局部使用，Ⅱ~Ⅲ度皮肤反应可用氢地油外用，同时局部使用促进表皮生长的药物，安徽医科大学第二附属医院肿瘤科研究显示，四黄汤有很好的缓解皮肤反应的功效。

（2）急性放射性腮腺炎

一般出现在放疗开始后的 1~3 天，主要表现为一侧（个别为双侧）的腮腺区肿胀、疼痛，严重者局部皮肤红、皮温增高，并伴有发热。该反应关键在预防，放疗前几次尽量不要吃任何可能导致唾液分泌增加的食物，即可避免。

（3）口腔干燥症

最常见的后期毒性，发生率高达 92%，是射线损伤唾液腺所致，主要表现为口干，虽不危及生命，但由此引起的味觉、咀嚼、吞咽障碍及龋齿等严重影响患者的生活质量。氟化物、毛果芸香碱等药物有一定作用，但疗效不满意。部分患者随放疗后时间的延长，唾液腺功能可逐步恢复，口干症状可缓解或消失。

（4）鼻窦炎

多发生在放射治疗末期至放射治疗后 1 年内，1 年以后发生率仅 5.5%，上颌窦、前组筛窦及窦口鼻道复合体是最易受累的区域。表现为鼻塞、多脓涕等症状，亦可伴有长期低热和头面部疼痛，结合影像学改变基本可以明确诊断。随着放疗水肿的消退及对症治疗，鼻窦炎可好转或治愈。若症状和体征持续 1 年以上，合并鼻腔粘连、鼻咽闭锁持续半年以上，保守治疗无效则考虑手术治疗，但术前须排除肿瘤复发。

（5）张口困难

颞颌关节损伤引起的张口困难是鼻咽癌放疗后的最常见后遗症之一，最初表现为张口时颞颌关节发紧、疼痛，如果继续发展则颞颌关节活动受限，张口门齿距日渐缩小，讲话口齿不清，严重者甚至牙关紧闭，进食困难，导致患者营养不良甚至恶病质。其发生率和额颌关节受照剂量呈线性关系。无特殊治疗，使用 IMRT 技术尽量减少两侧颞颌关节受照剂量及张口锻炼是预防的主要方法。

（6）听力损伤

发生率在 24%~57%，与放疗剂量、疗程、年龄密切相关。放疗剂量>48Gy、高龄患者、放疗疗程较长，则听力损伤发生概率增加。而低剂量顺铂同步化疗并没有增加听力损伤发生率。因其发生多见于老年患者，故对老年患者，即使没有相关主诉，也建议行听力测试，以便早期发现，及时干预。

（7）分泌性中耳炎

发生率为 68.5%，鼓膜穿刺抽液、鼓膜切开引流或鼓室置管虽能缓解鼻咽癌患者的耳闷、耳鸣，并可一过性地提高患者的听力，但远期疗效不佳。中耳腔放射剂量<34Gy，峡部剂量<53Gy，可明显降低放射性中耳炎的发生概率。

（8）鼻及鼻咽出血

鼻咽癌放疗后鼻及鼻咽大出血虽然发生率低，但病情危重，病死率高。主要是由于肿瘤组织浸润了大血管的管壁，放疗后肿瘤组织坏死、溃烂，大血管壁破裂而引起，前后鼻孔填塞、鼻咽鼻腔气囊填塞、颈动脉结扎等可局部止血，动脉栓塞对其效果确切。

下颌骨坏死、颞叶坏死及脑神经坏死并不常见，一旦发生，严重影响生活质量。目前尚无特效治疗，关键在于预防。

（二）化疗

1. 适应证

早期鼻咽癌（T1N0M0）单纯放疗即可取得较好的疗效，无须化疗。局部晚期（TLN1~3 和 T2~4anyN）鼻咽癌的标准疗法为同步放化疗+辅助化疗。但同步放化疗加辅助化疗或诱导化疗能否进一步提高生存率及降低远处转移率仍有争议，既往大多数研究之所以得出结论——同步放化疗+辅助化疗能显著延长生存期，有可能是由于对照组为单纯放疗而非同步放化疗，因此不能排除同步放化疗本身已经明显提高了生存率。前瞻性多中心随机对照临床试验发现同期放化疗加 3 个周期的顺铂+氟尿嘧啶（PF）辅助化疗，未能带来进一步的生存获益。

鼻咽部肿瘤较大，颈部淋巴结>4cm，或颈部淋巴结位置较低等远处转移风险大的患者，可予诱导化疗即新辅助化疗。尤其是对于肿瘤较大浸润脑干，出于对重要脏器的保护，放疗往往无法达到有效根治剂量，诱导化疗可使肿瘤缩小从而减少放疗反应。其疗程一般不超过2~3个周期，在患者身体情况可以耐受的前提下，建议在化疗反应消退后立即开始放疗，以免化疗造成肿瘤细胞加速再增殖。但有人认为，诱导化疗虽可降低局部复发率及无疾病生存时间，但未能提高总生存率。

远处转移患者仍有可能从姑息化疗中获益，化疗方案取决于上次化疗距离转移的时间及PS评分，若时间>6个月，仍推荐二线含铂方案的化疗；时间<6个月或PS≤2分则考虑单药吉西他滨或多西他赛化疗。合并骨转移时，可在姑息化疗的基础上加用放疗减轻疼痛，但化疗和/或放疗转化为生存获益仅见于单纯骨转移，且转移部位不超过4个的患者。至于肺转移、双侧肺转移、肺多发转移，末次治疗到进展的时间为24个月，均提示预后不良。

2. 化疗方案

铂类+5-氟尿嘧啶是传统的联合治疗方案，但有报道，以铂类为基础再联合一种新药如吉西他滨和紫杉醇的两药联合方案，较传统及多药联合方案具有更好的耐受性及有效率。异环磷酰胺、阿霉素、卡培他滨、长春瑞滨及伊立替康也已被证明单药或联合治疗具有一定的抗瘤活性，客观有效率在15%~50%，反应持续时间为6~9个月。西妥昔单抗联合化疗可能提高疗效。常用的化疗方案如下：

（1）同步放化疗方案

铂类+放疗：顺铂100mg/m^2，静滴，dl、22、43；或40mg/m^2，持续静滴，每周1次，至少8周。和单纯放疗相比，加入顺铂同步放化疗能显著提高局部晚期（尤其是T$_3$）鼻咽癌的2年无进展生存率（46%vs68%）。而对早期患者（T$_{1~2}$）未见生存获益。Ⅲ-Ⅳ级黏膜炎的发生率与单纯放疗相仿，但恶心、呕吐、骨髓抑制及体重减轻的发生率则显著增高。

（2）诱导/辅助化疗+同步放疗

①CP（紫杉醇+顺铂）：紫杉醇175mg/m^2，静滴3h，d1；顺铂75mg/m^2，静滴，dl，每3周重复。Ⅲ期研究显示，该方案从有效率，有无进展生存、总生存，乃至毒性反应发生率和DF方案均无明显差异，其中Ⅲ~Ⅳ度的口腔炎（31%vs0%）、腹泻（6%vs1%），以及白细胞减少（63%vs35%）、粒细胞减少（67%vs55%）在DF方案中更为常见，神经毒性在两组中发生率无差异。可为临床选择化疗方案提供参考。

②NF（奈达铂+5-氟尿嘧啶）：奈达铂100mg/m^2，静滴2h，d1；5-氟尿嘧啶700mg/m^{2}持续静滴，d1~4，每3周重复。

③DF（顺铂+5-氟尿嘧啶）：顺铂 100mg/m²，静滴，d1；5-氟尿嘧啶 1000mg/m²，持续静滴 d1~4，每 3 周重复。

上述两种方案有效率相似，约 84%，白细胞减少及血小板减少等不良反应的发生率基本相同，但奈达铂较顺铂在恶心及呕吐方面的反应有明显优势。

④TP（多西他赛+顺铂）：多西他赛 75mg/m²，静滴，d1；顺铂 75mg/m²，静滴，d1，每 3 周重复。该方案有效率为 87%，3 年无进展生存（progression-free survival，PFS）和总生存（overall survival，OS）分别为 94.9% 和 84.7%，耐受性较好，仅 2% 的患者发生 H1 度的恶心、呕吐反应。

⑤TPF（多西他赛+顺铂+5-氟尿嘧啶）：多西他赛 75mg/m²，静滴，d1；顺铂 75mg/m² 静滴，d1；5-氟尿嘧啶 500mg/m²，静滴，d1~5，每 3 周重复。三药联合化疗方案能进一步提高客观有效率，颈部淋巴结及原发灶分别为 100% 和 94.9%，但该方案副作用较大，主要表现为重度骨髓抑制（55.9%）及消化道反应（16.9%）。

⑥紫杉醇+卡铂：紫杉醇 175mg/m²，静滴 3h，d1；卡铂 AUC=6，静滴 30~60min，d1，每 3 周重复。此方案尤其适用于因肾功能差不能耐受含顺铂方案化疗者，客观有效率达 100%，3 年及 5 年 PFS 分别为 80% 和 75%，3 年及 5 年 OS 分别为 85% 和 80%。

（3）姑息化疗

①多西他赛：多西他赛 30mg/m²，静滴，d1、8、15，每 4 周重复。用于复发或转移鼻咽癌的二线治疗，客观有效率为 37%，中位 PFS 5.3 个月，中位 OS 12.8 个月。Ⅲ~Ⅳ度不良反应的发生率分别为疲劳（13%）、贫血（10%）和腹泻（3%）。

②吉西他滨：吉西他滨 1.0g/m² 静滴>30min，d1、8、15，每 3 周重复。主要用于复发或转移性鼻咽癌经铂类药物治疗失败后的二线化疗方案，单药总有效率 43.8%，中位 PFS 5.1 个月，中位 OS 16 个月。主要不良反应为血液学毒性。

③卡培他滨：卡培他滨 1000~1250mg/（m²·d），口服，bid，d1~14，每 3 周重复。用于铂类治疗后复发或转移的鼻咽癌患者，总有效率为 37%，中位 PFS 5 个月，中位 OS 14 个月。该方案手足综合征反应发生率高达 86%，其次为 3 级血液学毒性，发生率为 6%。

④替吉奥：替吉奥 40mg/m²，口服，bid，d1~28，休息 2 周重复。单药替吉奥治疗复发和转移的头颈部肿瘤中位 PFS 为 3 个月，不良反应轻微，适合体质较弱的老年人使用。它可以与铂类、紫杉醇等联合使用。

⑤伊立替康：伊立替康 100mg/m²，d1、8、15，每 4 周重复。用于以铂类和/或紫杉类为基础化疗失败的鼻咽癌患者，有效率为 14%，中位 PFS 3.9 个月，中位 OS 11.4 个月。>3 级的不良反应包括中性粒细胞减少（17%）、贫血（17%）和腹泻（14%）。

（三）手术

手术一般作为鼻咽癌放疗后未控或复发的补救手段。

1. 原发灶

首次放疗失败后可考虑挽救手术，二程或多程治疗后复发者往往病变较广泛，组织创伤重，且常伴有骨坏死，使手术难以实施。手术适应证：①全身状况良好，无严重并发症及远处转移；②放疗后鼻咽部局部未控或复发（病理证实），病灶较局限；③咽旁间隙虽受侵但没有包绕或侵及颈动脉鞘，无后组脑神经损伤；④无颅底骨破坏或颅内受侵。禁忌证为：①肿瘤侵犯颈动脉鞘区及其内容；②肿瘤侵犯颅底/脑神经；③广泛的颅底或椎体骨质破坏；④已发生远处转移；⑤年老体弱，全身情况欠佳，或肝肾功能不全。

术后切缘阳性或切缘距肿瘤>2mm 加用放疗。手术路径主要包括经腭入路，经下颌骨径路，经上颌骨径路或额下窝径路等。经内镜手术可以达到与开放手术相似的生存，且并发症较少，但因为该术式对病灶的暴露有限，应严格掌握适应证：肿瘤的最远端距颈内动脉>1cm，距蝶窦>0.5cm，手术效果与复发后 T 分期密切相关。

2. 颈部淋巴结残留或复发

放疗后有 3%~10% 的颈淋巴结残留或复发，如果用 PET-CT 确认，应在放疗结束后12 周时进行；如果用增强 CT 或 MRI，应在放疗结束后 6~8 周进行。颈部淋巴结转移灶放疗后残留或复发的标准以及处理原则如下：无淋巴结转移或淋巴结<1cm，PET CT 阴性，或增强 CT 或 MRI 阴性，观察；淋巴结<1cm，PET-CT 阳性，观察或颈清扫，考虑细针细胞学穿刺；淋巴结>1cm，PET-CT 阴性，可观察或颈清扫，考虑细针细胞学穿刺；淋巴结>1cm，PET-CT 阳性，或增强 CT 或 MRI 临床阳性，颈清扫。

颈清扫的前提条件是原发病灶已控制且无颈总动脉侵犯及无远处转移。手术的原则是完整切除转移病灶，单个淋巴结转移行局部淋巴结切除术，多个淋巴结转移则根据肿块所处的部位，主要清扫Ⅱ、Ⅲ、ⅤA 区，一般不清扫Ⅳ区和ⅤB 区。若转移淋巴结>6cm 或固定或淋巴结包膜外侵，软组织粘连，癌生长活跃或颈清扫淋巴结转移率>30%，应补充术后放疗 DT50~60Gy。

（四）新靶点药物治疗

新靶点药物首先应用于复发或转移的晚期肿瘤治疗。Chan 等对 60 例经多程铂类药物治疗后进展或远处转移鼻咽癌患者应用西妥昔单抗和卡铂联合化疗，11.7% 的患者达到PR，48% 的患者达到 SD，且毒副反应可以耐受。3~4 级白细胞减少和血小板减少的发生率分别为5%和10%。因新靶点药物毒副作用相对较轻，与放疗结合有更好的耐受性。Bonner等报道了西妥昔单抗联合放疗治疗局部晚期头颈部鳞癌的111期临床研究。结果显示，西妥昔单抗联合放疗的疗效显著优于单独放疗，且并不增加放疗相关的常见毒性反应。然而，回顾性研究显示，西妥昔单抗+放疗无论在2年PFS（87.4%vs 44.s%）及OS（92.8%vs 66.6%）方面仍远不及顺铂+放疗。进一步研究显示，在以顺铂为基础的同步放化疗中加用西妥昔单抗也并未进一步提高局部控制率及总生存率（2年PFS，63%vs 64%；2年OS，83%vs 80%）。由此可见，西妥昔单抗尚不能取代顺铂在同步放化疗中的作用。

尼妥昔单抗联合放疗用于晚期鼻咽癌Ⅱ期临床研究结果初步显示出其优势。联合放疗组在放疗结束、放疗后5周和放疗后17周的完全缓解率均明显高于单纯放疗组，分别为65.6%vs 27.3%、87.5%vs 42.4%和90.6%vs 51.5%。近期疗效较好，远期疗效尚需进一步观察。

血管内皮生长因子是鼻咽癌治疗的另一个靶点，RTOG 0615一项多中心临床研究显示贝伐珠单抗联合IMRT治疗局部区域晚期鼻咽癌安全性较好，20%的患者发生1~2级出血事件，并未见3~4级出血事件，并有可能延缓疾病的发展。2年局部无进展生存，PFS及OS分别为83.7%，74.7%和90.9%。

具体治疗方案如下：

1. 同步放疗

西妥昔单抗+放疗：西妥昔单抗400mg/m²，静滴（2h），第1周；250mg/m²，静滴（lh），第2~8周。西妥昔单抗用药1周后开始放疗。中位PFS及中位OS均显著优于单纯放疗（24.4个月vs 14.9个月、49个月vs 29.3个月），并可避免常规化疗药物带来的不良反应，除了有轻微痤疮样皮疹及罕见过敏反应外，≥3级的毒性作用，包括黏膜炎，并不高于单纯放疗。

西妥昔单抗+顺铂+放疗：西妥昔单抗400mg/m²，静滴（2h），第1周；250mg/m²，静滴（1h），第2~8周。西妥昔单抗用药1周后开始放疗；顺铂30mg/m²，每周1次，至少8周。总有效率为96%，2年PFS及OS分别为86.5%和89.9%。

尼妥珠单抗+放疗：尼妥珠单抗100mg，静脉滴注，每周1次。

2. 姑息治疗

卡铂+西妥昔单抗：西妥昔单抗400mg/m²，静滴（2h），第1周，以后每周250mg/m²，静滴（1h）；卡铂AUC=5dl，每3周重复，最大可达8个周期。主要用于对铂类耐药的转移性鼻咽癌，客观有效率为11.7%。

六、预后及随访

(一) 预后

鼻咽癌自然病程因人而异，平均为 18.7 个月，Ⅳ 期者平均自然生存时间为 7~9 个月。早期鼻咽癌单纯放疗 5 年生存率可达 95% 以上，Ⅲ~Ⅳ 期则只有 32%~82%。近 30 年，由于治疗模式的进步，采用放化疗联合可使局部晚期鼻咽癌 5 年生存率提高到 75%。预后相关因素包括肿瘤分期、分型，年龄，贫血，EB 病毒拷贝数、治疗方式，放疗剂量等。其中治疗前贫血、年龄 >50 岁、N 分期较晚、治疗前肿瘤体积 >50mL，提示放疗效果较差，预后不良。

(二) 随访

1. 病史和体格检查主要包括鼻咽部及双侧颈部淋巴结检查，脑神经功能的检查等。第 1 年，每 1~3 个月 1 次；第 2 年，每 2~4 个月 1 次；第 3~5 年，每 4~6 个月 1 次；5 年后，每 6~12 个月 1 次。

2. $T_{3~4}$、N2~3 患者治疗后 6 个月内行鼻咽部和颈部的基线影像学检查，此后若没有症状，可不需常规行头颈部影像学复查。大部分鼻咽癌的复发或转移发生在治疗结束后 2 年，也有人推荐治疗结束后 2~3 个月时行鼻咽及双侧颈部的基线 MRI 检查，随后每 3~6 个月复查 1 次至治疗结束后 2 年，欧洲肿瘤内科学会则认为 6~12 个月复查 1 次即可。

3. 如颈部接受过放疗，每 6~12 个月检查 1 次促甲状腺激素。

4. 如有临床指征，给予言语、听力和吞咽功能评估并予康复治疗。

常用洼田饮水试验评定患者的吞咽功能及康复效果。患者于坐位时饮 30mL 温水，观察全部饮完的状况及时间。评分标准：1 分，能 1 次并在 5s 内饮完，无呛咳、停顿；2 分，1 次饮完，但超过 5s，或分 2 次饮完，但无呛咳、停顿；3 分，能 1 次饮完，但有呛咳；4 分，要分 2 次饮完，有呛咳；5 分，有呛咳，不能全部饮完。

张口受限分级标准：Ⅰ 级，张口受限，门齿距 2.1~3.0cm；Ⅱ 级，进干食困难，门齿距 1.0~2.0cm；Ⅲ 级，进软食困难，门齿距 0.5~1.0cm；Ⅳ 级，门齿距 >0.5cm，须鼻饲。

5. 可考虑进行 EB 病毒监测。

第二节　甲状腺癌治疗

一、检查

（一）基本检查

1. 促甲状腺激素（Thyroid-Stimulatinghormone，TSH）

对于已知或可疑的甲状腺结节，特别是直径>1cm 的肿物，应行血清 TSH 的检测。若血清 TSH 水平低于正常参考范围，则进一步行甲状腺核素扫描，了解结节的功能性。

2. 超声

有助于了解结节的囊实性、位置、血流情况、与周围组织的关系以及颈部肿大淋巴结等。如超声检查显示甲状腺结节有低回声、边缘不规则、血供丰富、微小钙化、晕圈缺如或结节的高度超过宽度等，或有可疑的颈部淋巴结转移，应考虑甲状腺癌，超声引导能提高细针吸取细胞学检查（Fine-Needle Aspiration Cytology，FNAC）获取标本的准确性，特别是甲状腺囊性或囊实性肿块、位于甲状软骨后方的肿块。但颈部淋巴结转移的位置和数目，尤其是微转移，即使术中及术后都不易确定，包括超声在内的影像学检查的价值不宜高估，况且超声诊断的准确性与操作者的经验还有密切关系。

3. FNAC

能在术前明确甲状腺肿块的良恶性，NCCN 因此推荐其为甲状腺肿物的必需检查，并且给出了具体的适用范围。然而，我国 FNAC 开展尚未普及，FNAC 本身的局限性使其难以观察整体组织结构，分化良好的甲状腺癌有可能被细胞学误诊，最常出现的情况是将非典型性腺瘤、伴有乳头状结构的增生误诊为甲状腺癌，分化良好的甲状腺癌、囊性或囊实性癌又有可能被漏诊，故多数甲状腺癌还是通过术中冰冻，甚至术后病理进行诊断。细胞学诊断不能定性的孤立性结节（包括可疑癌性、滤泡性病变、Hurthle 细胞病变等），癌的可能性为20%，这类患者建议行甲状腺一侧腺叶切除。

4. 其他影像学检查

巨大甲状腺肿块或怀疑纵隔甲状腺者多须行气管正侧位片、CT 或 MRI 检查，以了解甲状腺与气管的关系，明确是否存在气管压迫、气管浸润，以做出正确的治疗方案。

血常规、肝肾功能、电解质、心电图均作为治疗前的常规检查。

（二）可选检查

1. ^{131}I 核素扫描

^{131}I 能更多地进入甲状腺，腮腺、胃肠道、膀胱亦有吸收。根据甲状腺对放射性核素的摄取情况，可将甲状腺肿物分为：①热结节，占位病灶对放射性核素的摄取明显高于周围的正常甲状腺组织，多数为功能自主性甲状腺结节（Autonomously Functio-Ning Thyroid Nodule，AFTN），少数可能为癌，全身如有其他部位存在放射性核素的高摄取，更有可能是甲状腺癌。如占位一时不能明确病处，可以按照毒性甲状腺肿谨慎地予以试验性治疗。②温结节，病变部位聚集的显像剂接近正常甲状腺组织，一般为甲状腺瘤，少数 DTC 有一定的摄碘功能。③冷结节，表现为结节部位的放射性分布缺损，常见于甲状腺癌，但甲状腺囊肿、甲状腺瘤等良性病变可能有类似的图像。总之，甲状腺放射性核素扫描可以作为甲状腺占位的诊断参考，但不能作为甲状腺癌的直接诊断依据。由于活检技术的发展，^{131}I 扫描已不再作为一种常规的检查方法，主要用于其他检查不能明确的甲状腺肿瘤的鉴别诊断和放射性碘（Radioactive Iodine，RAI）的治疗参考。

甲状腺切除术后并且在使用 TSH 抑制治疗者，^{131}I 扫描前需要撤除甲状腺素或使用 rhT-SH3~4 周。后者不会出现甲状腺功能减退的症状，但价格较高。含碘造影剂检查后一定时间内血清蛋白结合碘增高，可导致 RAI 摄取减少，影响 ^{131}I 治疗效果。

2. 血清甲状腺球蛋白（Thyroglobuin，Tg）

Tg 水平升高可见于各种甲状腺疾病，如单纯性甲状腺肿、结节性甲状腺肿、甲亢、亚急性甲状腺炎、甲状腺瘤及甲状腺癌等诸多甲状腺疾病，对甲状腺癌并无特异性，因此美国甲状腺病学会不建议术前行 Tg 测定。然而，Tg 体内的生物半衰期为 62.5h，甲状腺切除后 5~10d 即可低于 5~10μg/L。已行甲状腺全切除，或虽有甲状腺残存但经 ^{131}I 治疗后甲状腺组织不再存在的甲状腺癌患者，Tg>10μg/L 即提示有转移灶存在的可能，所以测定基线水平的 Tg 仍有意义。有 10%~15% 的患者在甲状腺素治疗期间测不到血清 Tg，但给予 TSH 刺激却可以测到，有条件者注射 rhTSH 再测血清 Tg 可能更为准确。

3. 甲状腺球蛋白抗体（Thyroglobuin Antibody，TgAb）

术后 2~12 周测定，抗体水平升高提示疾病进展。

4. ^{99m}锝-甲氧基异丁基异腈（^{99m}Tc-MIBI）核素显像

^{99m}Tc-MIBI 原作为心肌灌注显像剂，也用作甲状腺癌等恶性肿瘤的诊断。甲状腺癌摄取 ^{99m}Tc-MIBI 较良性结节明显升高，诊断的灵敏度、特异性和准确性分别为 89.2%、93.8% 和 87.4%。但同样存在假阳性与假阴性的问题。代谢活跃的甲状腺腺瘤及炎性结节

可呈阳性显像，甲状腺癌较小或病灶被周边正常甲状腺组织覆盖有可能表现为假阴性。

5. 血清降钙素

甲状腺髓样癌（Medullary Thyroid Carcinoma，MTC）可能大量分泌降钙素，若血清降钙素>400pg/mL，应考虑MTC的存在，可作为鉴别诊断的备选指标以及术后肿瘤复发转移的动态监测。欧美国家对降钙素的测定尚有争议，2013年NCCN甲状腺癌指南对DTC既不推荐也不反对进行降钙素测定。

6. CEA

升高时建议行颈部影像学检查，对甲状腺肿瘤进行排查。

7. 血清钙

血清钙水平对是否行颈淋巴结清扫有一定的指导意义，若发生淋巴结转移，血清钙多升高，有指南认为对血清钙≤40pg/mL者不推荐颈部切开。血清钙≥150pg/mL时可选择颈胸腹的增强CT，排除肿瘤复发转移。因骨转移病变常出现血清钙异常增高，必要时行骨扫描排除骨骼病变。

8. 其他

在DTC、PET、PET-CT等检查不作为常规。MTC术前应评价声带活动性，酌情行气管镜、食管镜和上消化道造影检查。未分化癌须常规进行血清钙、TSH、CT扫描，选择性进行PET-CT或骨扫描，以全面评估有无转移。若FNA病理可疑或不明确，应考虑空心针穿刺。

二、鉴别诊断

典型的甲状腺癌表现为颈前肿块、颈部淋巴结肿大，病情较晚者可有声音嘶哑、呼吸困难、吞咽困难等。但更多的患者是因为无意间触及颈部肿块或咽部不适而被发现有甲状腺结节，其中仅5%~15%是甲状腺癌。因此，确定甲状腺肿块的良恶性是常见但并非容易的临床工作。

性别、年龄、病变发展情况和家族史，对于甲状腺癌的鉴别诊断有重要意义。青年女性的甲状腺结节更有可能是良性，男性则相反，尽管男性甲状腺癌的发生率明显低于女性。儿童甲状腺结节的恶性率为成人的2倍，儿童及青少年甲状腺结节中30%~50%为恶性。资料显示：发生乳头状癌的平均年龄为39岁，未分化癌的平均年龄为59岁，年轻人甲状腺癌的分化程度较好。

结节短期内迅速生长和/或伴疼痛，多半是腺瘤囊性变、囊内出血，当然恶性病变不能绝对除外。甲状腺结节并有头颈部放疗史、放射物质接触史、甲状腺癌家族史、Cowden

综合征、家族性肠息肉病、Carney 综合征、多发性内分泌腺瘤等，应警惕甲状腺癌。

经常要与甲状腺癌鉴别的疾病有：

1. 甲状腺腺瘤多无自觉症状，大多为单个，质地偏软且与周围组织无粘连。肿瘤生长缓慢，有时短期内突然增大，伴有疼痛，多为囊内出血所致。少数较大肿瘤可压迫周围组织引起气管移位。诊断主要依赖于超声和手术活检。

2. 毒性甲状腺肿常表现为甲状腺弥漫性肿大，可有手指震颤或突眼、心动过速等症状。结合核素扫描多能确诊。

3. 结节性甲状腺肿病程长，颈部无异常肿大的淋巴结，相关功能检查多无明显异常，须考虑此病。

4. 亚急性甲状腺炎发病前多有上呼吸道感染史，多表现为甲状腺痛性结节，血沉常增快，FNAC 检查可确诊。

5. 桥本氏甲状腺炎甲状腺常呈无痛性弥漫性肿大，或伴结节，血 TgAb 或抗甲状腺过氧化物酶抗体（Anti-Thyroid Peroxidase Antibody，TPOAb）浓度显著而长期升高，有甲亢表现者，可诊断为本病。

6. 甲状腺淋巴瘤甲状腺恶性淋巴瘤常同时伴有淋巴细胞性甲状腺炎，临床上可有淋巴瘤全身表现，如无痛性淋巴结肿大、低热、消瘦等。甲状腺淋巴瘤早期与甲状腺癌难以区别，FNAC 可协助诊断。

初步诊断为甲状腺良性结节者应转相关专科治疗或定期随访，随访过程中有下列情况者应予手术：①有癌变迹象；②有压迫症状，如呼吸道、消化道、神经压迫；③患者精神压力大，影响正常生活；④有胸骨后甲状腺肿；⑤严重影响容貌。病理报告为未分化癌的患者，须结合临床排除恶性淋巴瘤、无功能甲状旁腺肿瘤的可能性。

三、病理分型与分期

病理学将甲状腺癌分为 DTC、MTC 和未分化癌，DTC 包括 PTC 和 FTC，它们均起源于甲状腺滤泡上皮细胞，与 MTC、未分化癌的区别。乳头状癌较易发生颈淋巴结转移但血行转移少因而预后最好，但它的一些特殊亚型如高细胞型、柱状细胞型、弥漫硬化型却预后较差。有严重血管侵犯的滤泡癌同样预后不良。

和许多恶性肿瘤不同，病理类型、年龄直接影响甲状腺癌分期。<45 岁的 PTC 和 FTC，无论 T 和 N 如何，有远处转移为 II 期，否则为 I 期。>45 岁则要根据 TNM 的定义来分期。未分化甲状腺癌都是IV期，仅根据有无甲状腺外侵犯将其分为 T4a、T4b，肿瘤大小和有无区域淋巴结转移均不影响其分期（如果有远处转移则为 T4c）。

远处转移、年龄及肿瘤腺外侵犯是影响分化型甲状腺癌预后的三大因素，这在甲状腺癌 TNM 分期系统中都得到了反映，但每类甲状腺癌的亚型、甲状腺被膜侵犯及腺体外侵犯的范围在 TNM 定义及分期中没有说明，为此许多学术机构提出了各自的分期规则。它们包含了更多的危险因素，但影响力和权威性均未超过 TNM 分期系统。为了有效地指导治疗，分化型甲状腺癌一般分为三组。①低危组，符合以下全部条件：无局部或远处转移；所有肉眼可见的肿瘤均被彻底清除，肿瘤没有侵犯周围组织；肿瘤不是侵袭型的组织学类型（如高细胞、岛状细胞、柱状细胞型）或没有血管侵犯；清除甲状腺后全身核素扫描，甲状腺床以外没有核素摄取。②中危组，符合以下任一条件：初次术后病理有镜下肿瘤、周围软组织侵犯；有颈淋巴结转移或清除甲状腺后全身核素扫描有阳性发现；肿瘤为侵袭型的组织学类型或有血管侵犯。③高危组，符合以下任一条件：肉眼可见肿瘤侵犯周围组织或器官；肿瘤未能完整切除，术中有残留；有远处转移；全甲状腺切除后，Tg 水平仍较高。

四、治疗

（一）甲状腺乳头状癌和滤泡状癌

分化型甲状腺癌治疗以手术为主，包括原发灶的处理及颈部淋巴结清扫。RAI 治疗、TSH 抑制治疗是重要的辅助和姑息治疗方法，外照射放疗和化疗不占重要地位但在有选择的情况下可以考虑。

1. 手术

甲状腺原发灶的术式有同侧腺叶切除伴或不伴峡叶切除、甲状腺次全切除（保留>1g 的未被肿瘤侵犯的甲状腺后被膜）、甲状腺近全切除（切除几乎所有甲状腺组织，只保留喉返神经入口处<1g 的组织）、全甲状腺切除。淋巴结清扫的术式有预防性中央区淋巴结清扫术、中央区淋巴结清扫术、侧颈淋巴结清扫术、功能性的"整块"淋巴结清除术。

（1）腺叶+峡部切除术

适应证为：年龄 15~45 岁，单侧分化型甲状腺癌，原发灶<4cm，没有颈淋巴结及远处转移，没有甲状腺外侵犯。若术中或术后发现病灶呈多灶性、峡部切缘阳性，须再次行全甲状腺切除或近全切除术。当年龄>45 岁时，即使肿瘤<1.0cm，也须行全甲状腺切除或近全切除术。

（2）双侧甲状腺全切除或患侧全切除+对侧近全切除

适应证为：①原发病灶>4cm；②双侧分化型甲状腺癌；③多灶性分化型甲状腺癌；④高细胞型、柱状细胞型、弥漫硬化型、岛状细胞或分化程度低的类型；⑤双颈部淋巴结转移；⑥伴有甲状腺腺外侵犯（肌肉、气管、食管、神经等）；⑦已有远处转移可作[131]I

治疗的分化型甲状腺癌。年龄<15 岁或>45 岁。

NCCN（National Comprehensive Cancer Network，美国国立综合癌症网络）发布的指南通常建议，甲状腺癌应该行全甲状腺切除，它能够减少对侧腺叶复发风险，有利于术后准确监测和核素治疗，使全身性碘扫描及血清 Tg 的检测、放射性碘清除甲状腺或转移灶不再受剩余腺体的影响，但青少年患者全甲状腺切除后容易出现甲状旁腺功能低下等并发症，全甲状腺切除术须谨慎。甲状腺全切术需要由经验丰富的医生来实施，以减少并发症如甲状旁腺功能减退、喉返神经损伤等的发生。甲状腺次全切除手术的风险较小，并发症发生率较低，但如果残留的甲状腺组织偏多，则对术后的进一步处理造成影响，用 RAI 对残余甲状腺组织的清除成功率会较低。

PTC 有很高的颈淋巴结转移的发生率（20%~90%），它对低危组患者的预后有无明显影响存在不同意见。对 FTC 及年龄>45 岁的 PTC 患者，颈淋巴结转移是降低生存率的独立因素。一般认为，对临床淋巴结阴性患者（cN0）不主张行预防性颈淋巴结清扫术，因其不能改善预后。由于中央区淋巴结（气管前与气管旁淋巴结，亦称"Ⅵ区淋巴结"）为甲状腺癌颈淋巴结转移的第一站，可行预防性中央区淋巴结清扫术，如阳性须清除侧颈淋巴结（Ⅱ~Ⅳ区），减少因淋巴结转移而采取的二次手术。DTC 的颈淋巴结转移多为包膜内转移，可考虑功能性颈清扫术。有条件的可采用保留颈丛神经的颈清扫术。仅做可疑淋巴结摘除术，不符合肿瘤治疗原则。

甲状腺癌淋巴结转移还可达前上纵隔（Ⅶ区）及Ⅰ区，如果术前超声引导下的淋巴结穿刺活检证实这些区域有淋巴结转移，术中应予以清除。

以甲状腺良性疾病行甲状腺腺叶切除术后发现为甲状腺癌（意外甲状腺癌）的患者，除直径<1cm、切缘阴性、无腺外侵犯、无可疑淋巴结者的低危组不再考虑手术而定期随访外，均应再次行全甲状腺切除或近全切除术。

2. TSH 抑制治疗

术后常规口服甲状腺素抑制 TSH，能降低高危组患者局部复发率及远处转移率，但还没有证明是否有益于低危组患者。由于甲状腺素可对机体造成一定毒性作用，如快速性心律失常（特别在老年人），诱使缺血性心脏病患者心绞痛发作，骨质脱钙（特别是绝经后的女性）以及亚临床甲亢，建议根据患者危险度补充甲状腺素，即高危组及中危组抑制 TSH 至低于 0.1mU/L，低危组（无论残留灶是否被清除）维持在 0.1~0.5mU/L。

单侧甲状腺切除术后 3 周起，双侧甲状腺切除术后 2 周起，即可给予左旋甲状腺素（L-T4）片，<60 岁，2.2μg/（kg·d）；>60 岁，1.5~1.8μg/（kg·d）。常用的初始剂量为 L-T450~100μg/d。但其敏感度有个体差异，须定期测定 TSH、T_3、T_4 和依据毒副反应调整剂量。甲状腺素粉剂（片剂）亦可使用，剂量 20~40mg/d，用药原则与 L-T4 相同。TSH 长期抑制的患者，须保证每日摄取钙 1 200mg 和维生素 D 1 000U。

3. 放射性碘治疗

曾认为术后 RAI 辅助治疗可以降低复发率和死亡率，但未被设计周密的临床研究所证实。目前 DTC 手术后 RAI 辅助治疗的指征为：①原发肿瘤直径>4cm；②有癌残存；③肿瘤扩展至甲状腺包膜以外；④颈淋巴结或远处转移；⑤不能手术切除的 DTC；⑥分化差的 PTC 亚型，如细胞呈高柱状、柱状或弥漫硬化型；⑦Hurthle 细胞癌；⑧手术超过 3 个月后血清 Tg 浓度升高。残留的甲状腺组织摄[131]I 率大于 5%、年龄<15 岁或>45 岁也可考虑。FTC 没有血管侵犯且<1cm 的单纯手术切除预后很好，不需要该治疗。有指南建议，术后 Tg<1ng/L，TgAb 和[131]I 扫描阴性，无须 RAI 治疗；甲状腺床碘摄取可疑或阳性，RAI 30 ~100mCi。

有学者认为侵袭性的组织学亚型，剂量可提高到 100~200mCi。RAI 的禁忌证为：妊娠期或哺乳期、甲状腺切除手术后创面尚未愈合、外周血白细胞<$3.0×10^9$/L、肝肾功能有严重损害。

RAI 治疗通常在甲状腺全切后 3~4 周进行，此时 TSH 水平最高，残余甲状腺组织的清除效果最好。由于 TSH 水平超过 30mIU/L 时才能最大限度地刺激残余或复发的甲状腺癌细胞摄取碘，已行甲状腺切除并且在使用甲状腺素治疗者，如果预期 RAI 治疗有效，应停用甲状腺素 4 周，或使用 thTSH，但残留较多正常甲状腺组织的患者血中 TSH 可能不会升至 30mU/L 以上。

RAI 治疗前应该行[131]I 扫描，因为吸收碘的病灶，RAI 才可能有效，不吸收碘的病灶不可能从 RAI 中获益。RAI 前 1~2 周每天摄碘量应少于 50μg，治疗期间多饮水，以减少全身、性腺和膀胱的吸收剂量。保持大便通畅可减少结肠的吸收剂量。RAI 后 5~7d 后做全身显像，以了解体内有无功能性转移灶，为下一步治疗提供依据。如果第 1 次随访发现甲状腺未完全去除，应进行第 2 次[131]I 去除残留甲状腺治疗。RAI 治疗要在特殊病房隔离 2~3d。

RAI 并发症不严重。单次[131]I<100mCi 时，一般没有明显的并发症；200mCi 时约 5% 的患者发生呕吐，可用多潘立酮等治疗；吸收剂量达到 500mCi 时，约 20% 的患者治疗后 1 周内发生急性放射性甲状腺炎，表现为颈前疼痛、水肿、唾液腺炎、吞咽困难，甚至有甲亢表现，但都是一过性的，可酌情用水杨酸盐或泼尼松治疗。短暂但可逆的造血系统抑制也可发生，一般程度较轻不需要特殊处理。少数女性患者可有 4~10 个月的停经或月经量少，怀孕应在治疗后 1 年。男性患者全身累积剂量在 500~800mCi 可引起血清卵泡刺激素

持续升高，但生育能力没有明显改变。[131]I 治疗有可能引起肺纤维化、鼻泪管阻塞，继发癌症或白血病的相对风险增高。

DTC 不需要辅助化疗，有外放射治疗指征的患者，蒽环类抗生素可作为放疗增敏治疗。

4. 复发或转移的治疗

分化型甲状腺癌的主要转移部位是骨和肺，怀疑有复发转移者，应行相关检查。如 Tg <1μg，且 TgAb 和 RAI 影像学检查阴性，无须 RAI；如果[131]I 阳性，最好能进一步测定放射量，以便给予最大的 RAI 剂量。一般肺转移首次成[131]I 为 400mCi，6~12 个月后再予 100~300mCi。骨转移可给 150~300mCi，脑转移[131]I 反应差，主要由外照射治疗或外科切除。

RAI 治疗期间及治疗后，TSH 抑制治疗仍应继续，原先没有使用者应启用。

DTC 对外照射不敏感，外照射仅在下列情况下考虑：病变穿透包膜并侵及邻近器官，术后局部复发的危险性大；肿瘤肉眼残存明显，不能手术切除，单纯依靠放射性碘治疗不能控制；术后残存病灶不吸碘。外照射放疗与 RAI 的顺序取决于残存病灶的大小及肿瘤对 RAI 的反应程度。

DTC 对化疗不敏感，相关治疗的经验不多，治疗方案多参考 MTC 和未分化癌。

（二）甲状腺未分化癌

未分化癌为高度恶性肿瘤，发现时多已远处转移或局部浸润。对有指征者手术治疗常规外放射放疗。放疗范围：上界包括上颈淋巴结，下界应至气管分叉水平以包括上纵隔淋巴结。剂量及分割方式：200cGy/f，每日 1 次，每周 5 次，总剂量 26400cGy。不能手术者放疗配合化疗。

未分化癌对化疗有一定的敏感性，常用药物有环类抗生素、氟尿嘧啶等。常用化疗方案如下：

1. 多柔比星 75mg/m²，静推，第 1 天，每 3 周重复。
2. 多柔比星+顺铂多柔比星，60mg/m²，静推，第 1 天；顺铂，40mg/m²，静推，第 1 天，每 3~4 周重复。

五、预后及随访

甲状腺癌的预后与病理类型、年龄、手术根治程度及病期等有关，复发和远处转移是 DTC 预后不良的最主要因素。DTC 大多预后良好，而未分化甲状腺癌多于确诊后 1 年内死亡，MTC 介于两者之间。<15 岁和>45 岁的 DTC 预后较 15~45 岁的预后差，未分化甲状腺癌、MTC 的预后与年龄关系不大。

未分化甲状腺癌疗效不佳，中位生存期仅3~7个月。1年和5年生存率分别为17%和8%，高龄、男性、治疗前有呼吸困难者预后更差。

DTC随访内容如下：体检、甲状腺超声、甲状腺功能、Tg，术后第一年每3个月1次，术后第二年每半年1次；胸片每年1次。其他有关检查可酌情进行。许多国家主张在手术和残余甲状腺组织清除1年后，应反复进行放射性碘扫描。但有人认为，低危险性患者复发率只有5%或更低，如复发多出现在颈部淋巴结，可以被颈部超声所发现，故最初治疗后的第一阶段只须颈部超声，甲状腺素治疗期间测定血清Tg配合颈部超声足够，而这两种检查费用低廉、简便易行。

RAI引起第二肿瘤的可能性比较小，但对于反复RAI治疗的长期生存的年轻甲状腺癌患者，有必要警惕其引发涎腺癌、膀胱癌及结肠癌的长期风险。对男性和女性生殖系统的远期风险尚无有说服力的资料。

第八章　泌尿及乳腺癌

第一节　泌尿及男性生殖系统肿瘤

一、肾癌

肾癌是泌尿系统常见的肿瘤之一，约占全身恶性肿瘤的 2% ~ 3%。近年来肾癌的发病率有上升趋势，城市的发病率和死亡率明显高于农村。肾癌多发生在 60 ~ 80 岁的患者，男性占 60%。

（一）病因

病因至今尚不清楚。但吸烟和肥胖被认为与肾癌的发生存在明显增加的相关性。长期利尿治疗也是高危因素。遗传学特性常表现为 3 号染色体短臂缺失。

（二）病理

80% 以上肾癌为肾透明细胞癌，其他为乳头状癌、嫌色细胞癌、大嗜酸粒细胞癌等。

（三）诊断

1. 临床表现

（1）症状。典型的肾癌三联征（肉眼血尿、侧腹肿块、背部疼痛）只见于 10% 的病人，这些病人往往已是晚期。10% ~ 40% 的病人有副瘤综合征，表现为高血压、贫血、体重减轻、恶病质、发热、红细胞增多症、肝功能异常、高钙血症、高血糖、血沉快、凝血机制异常等。无症状病人逐渐增多。

（2）体征。腰部或上腹部包块，可有左侧精索静脉曲张或下肢水肿。

2. 特殊检查

第一，X 线检查：①尿路平片可见肾影不规则增大，腰大肌影像模糊。②肾盂造影分逆行肾盂造影和静脉肾盂造影，表现为肾盂或肾盏受压、变形、拉长或扭转，肾盏之间距离扩大，呈新月形或蜘蛛足样等改变；有时表现为肾盂和肾盏充盈不全，一个或一组肾盏缺如，甚至肾不显影。它是诊断肾脏肿瘤的最基本方法。

第二，CT检查肾癌的表现为：①肾实质内肿块，肿瘤边缘不规则，呈圆形或分叶状。②平扫时透明细胞癌的密度低于肾实质，而颗粒细胞癌的密度略高于正常。③增强扫描后，肿瘤可不同程度地增强，但仍低于正常组织，它们密度差增大，故肿瘤与正常组织的界线更清楚。④由于肿瘤出现的出血、液化、坏死，故肿瘤的中央或边缘处可见密度增强的钙化灶。⑤它能精确了解肾肿瘤的大小、范围、有无浸润、周围淋巴结情况等，可对肾癌的分期提供依据。

第三，超声检查：鉴别肾囊肿和肾实质性肿瘤十分准确，故为肾肿瘤的重要检查方法之一。

3. 实验室检查

实验室检查包括尿常规、尿细胞学检查、红细胞沉降率、尿乳酸脱氢酶、碱性磷酸酶、血糖、血钙、肝肾功能。

4. 鉴别诊断

应注意与肾血管平滑肌脂肪瘤、肾盂癌、嗜酸细胞腺瘤、转移瘤相鉴别。

（四）治疗

1. 治疗原则

肾癌的主要治疗方法为手术切除，放疗及化疗疗效不佳，免疫治疗有一定疗效。

Ⅰ期、Ⅱ期：根治性肾切除术，术后一般不需要化疗及放射治疗。

Ⅲ期：尽可能行根治性肾切除。术前、术后辅以放疗，术后免疫治疗或化疗。

Ⅳ期：主要采用免疫治疗、放疗及化疗。如有可能，行姑息性肾切除术。远处转移灶也可做手术切除或放射治疗。

复发的病例以生物治疗及化疗为主，配合放射治疗。肾癌的孤立性转移灶可行手术治疗。

2. 治疗方法

（1）外科治疗。

（2）免疫治疗。常用干扰素治疗，临床上常用的干扰素有 IFN-a2a、IFN-a2b、IFN-7。白细胞介素-γ 对肾癌也有一定疗效，有效率为 15%~25%。

（3）放射治疗。术后辅助放疗在肾癌中无明显意义，仅适用于切缘阳性、有淋巴结转移、不能手术的病例，肾癌骨转移的姑息止痛治疗。放疗应尽量采用适形或调强技术，推荐剂量为 SOGy/S 周。

（4）激素治疗。常用的药物有甲羟孕酮、甲地孕酮、丙酸睾酮、他莫昔芬、雌二醇氮芥等。甲羟孕酮 0.5g，每日 2 次。或甲地孕酮 160mg，每日 1 次。它们对晚期肾癌患者减轻症状、延长生存时间可能有一定意义。

（5）化学治疗。迄今为止，尚未找到对肾癌非常有效的化疗药物，单药有效率不足 16%。常用药物有长春碱、长春碱酰胺、丝裂霉素 C、羟基脲、博来霉素、多柔比星、氟尿嘧啶、环磷酰胺、顺铂等。

（6）靶向治疗。如今靶向治疗已成为主要的一、二线治疗。美国 FDA 已审批了三种治疗转移性 RCC 的靶向药物：舒尼替尼、索拉非尼和 CCI-779。近期贝伐单抗也通过了审批。一项多国多中心的 ID 期临床试验证实了舒尼替尼一线治疗转移性肾癌的疗效。舒尼替尼明显延长了 PFS，不良反应可接受，因此被推荐为 1 类证据一线治疗复发或无法切除的四期肾癌（透明细胞为主型），对于非透明细胞为主型则为 2A 类证据。

索拉非尼也是一种小分子的多靶点抑制药，一方面，通过 Raf/Mek/Erk 抑制肿瘤生长；另一方面，还抑制 VEGFR-1、VEGFR-2、VEGFR-3 和 c-kit，具有抗血管生成作用。

（五）预后

预后与肿瘤分期、病理类型、手术程度、性别、年龄、KPS 评分及有无淋巴结转移有关。肾癌经过治疗后，5 年总生存率为 60%。其中 I 期 95%，I 期 88%，III 期 59%，IV 期 20%。

（六）随诊

按一般肿瘤随诊方式随诊。

二、肾上腺恶性肿瘤

（一）恶性嗜铬细胞瘤

恶性嗜铬细胞瘤占嗜铬细胞瘤的 10%。可发于任何年龄组，最好发于 30~50 岁。儿童较少见。

1. **病因**

病因不详。该肿瘤有明显的家族发生倾向。

2. **病理**

恶性嗜铬细胞瘤组织学表现几与良性者相似。

3. **诊断**

（1）临床表现

①症状。高血压、出汗、焦虑、头痛、心悸。

②体征。腹部肿块。此外，还可能存在甲状腺毒症。

（2）特殊检查

①影像学检查。胸片、腹部 CT 及腹部超声检查。

②病理组织学检查。由于该肿瘤生物学行为与病理形态上的不完全一致，使形态上表现为良性的肿瘤可能发生转移，所以须结合临床上有转移的事实及肿瘤细胞的侵袭性行为来确立诊断。

（3）实验室检查

血常规、血生化、血及尿中的钙、血及尿中儿茶酚胺及代谢产物的测定。

（4）诊断要点

结合临床表现、血生化检查、影像学检查及病理检查，易于确诊。

4. **治疗**

（1）治疗原则

手术治疗为主要治疗手段，如果情况允许尽可能手术切除。

（2）治疗方法

①手术治疗

②其他治疗。化疗效果不肯定。不能进行手术切除的恶性嗜铬细胞瘤可试用 1311—MIBG。

5. **预后**

恶性嗜铬细胞瘤的 5 年生存率只有 43%，而良性嗜铬细胞瘤的 5 年生存率却高达 97%。

6. **随诊**

按一般肿瘤复查方式来随诊。

（二）神经母细胞瘤

神经母细胞瘤来自交感神经系统，主要为肾上腺或交感神经节的原始细胞的恶性肿瘤。婴儿及儿童很常见。80%病例诊断时年龄<2 岁。男性略高。

1. **病因**

病因不详。

2. 病理

病理上肿瘤表面光滑，但外形不规则，可累及邻近结构，呈红色或暗紫色，血管丰富。组织学上肿瘤细胞由小而圆、胞浆稀少的细胞组成，胞核染色深而暗。免疫染色检查 NSE（神经元特异烯醇化酶）在所有自主神经源性肿瘤中均阳性。

3. 检查与诊断

（1）临床表现

①症状。患儿可有恶心、呕吐、食欲下降和腹泻等症状。

②体征。主要表现为腹部肿块。

（2）影像学检查

腹部 X 线摄片可发现神经母细胞瘤的钙化灶，ECT 对于了解是否有骨转移很敏感，CT 对腹膜后肿块诊断很有价值，上述检查对明确病变范围及诊断有意义。

（3）实验室检查

尿儿茶酚胺代谢产物升高。

4. 治疗

（1）治疗原则

手术治疗非常重要，可配合放疗及化疗。

（2）治疗方法

①手术治疗。应尽可能切除肿瘤，并取淋巴结活检。如肿瘤不能切除，则仅做活检，并用银夹标记肿瘤边界，经放疗及化疗 2~3 个月后再次行手术探查。

②放射治疗。该肿瘤虽对放射治疗很敏感，但常须配合手术及化疗。依患儿年龄、肿瘤，放射量为 1 800~4 000cGy。

③化疗。对转移性神经母细胞瘤可用 CTX+VCR+DTIC 化疗。CTX750mg/m^2，静脉注射，第 1 天；VCR1.4mg/m^2 静脉注射，第 1 天；DTIC600mg/m^2 静脉滴注，第 1、2 天；每 3~4 周重复。

5. 预后

有淋巴细胞及浆细胞浸润者预后好，年龄及肿瘤发生部位亦为影响因素。

6. 随诊

按一般肿瘤复查方式随诊。

三、膀胱癌

在我国膀胱癌是泌尿系统中最常见的恶性肿瘤，其发病率和死亡率均占首位。随年龄的增长，发病率增加，40岁以下少见，中位年龄65岁。男女比例为3∶1~4∶1。在世界范围内，其发病率有地区性和种族性差异，美国和西欧国家高，发展中国家低。

（一）病因

吸烟是目前最为肯定的致病高危因素。其他还有长期接触工业化学产品，应用化疗药物如环磷酰胺、盆腔放疗等，慢性尿路感染、长期异物刺激等。

（二）病理

膀胱癌中移行上皮癌占90%以上，3%左右为鳞状细胞癌，2%为腺癌，其余为未分化癌、小细胞癌等。膀胱的组织病理学分级为G_1（高分化）、G_2（中分化）、$G_{3~4}$（低分化）。根据病变浸润程度分为非浸润性病变、浸润性病变和转移性病变。

（三）诊断

1. 临床表现

（1）症状

①间歇性肉眼血尿是膀胱癌最常见症状，80%膀胱癌患者因血尿而就医，几乎全部膀胱癌病人在整个病程中有血尿，但血尿的严重程度和肿瘤的大小、数目、肿瘤浸润程度无相关性。

②10%的病人伴有膀胱刺激症状，可有尿频、尿急、尿痛、排尿困难。常提示预后不良。

③其他有尿路梗阻、下肢水肿、腹痛、骨痛，为晚期症状。

（2）体征。早期可无症状，晚期可有发热、贫血、下腹部包块、恶病质等。

2. 特殊检查

（1）尿路平片及静脉肾盂造影。了解肾及输尿管是否存在同样肿瘤，对鉴别原发性膀胱肿瘤或转移性肿瘤有意义。

（2）B超检查。可显示膀胱肿瘤的位置、大小、形状等。

（3）膀胱镜检查及肿瘤组织活检。膀胱镜检查对确诊十分重要，它不但可以明确肿瘤的存在与否，而且可以了解肿瘤的形态、发生部位、病变范围等。通过膀胱镜活组织检查是膀胱肿瘤诊断的主要方法。

（4）CT。对表浅膀胱癌和较小肿瘤诊断价值不大，但对浸润性癌，则可以发现膀胱壁的浸润深度及与周围器官的关系，并能发现局部转移淋巴结，对分期有利。

3. 实验室检查

尿常规及尿细胞学检查可证实血尿，明确病理细胞学类型。

4. 鉴别诊断

应注意与腺性膀胱炎、前列腺增生、放射性膀胱炎、脐尿管癌、肾输尿管肿瘤、前列腺癌、膀胱结核相鉴别。

（四）治疗

1. 治疗原则

非浸润性膀胱尿路上皮癌的标准治疗方案首选经尿道膀胱癌切除术，术后膀胱内灌注。浸润性膀胱癌首选手术或加术前放疗，根据病情决定是否化疗。转移性膀胱癌以化疗为主，可用姑息性放疗缓解症状。

2. 治疗方法

第一，手术治疗。

第二，局部治疗。

①局部化疗：目前对膀胱癌灌注化疗的目的为消除原位癌、消灭术后残余肿瘤、预防肿瘤复发、保留膀胱、延长生存期等，常用的化疗药物有丝裂霉素 C、噻替哌、多柔比星、喜树碱等。用法如下：丝裂霉素 C40mg 溶于 60mL 生理盐水中，每周 1 次膀胱内灌注，连用 8 周然后改为每月 1 次，共 12 次，有效率为 70%。本方法较安全。多柔比星 50mg 溶于 50~60mL 注射用水中，每周膀胱内给药 1 次，共 4~6 次，然后用同样剂量每月给药 1 次，共 6 次。有效率为 31%~87%。本品的不良反应较大，常见的有局部化学性炎症反应及其刺激所引起的膀胱短暂痉挛。

②局部免疫治疗：常用干扰素、卡介苗。卡介苗用法为将其 120~150mg 悬浮在 50mL 生理盐水中，行膀胱灌注，每周 1 次，共 6 次，后改为每 2 周 1 次，共 6 次，有效率为 80%。

第三，全身化疗。对膀胱癌有效的药物有 DDP、MTX、GEM、ADM、Taxol、IFO、MMC、CTX、VLB、5-Fu。化疗方案如下：

①M-VAP 方案：MTX 30mg/m^2 静脉注射，第 1、15、22 天；VLB 3mg/m^2 静脉注射，第 3、15、22 天；ADM 30mg/m^2 静脉注射，第 2 天；DDP 70mg/m^2 静脉滴注，第 2 天；每 4 周重复，共 2~4 周期。

②CAP 方案：CTX650mg/m^2 静脉注射，第 1 天；ADM50mg/m^2 静脉注射，第 2 天；DDP70mg/m^2 静脉滴注，第 1 天（加水化）；每 4 周重复。

③GP 方案：GEM1000mg/m^2 静脉滴注，第 1、8、15 天；DDP75mg/m^2 静脉滴注，第 1 天；每 4 周重复。

第四，放射治疗。放疗适用于膀胱癌各期病变。具体适用范围：①表浅型 T_1G_3，病例；②肌壁浸润型 T_2 病变，经尿道切除术后配合同步放化疗可作为根治性膀胱切除的替代治疗；③存在禁忌的病例或拒绝手术的病例，可行根治性放疗或同步放化疗，5 年生存率为 20%~40%；④T_3 病例通过术前放疗，降低分期；⑤术后具有局部复发高风险病例，术后同步放化疗有可能提高局部控制率。

术前放疗：照射 DT：40~50Gy/4~5 周后，休息 6~8 周行手术治疗。术后放疗：50Gy/5 周后缩野至膀胱局部，总量 TD，60~65Gy/6~7 周。根治性放疗：TD，60~65Gy/6~7 周。

姑息放疗：在有手术禁忌时，放疗在止血和止痛方面效果较好。

（五）预后

预后与临床分期、病理类型、组织学分级有密切关系。T_1 期病例经尿道切除后约 70% 局部复发，50% 原位癌最终进展成浸润癌，浸润癌根治性手术后 50% 会出现远处转移，如肺、骨等。

四、前列腺癌

前列腺癌在欧美国家发病率较高，在亚洲和非洲发病率较低。近年有发病率升高趋势。

（一）病因

综合现有文献报道，前列腺癌发病率的相关危险因素可分为三类：明确的、可能的及潜在的。明确的危险因素包括：①年龄：前列腺癌流行病学的一个显著特点是与年龄成明显的正相关。50 岁以后，其发病率及死亡率接近呈指数增长。②种族：前列腺癌的发病率在不同人种之间存在显著差异。文献报告显示，前列腺癌的发病率及死亡率由高至低依次为黑人、白人、黄种人。③家族史：早发前列腺癌可能是由一种少见的高危等位基因以常染色体显性遗传的方式遗传的，约占全部前列腺癌患者的 9%，而在小于 55 岁的患者中则占 45%。有家族史或遗传倾向的前列腺癌患者发病年龄较小。可能的危险因素包括高脂肪饮食及激素的影响。潜在的危险因素包括维生素 A、维生素 D、输精管切除术、金属镉等。

（二）病理

大多数发生于腺体外周带或后叶的腺泡腺管上皮，病理类型以腺癌为主，占绝大多数，其次为移行细胞癌，极少数为鳞状细胞癌。可经常有多个病灶，但不能肯定是多个原发病灶或是单一原发病灶的播散。前列腺癌的显微镜下诊断是以组织学及细胞学特点的结合为基础，主要有四种形式：筛状、播散性单个细胞浸润、中等腺体及小腺体。其中以小腺体最为常见，其易与良性增生相混淆。

（三）诊断

1. 临床表现

早期前列腺癌通常没有症状，但肿瘤侵犯或阻塞尿道、膀胱颈时，则会发生类似下尿路梗阻或刺激症状，严重者可能出现急性尿潴留、血尿、尿失禁。骨转移时会引起骨骼疼痛、病理性骨折、贫血、脊髓压迫导致下肢瘫痪等。

多数前列腺癌早期病变局限无症状，少数可有早期排尿梗阻症状，晚期可出现一些特异性症状。

（1）局部表现。局部症状包括尿道梗阻和肿瘤局部扩散对周围组织结构的影响。当肿瘤增大至阻塞尿路时，可出现与良性前列腺增生相似的膀胱颈梗阻症状。表现为逐渐加重的尿流缓慢、尿频、尿急、尿流中断、排尿不尽、排尿困难。癌引起排尿困难和血尿常属晚期，局限性病变引起的梗阻常急性发生并不断加重，是由于外腺病变侵入内腺使其在排尿时顺应性下降所致。文献报道约40%的前列腺癌患者以急性尿潴留为首发症状。

当病变范围广泛侵犯尿道膜部时可产生尿失禁，侵犯包膜及其附近神经周围淋巴结时，压迫神经可引起局部疼痛，压迫坐骨神经可引起下肢放射性疼痛。直肠受压时可出现排便困难，当肿瘤沿淋巴结转移致输尿管受压阻塞时，可有腰痛、肾积水表现，双侧者可出现少尿、肾衰竭。前列腺导管癌及移行细胞癌常出现无痛血尿伴尿频、排尿困难，当肿瘤侵及精囊时可有血精。

（2）远处转移症状。骨转移是前列腺癌的常见症状，部分患者是以转移灶的症状就医，而无前列腺局部原发症状。任何骨骼均可被侵犯，骨盆和腰椎骨是早期转移最常见的部位，其次为胸椎、肋骨和股骨。骨转移症状表现为持续性骨痛，静卧时更为明显，可引起病理性骨折甚至截瘫。其他转移症状可有皮下转移结节、肝肿大、淋巴结肿大，下肢淋巴回流受阻时出现下肢浮肿，脑转移时可致神经功能障碍，肺转移时可出现咳嗽、咯血、胸痛等。晚期患者可出现食欲不振、消瘦、乏力及贫血等表现。

2. 特殊检查

可疑前列腺癌通常由前列腺直肠指检或血清前列腺特异性抗原（PSA）检查或经直肠前列腺超声波（TRUS）检查后再确定是否须进行前列腺活检。直肠指检、PSA 检查和 TRUS 是目前公认的早期发现前列腺癌的最佳方法。

（1）直肠指检（DRE）。大多数前列腺癌起源于前列腺的外周带，DRE 对前列腺癌的早期诊断和分期都有重要价值。考虑到 DRE 可能影响 PSA 值，应在 PSA 抽血后进行 DRE。

（2）经直肠超声检查（TRUS）。TRUS 可以帮助医生进行前列腺系统的穿刺活检。在 TRUS 引导下于前列腺以及周围组织结构寻找可疑病灶，并能初步判断肿瘤的体积大小。但 TRUS 在前列腺癌诊断特异性方面较低，发现一个前列腺低回声病灶要与正常前列腺、BPH、PIN、急性或慢性前列腺炎、前列腺梗死和前列腺萎缩等鉴别。

（3）前列腺穿刺活检。前列腺系统性穿刺活检是诊断前列腺癌最可靠的检查。

①前列腺穿刺时机：因前列腺穿刺出血影响影像学临床分期。因此，前列腺穿刺活检须在 MRI 之后在 B 超引导下进行。

②前列腺穿刺指征：直肠指检发现结节。PSA>4ng/mL。B 超发现前列腺低回声结节和（或）MRI 发现异常信号。

③前列腺穿刺针数：指检或超声发现结节，应在超声引导下直接穿刺活检。没有结节则行系统穿刺活检。研究结果表明：10 针以上的阳性率明显高于 10 针以下，并不明显增加并发症。

④重复穿刺：第一次前列腺穿刺阴性结果，在以下情况须重复穿刺。PSA>4 ng/mL，无法排除非癌因素引起。直肠指检和超声检查异常。穿刺结果为高级前列腺上皮内瘤。重复穿刺的时机：2 次穿刺间隔时间尚有争议，目前多为 1~3 个月。

⑤重复穿刺次数：对 2 次穿刺阴性结果，属上述①~③情况者，推荐进行 2 次以上穿刺。

（4）前列腺癌的其他影像学检查

①CT 检查：前列腺癌患者进行 CT 检查的目的主要是协助进行临床分期。对于肿瘤邻近组织和器官的侵犯及盆腔内转移性淋巴结肿大，CT 的诊断敏感性与 MRI 相似。

②MRI 扫描：MRI 检查可以显示前列腺包膜的完整性、是否侵犯前列腺周围组织及器官，MRI 还可以显示盆腔淋巴结受侵犯的情况及骨转移的病灶。在临床分期上有较重要的作用。但是 MRI 检查在鉴别前列腺癌及伴钙化的前列腺炎、较大的良性前列腺增生、前列腺瘢痕、结核等病变时常无法明确诊断。因此影像学检查 TRUS、CT、MRI 等在前列腺癌

的诊断方面都存在局限性，最终明确诊断还需要前列腺穿刺活检取得组织学诊断。

③前列腺癌的核素检查（ECT）：前列腺癌的最常见远处转移部位是骨骼。ECT 可比常规 X 线片提前 3~6 个月发现骨转移灶，敏感性较高但特异性较差。

一旦前列腺癌诊断成立，建议进行全身骨显像检查（特别是在 PSA>20，GS 评分>7等），有助于判断前列腺癌准确的临床分期。

（5）前列腺特异性抗原（PSA）检查。PSA 作为单一检测指标，与 DRE、TRUS 比较，具有更高的前列腺癌阳性诊断预测率，同时可以提高局限性前列腺癌的诊断率和增加前列腺癌根治性治疗的机会。

第一，PSA 检查时机。对 50 岁以上有下尿路症状的男性进行常规 PSA 和 DRE 检查，对于有前列腺癌家族史的男性人群，应该从 45 岁开始定期检查、随访。对 DRE 异常、有临床征象（如骨痛、骨折等）或影像学异常等应进行 PSA 检查。PSA 检测应在前列腺按摩后 1 周，直肠指检、膀胱镜检查、导尿等操作 48h 后，射精 24h 后，前列腺穿刺 1 个月后进行。PSA 检测时应无急性前列腺炎、尿潴留等疾病。

第二，PSA 结果的判定。目前国内外比较一致的观点：血清总 PSA>4.0ng/mL 为异常。对初次 PSA 异常者建议复查。当血清总 PSA 介于 4~10ng/mL 时，发生前列腺癌的可能性大于 25%左右。中国人前列腺癌发病率低，国内一组数据显示血清总 PSA 4~10ng/mL 时，前列腺癌穿刺阳性率为 15.9%。这构成了进行前列腺癌判定的灰区，在这一灰区内应参考以下 PSA 相关变数。

①游离 PSA：游离 PSA（fPSA）和总 PSA（tPSA）作为常规同时检测。游离 PSA（fPSA）被多数学者认为是提高 PSA 水平处于灰区的前列腺癌检出率的有效方法。

当血清 tPSA 介于 4~10 ng/mL 时，fPSA 水平与前列腺癌的发生率可能成负相关。国外研究表明如患者 tPSA 在上述范围，fPSA/tPSA<0.1，则该患者发生前列腺癌的可能性高达 56%；相反，如 fPSA/tPSA>0.25，发生前列腺癌的可能性只有 8%。国内推荐 fPSA/tPSA>0.16 为正常值。

②PSA 密度（PSAD）：即血清总 PSA 值与前列腺体积的比值。前列腺体积是经直肠超声测定计算得出。PSAD 正常域值<0.15，PSAD 可有助于区分前列腺增生症和前列腺癌。当患者 PSA 在正常值高限或轻度增高时，用 PSAD 可指导医生决定是否进行活检或随访。PSA 密度可作为临床参考指标之一。

第三，PSA 升高而前列腺活检结果非恶性的处理。第一次前列腺活检结果不是恶性，则：①如是高分级 PIN 或存在非典型腺体，建议 1~3 个月再做穿刺活检。②如是良性，建议 3 个月后再复查 PSA，如 PSA 异常，建议再做穿刺活检；或存在前列腺增生导致的排尿症状，可行经尿道前列腺切除术，将标本送病理切片检查。如第二次前列腺活检结果仍不是恶性，则：如果 PSA>10ng/mL，建议 1~3 个月再做穿刺活检。如果 PSA<10ng/mL，随访并复查 PSA，如 PSAV 超过 0.75 ng/mL/年，则再做穿刺活检。

3. 病理分级

在前列腺癌的病理分级方面，目前最常使用 Gleason 评分系统。其分级标准如下：

Gleason 1：癌肿极为罕见。其边界很清楚，膨胀型生长，几乎不侵犯基质，癌腺泡很简单，多为圆形，中度大小，紧密排列在一起，其胞浆和良性上皮细胞胞浆极为相近。

Gleason 2：癌肿很少见，多发生在前列腺移行区，癌肿边界不很清楚，癌腺泡被基质分开，呈简单圆形，大小可不同，可不规则，疏松排列在一起。

Gleason 3：癌肿最常见，多发生在前列腺外周区，最重要的特征是浸润性生长，癌腺泡大小不一，形状各异，核仁大而红，胞浆多呈碱性染色。

Gleason 4：癌肿分化差，浸滑性生长，癌腺泡不规则融合在一起，形成微小乳头状或筛状，核仁大而红，胞浆可为碱性或灰色反应。

Gleason 5：癌肿分化极差，边界可为规则圆形或不规则状，伴有浸润性生长，生长型式为片状单一细胞型或者是粉刺状癌型，伴有坏死，癌细胞核大，核仁大而红，胞浆染色可有变化。

（四）治疗

1. 等待观察治疗

等待观察指主动监测前列腺癌的进程，在出现肿瘤进展或临床症状明显时给予其他治疗。

（1）等待观察治疗的适应证。适合于低危前列腺癌和预期寿命短的患者。晚期前列腺癌患者选择等待观察仅限于治疗伴随的危险和并发症大于延长生命和改善生活质量的情况。

（2）等待观察治疗的禁忌证。预期寿命较长的高危肿瘤患者；在等待观察时有进展或转移的证据。

对临床局灶性前列腺癌适合根治性治疗的患者，如选择等待观察治疗，患者必须了解并接受局部进展和转移的危险。

对于等待观察的病人密切随访，每 3~6 个月复诊，必要时缩短复诊间隔时间。对于 DRE、PSA 检查（每 3~6 个月）和影像学检查进展的患者可考虑转为其他治疗。

2. 前列腺癌外放射治疗（EBRT）

前列腺癌患者的放射治疗具有疗效好、适应证广、并发症少等优点，适用于各期患者。早期患者行根治性放射治疗，其局部控制率和 1 年无病生存率与前列腺癌根治术相似。

局部晚期前列腺癌治疗原则以辅助性放疗和内分泌治疗为主。转移性癌可行姑息性放疗，以减轻症状、改善生活质量。近年三维适形放疗（3D-CRT）和调强放疗（IMRT）等技术逐渐应用于前列腺癌治疗并成为放疗的主流技术。

根据 TNM 分期、Gleason 评分、PSA 水平、年龄、放疗方式、照射野大小及剂量不同，其不良反应、疗效等也各不相同。

（1）照射范围的界定。先确定肿瘤体积、靶体积和治疗体积。

具体方法是通过患者固定系统，应用 MRI 或 CT 影像来确定目标及周边正常器官范围，并用计算机辅助治疗计划系统计算出中央面肿瘤及周边正常组织的剂量分布。

（2）照射剂量。前列腺癌局部照射剂量分别为 <55Gy、55~60Gy、60~65Gy、65~70Gy 及 >70Gy，其复发率依次为 48%、36%、21%、11% 和 10%。随着照射剂量的递增，局部复发率明显降低。

（3）照射技术。单独照射前列腺及其周围区域时用前、后及两侧野的四野盒式照射技术。照射野下界位于坐骨结节下缘，侧野后界包括直肠前壁。若精囊、周边组织受侵及淋巴结转移须全骨盆照射，分两步：先用前后两野照射全盆腔，照射野的上界在 L5-S1，下界位于坐骨结节下缘，两侧界在真骨盆缘外 1~2cm。

常规分割照射每周 5 次，每次剂量为 1.8~2.0Gy，总量为 45Gy。超分割照射每天照射 2 次，每次剂量 1.15~1.3Cy。骨盆放疗结束后再缩小照射范围至前列腺区，总量达 65~80Gy。利用合金铅板保护直肠、肛门括约肌、小肠、膀胱、尿道。

不同分期所需的最小照射剂量：T_{1a} 64~66Gy；T_{1b}~T_2 66~70Gy；T_3 70~72Gy；T_{1-3} 肿瘤切除不完全患者：66~70Gy；复发性前列腺癌：70~72Gy；T_4：50~65Gy。

T_{1a} 期只须照射前列腺而不须包括精囊。T_{1-3} 期照射靶体积应包括前列腺、精囊及周围 0.5~0.7cm 范围内的组织。照射 50Gy 剂量后，可缩小照射靶体积，仅照射前列腺区。盆腔淋巴结出现转移时建议行盆腔淋巴结照射。

（4）不同分期前列腺癌外放射治疗的疗效。对于低危（T_{1a}~T_{2a}、Gleason 评分 ≤6 和 PSA<10ng/M_1）前列腺癌的疗效与根治性前列腺切除术相似；中危（T_{2b} 或 Gleason 评分 = 7 或 PSA 10~20 ng/M_1）患者提高照射剂量可提高生存率。高危（T_{2c} 或 Gleason 评分 >7 分或 PSA>20 ng/M_1）患者提高照射剂量的同时应用辅助性内分泌治疗可提高疗效。

局部晚期前列腺癌的放疗常与内分泌治疗联合应用，多采用新辅助内分泌治疗或辅助内分泌治疗。外放疗联合内分泌治疗能明显提高肿瘤控制率和生存率。根治性术后切缘阳性者辅助体外放疗，局部肿瘤控制率可达到 90%~100%。

前列腺癌盆腔扩散或淋巴结转移可导致盆腔疼痛、便秘、下肢肿胀、输尿管堵塞或肾积水等。进行姑息性放疗，能显著改善症状。对前列腺癌骨转移的姑息性放疗可明显缓解疼痛症状和脊髓压迫。

（5）前列腺癌外放疗并发症及预防。放疗可能出现泌尿系统和肠道系统不良反应及性功能障碍。放疗引起的不良反应因单次剂量和总剂量、放疗方案和照射体积的不同而异。

泌尿系统不良反应包括尿道狭窄、膀胱瘘、出血性膀胱炎、血尿、尿失禁等；胃肠不良反应包括暂时性肠炎、直肠炎引起的腹泻、腹部绞痛、直肠不适和直肠出血、小肠梗阻等，需要手术治疗的严重乙状结肠和小肠损伤、会阴部脓肿、肛门狭窄或慢性直肠出血的发生率低于1%。放射性急性皮肤不良反应为红斑、皮肤干燥和脱屑，主要发生于会阴和臀部的皮肤皱褶处。其他不良反应包括耻骨和软组织坏死，下肢、阴囊或阴茎水肿等，发生率均低于1%。放疗后性功能障碍发生率低于根治性手术患者。

3. 前列腺癌近距离治疗

近距离治疗包括腔内照射、组织间照射等，是将放射源密封后直接放入被治疗的组织内或放入人体的天然腔内进行照射。前列腺癌近距离治疗包括短暂插植治疗和永久粒子种植治疗。后者也即放射性粒子的组织间种植治疗，较常用，其目的在于通过三维治疗计划系统的准确定位，将放射性粒子植入前列腺内，提高前列腺的局部剂量，而减少直肠和膀胱的放射剂量。

永久粒子种植治疗常用^{125}碘（^{125}I）和103钯，半衰期分别为60天和17天。短暂插植治疗常用^{192}钛（^{192}Ir）。

（1）适应证。推荐参考美国近距离治疗协会（ABS）标准。

第一，同时符合以下三个条件为单纯近距离治疗的适应证：①临床分期为 $T_1 \sim T_{2a}$ 期；②Gleason 分级为 2~6；③PSA<10ng/mL。

第二，符合以下任一条件为近距离治疗联合外放疗的适应证：①临床分期为 T_2b、T_{2c}；②Gleason 分级 8~10；③PSA>20 ng/mL；④周围神经受侵；⑤多点活检病理结果阳性；⑥双侧活检病理结果为阳性；⑦MRI 检查明确有前列腺包膜外侵犯。

多数学者建议先行外放疗再行近距离治疗以减少放疗并发症。

第三，Gleason 分级为 7 或 PSA 为 10~20ng/mL 者则要根据具体情况决定是否联合外放疗。

第四，近距离治疗（或联合外放疗）联合内分泌治疗的适应证：前列腺体积>60mL，可行新辅助内分泌治疗使前列腺缩小。

（2）禁忌证。第一，禁忌证：①预计生存期少于 5 年；②TURP 后缺损较大或预后不佳；③一般情况差；④有远处转移。

第二，相对禁忌证：①腺体>60mL；②既往有 TURP 史；③中叶突出；④严重糖尿病；⑤多次盆腔放疗及手术史。

每个患者行粒子种植后都应进行剂量学评估，通常用 CT 进行评估。粒子种植后过早进行 CT 检查会由于前列腺水肿和出血而显示前列腺体积增大，此时做出的剂量评估会低估前列腺所受剂量。有人建议种植后 4 周行剂量评估最合适。如果发现有低剂量区，则应及时做粒子的补充再植；如果发现大范围的低剂量区，则可以考虑行外放疗。

行粒子种植治疗的所有患者在种植前均应制订治疗计划，根据三维治疗计划系统给出预期的剂量分布。通常先用 TRUS 确定前列腺体积，再根据 TRUS 所描绘的前列腺轮廓和横断面来制订治疗计划，包括种植针的位置、粒子的数量和活度。术中应再次利用 TRUS 做计划，根据剂量分布曲线图放置粒子，同时在粒子种植过程中也应利用经直肠实时超声来指导操作，随时调整因植入针的偏差而带来的剂量分布的改变。需要指出的是，前列腺靶区处方剂量所覆盖的范围应包括前列腺及其周边 3~8mm 的范围。因此前列腺靶区大约是实际前列腺体积的 1.75 倍。

（3）并发症。并发症包括短期并发症和长期并发症。通常将一年内发生的并发症定义为短期并发症，而将一年以后发生的并发症定义为长期并发症。这些并发症主要涉及到尿路、直肠和性功能等方面。

①短期并发症：尿频、尿急及尿痛等尿路刺激症状，排尿困难和夜尿增多，大便次数增多及内急后重等直肠刺激症状、直肠炎（轻度便血、肠溃疡甚至于前列腺直肠瘘）等。

②长期并发症以慢性尿潴留、尿道狭窄、尿失禁为常见。

总之，前列腺癌近距离治疗是继前列腺癌根治术及外放疗以外又一种有望根治局限性前列腺癌的方法，疗效肯定、创伤小，尤其适合于不能耐受前列腺癌根治术的高龄前列腺癌患者。

4. 前列腺癌内分泌治疗

前列腺细胞在无雄激素刺激的状况下将会发生凋亡。任何抑制雄激素活性的治疗均可被称为雄激素去除治疗。雄激素去除主要通过以下策略：①抑制睾酮分泌，手术去势或药物去势（黄体生成素释放激素类似物，LHRH-A）；②阻断雄激素与受体结合，应用抗雄激素药物竞争性封闭雄激素与前列腺细胞雄激素受体的结合。两者联合应用可达到最大限度雄激素阻断的目的。其他策略包括抑制肾上腺来源雄激素的合成，以及抑制睾酮转化为双氢睾酮等。

内分泌治疗的目的是降低体内雄激素浓度、抑制肾上腺来源雄激素的合成、抑制睾酮转化为双氢睾酮或阻断雄激素与其受体的结合，以抑制或控制前列腺癌细胞的生长。

内分泌治疗的方法包括：①去势；②最大限度雄激素阻断；③间歇内分泌治疗；④根治性治疗前新辅助内分泌治疗；⑤辅助内分泌治疗。

（1）适应证

①晚期前列腺癌，包括 N_1 和 M_1 期（去势、最大限度雄激素阻断、间歇内分泌治疗）。

②局限性早期或晚期前列腺癌，但无法行根治性前列腺切除或放射治疗（去势、最大限度雄激素阻断、间歇内分泌治疗）。

③根治性前列腺切除术或根治性放疗前的新辅助内分泌治疗（去势、最大限度雄激素阻断）。

④配合放射治疗的辅助内分泌治疗（去势、最大限度雄激素阻断）。

⑤治愈性治疗后局部复发，但无法再行局部治疗（去势、最大限度雄激素阻断、间歇内分泌治疗）。

⑥治愈性治疗后远处转移（去势、最大限度雄激素阻断、间歇内分泌治疗）。

⑦间断性内分泌治疗（去势、最大限度雄激素阻断）。

⑧雄激素非依赖期的雄激素持续抑制（去势）。

（2）去势治疗

①手术去势：手术去势可使睾酮迅速且持续下降至极低水平（去势水平）。主要的不良反应是对患者的心理影响。

②药物去势：黄体生成素释放激素类似物（LHRH-A）是人工合成的黄体生成素释放激素，已上市的制品有亮丙瑞林、戈舍瑞林、曲普瑞林。LMRH-A 已成为雄激素去除的"标准治疗"方法。

③雌激素：最常见的雌激素是己烯雌酚。口服己烯雌酚可以达到与去势相同的效果，但心血管方面的不良反应明显增加。雌激素是经典的内分泌治疗方法之一。

（3）最大限度雄激素阻断（MAB）。目的是应用手术或药物治疗，同时去除或阻断睾丸来源和肾上腺来源的雄激素。常用的方法为去势加抗雄激素药物。抗雄激素药物主要有两大类：一类是类固醇类药物，其代表为醋酸甲地孕酮；另一类是非类固醇药物，主要有比卡鲁胺和氟他胺。

（4）根治术前新辅助内分泌治疗（NHT）。目的是前列腺癌患者在根治性前列腺切除术前，进行一定时间的内分泌治疗，以减少肿瘤体积、降低临床分期、降低前列腺切缘肿瘤阳性率，进而延长生存率。方法：采用 LHRH-A 和抗雄激素的最大限度雄激素阻断（MAB）疗法，也可单用 LHRH-A、抗雄激素药物或雌二醇氮芥，但 MAB 方法疗效更为可靠。时间3~9个月。

（5）前列腺癌间歇内分泌治疗（IHT）。指在雄激素缺如或低水平状态下，能够存活的前列腺癌细胞通过补充的雄激素获得抗凋亡潜能而继续生长，从而延长进展到非激素依赖的时间。IHT 的优点：提高患者生活质量，可能延长雄激素依赖时间，可能有生存优势，并降低治疗成本。IHT 适用于 $T_3 \sim T_4$ 期患者；根治术后病理切缘阳性；根治术或局部放疗后复发者。

（6）前列腺癌的辅助内分泌治疗（AHT）。是指前列腺癌根治性切除术后或根治性放疗后，辅以内分泌治疗。目的是消灭切缘残余病灶，消灭残余淋巴结，消灭微小转移灶，提高长期存活率。AHT 治疗主要针对切缘阳性，p T_3，PN+ 及 WpT_2 期伴高危因素的患者，多数文献报道能延缓疾病进展时间，但能否提高患者的生存率尚无一致结论。治疗时机及时限的选择应综合考虑患者的病理分期、治疗不良反应和费用等，目前尚无定论。

（五）预后

影响前列腺部预后的因素有肿瘤分期、疗前 PSA 水平、淋巴结转移情况、远地转移情况等。

（六）随访

前列腺癌有关的临床表现、血清 PSA 水平的检测以及 DRE 是常规随访方法，在治疗后前 2 年之内随访应该每 3 个月进行 1 次，2 年后每 6 个月随访 1 次，5 年后每年随访 1 次。

第二节　乳腺癌及女性生殖系统肿瘤

一、乳腺癌

（一）病理

1. 非浸润性癌：①导管内癌：癌细胞局限于导管内，未突破管壁基底膜；②小叶原位癌：发生于小叶内，癌细胞未突破末梢乳管或腺泡基底膜。

2. 早期浸润癌：①导管癌早期浸润；②小叶癌早期浸润。

3. 浸润性特殊型癌：①乳头状癌；②髓样癌伴大量淋巴细胞浸润；③小管癌；④腺样囊性癌；⑤大汗腺癌；⑥黏液腺癌；⑦鳞状细胞癌；⑧乳头佩吉特病。

4. 浸润性非特殊型癌：①浸润性小叶癌；②浸润性导管癌；③硬癌；④髓样癌；⑤单纯癌；⑥腺癌。

5. 其他罕见癌：①分泌型癌；②富脂质癌；③腺纤维瘤癌变；④乳头状瘤病癌变；⑤伴化生的癌。

（二）诊断

1. 临床表现

①症状。主要为乳腺内无痛性肿块，增长快慢不一。少数为乳头血性分泌物及乳头周围湿疹样改变。

②体征。两侧乳房外形、大小及位置不对称。皮肤水肿、橘皮样改变，静脉曲张，卫星结节及破溃、红肿等。两侧乳头高度不一致，乳头回缩及皮肤湿疹或糜烂。乳腺内可触及肿块，腋窝淋巴结和（或）锁骨上淋巴结肿大。

③乳腺的正确检查方法。病人坐位或平卧，手掌平置于乳腺，自外上、外下、内下、内上、尾叶、乳头和乳晕区依次触摸并反复数次，详细记录肿块性质。最佳时期为月经后1周左右。

2. 特殊检查

（1）影像学检查

乳腺 B 超或乳腺钼靶 X 线摄片可帮助早期发现乳腺癌。核素骨扫描确定有无骨转移。

（2）细胞学检查

①针吸细胞学检查：乳腺肿块或腋下肿大淋巴结、锁骨上肿大淋巴结针吸细胞学检查。对较小的肿块可在 B 超引导下穿刺。

②乳头溢液细胞学检查。

③乳头刮片细胞学检查。

（3）病理检查

①乳腺肿块切除进行病理检查。

②穿刺活检：可在 B 超引导下行穿刺活检术。

3. 实验室检查

（1）癌胚抗原（CEA）检查。乳腺癌术前检查 CEA 升高占 20% ~ 30%，而晚期有 50% ~ 70% 出现 CEA 升高。

（2）单克隆抗体。用于乳腺癌诊断的 CA125、CA153 诊断符合率为 33.5% ~ 57%。

（3）激素受体检查。通过检 SER 和 PR，可以指导治疗，尤其是内分泌治疗，并判断预后。

（4）Her-2 检测。Her-2 可以指导预后，阳性者预后较差，阴性者预后较好。

4. 鉴别诊断

（1）乳腺增生。常伴有疼痛，与月经来潮有一定关系。触诊时往往肿块不清楚，捏时可有肿块感。

（2）乳腺纤维瘤。一般病程较长，肿块比较小，质硬，表面光滑，可多个。当诊断有困难时必须活检。

（3）乳腺炎。乳腺炎往往发生在开始哺乳期，开始为炎性肿块，继而出现囊性病变。须与炎性乳癌鉴别，必须活检确诊。

（二）治疗

从治疗观点上，乳腺癌可分为：①单纯的非浸润性癌，包括导管原位癌和小叶原位癌（0 期）；②可手术的局部浸润性癌（临床 Ⅰ 期、Ⅱ 期和部分Ⅲ A 期肿瘤）；③不可手术的局部浸润性癌（临床ⅢB 期、ⅢE 期和部分Ⅲ A 期）。

单纯小叶原位癌的最佳治疗方法是随访观察。发展成浸润性癌的危险低（超过 15 年大约 21%）。小叶原位癌的女性服用三苯氧胺 5 年，进展为浸润性癌的风险降低大约 56%。小叶原位癌病人的随访包括每 6~12 个月体检 1 次，持续 5 年，之后每年体检 1 次。

病理学上，导管原位癌属于异常增生范围，介于不典型增生和浸润性导管癌之间。三苯氧胺可降低 86% 的浸润性乳腺癌发生率。导管原位癌并有广泛存在的证据（病灶涉及 2 个以上象限）时须接受全乳切除术，但不需要行腋窝淋巴结清扫。对所有直径>0.5 cm 的导管原位癌病人在切除病灶后补充放疗，保乳手术后接受放疗治疗可降低大约一半的局部复发危险。特别是对≤50 岁的病人，推荐使用放疗来控制局部复发。

（1）Ⅰ 期、Ⅱ A 期或Ⅱ B 期浸润性乳腺癌对所有新诊断的浸润性乳腺癌病人推荐进行 Her-2 水平表达检测。

①局部治疗：乳腺切除术加腋窝淋巴结清扫或肿块切除的保乳手术加腋窝淋巴结清扫和放疗的治疗效果是一样的（级别 1）。如果有指征辅助化疗，那么放疗可以在化疗完成以后实施，保留乳腺的放疗可以与 CMF 方案化疗同时进行，但是 MTX 要么在放疗期间停止使用，要么限制不超过 2 个剂量。

区域淋巴结的放疗保乳应与乳腺切除术后的一样。放疗绝对不适合怀孕、中等剂量或高剂量放疗；X 线摄片上有可疑弥散的或恶性征象的微小钙化；多中心病灶（如病灶涉及在乳腺两个或两个以上的象限)。

保乳治疗的相对禁忌证有：多灶性病灶且需要 2 个或以上独立的外科切口进行切除，或是之前已患有除了类风湿关节炎外的结缔组织性疾病，以及肿瘤最大直径>5cm（级别 2B）。

传统上，淋巴结状态的病理学评估需要完整的 1 水平或 2 水平腋窝淋巴结清扫，并提供至少 10 以上淋巴结进行病理学分析。腋窝淋巴结的 3 水平清扫仅限于 1、2 水平清扫时有很大的转移淋巴结。外科腋窝分期指引允许在一定情况下以前哨淋巴结活检（2B 级）来评估腋窝淋巴结病理状态。合适的对象应该具备临床腋窝淋巴结阴性，原发肿瘤最大直径<5cm，以前没有进行过乳腺大的手术切除（>6cm）、术前没有进行化疗或内分泌治疗。

放疗原则：腋窝未清扫者照射乳腺、胸壁、腋窝、锁骨上。腋窝淋巴结无转移者或转移 1~3 个者只照射乳腺和胸壁，转移大于 4 个者照射乳腺、胸壁、锁骨上和腋顶。剂量为 45~50Gy/4~5 周。

②肿瘤较大的临床 ⅡA、ⅡB 和 $T_3N_1N_0$ 期的术前化疗，AC 方案+局部治疗+术后 4 周期的多西紫杉醇化疗。

如果肿瘤对术前化疗产生反应，而病人又有保乳治疗的要求，可考虑进行肿块切除+腋窝淋巴结清扫。如果多周期术前化疗后，肿瘤没有反应、反应很小或病情进展，应进行乳腺切除加腋窝淋巴结清扫。对这些病人的术后治疗包括个体化疗、对肿瘤雌激素受体阳性的女性应用三苯氧胺、对胸壁和锁骨上淋巴结进行放疗。把内乳淋巴结纳入放疗范围的推荐，在专家中产生很大分歧（3 级）。对 $T_2N_0N_0$ 肿瘤的病人乳腺切除后给予放疗或许可考虑作为一种治疗选择。

③乳腺切除术后放疗：肿瘤最大径超过 5cm 或外科切缘阳性的全乳腺切除病人，局部复发风险很高，有必要进行乳腺切除术后胸壁放疗，必要时加锁骨上淋巴结放疗。

对于有 1~3 个腋窝淋巴结阳性的女性患者，推荐化疗后胸壁和锁骨上区域的放疗，同时可考虑包括同侧内乳淋巴结的放疗（级别 3）。

对于有 4 个或 4 个以上淋巴结阳性的女性患者，癌局部复发的风险更高。专家推荐乳腺切除术后、化疗后常规进行胸壁和区域淋巴结放疗（级别 1）。同侧内乳淋巴结是否放疗专家之间一直分歧很大（级别 3）。

在淋巴结阴性肿瘤，局部高复发风险，推荐术后胸壁放疗：原发肿瘤最大直径>5cm、病理切缘阳性、切缘距病理切缘很近<1 mm。

④辅助性全身治疗：辅助全身治疗的决策需要考虑和平衡单纯局部治疗的复发风险、从辅助治疗中得益的大小以及治疗带来的毒性和合并症。

对所有原发性浸润性乳腺癌的肿瘤患者进行 ER、PR 水平检测。ER、PR 阳性的浸润性乳腺癌患者应该考虑接受辅助内分泌治疗，不论她们的绝经状况、年龄或 HER2/neu 状态如何。但淋巴结阴性、肿瘤≤0.5cm 或直径 0.6~1.0cm，而且具备较好的预后因素的患者以外。

不良的预后因素包括脉管浸润、高的核分级、高的组织学分级、Her-2 过度表达或激素受体阴性（级别 2B）。

患者绝经的标准：①已经进行了双侧卵巢切除；②年龄≥60 岁；③年龄<60 岁，但没有应用化疗、三苯氧胺、托瑞米芬、卵巢抑制药的情况下至少 12 个月没有月经，同时卵泡刺激素（FSH）及血清雌二醇在绝经后水平；④如果应用三苯氧胺（TAM）或托瑞米芬，年龄<60 岁，那么 FSH 和血清雌二醇要应达到绝经后的水平。

不管是绝经前还是绝经后的乳腺癌患者，三苯氧胺是最有明确疗效的辅助性内分泌治疗。最近有关阿拉曲唑与三苯氧胺单独应用或联合应用的临床实验结果显示，对绝经后激素受体阳性的乳腺癌病人，阿拉曲唑可能是恰当的辅助性内分泌治疗。

对雌激素受体阴性的病人，三苯氧胺可能是一种有效的策略，它可降低对侧乳腺癌的风险。但同时三苯氧胺也可引起少数患者发生子宫肉瘤（0.17%）及预后差的子宫内膜癌，尽管出现这种现象的概率很小。

浸润性导管癌伴有淋巴结转移或肿瘤直径>1cm 的患者适合辅助性全身治疗（级别 1）。对淋巴结阴性、激素受体阴性、肿瘤直径>1cm 的乳腺癌，专家推荐使用化疗（级别 1）。对淋巴结阴性，激素受体阳性、肿瘤直径>1cm、<3cm 的患者，推荐接受三苯氧胺并联合化疗（级别 1）。阿拉曲唑可考虑作为绝经后女性替代三苯氧胺的另一选择。对这类病人使用化疗、三苯氧胺和阿拉曲唑必须建立平衡所期望的风险降低绝对幅度和病人愿意承受毒性以达到降低风险的意愿上。

对于腋窝淋巴结阴性的乳癌，合适的化疗方案包括 CMF 方案、FAC/CAF 方案、AC 方案。对腋淋巴结阳性的乳腺癌，FAC/CAF 或 CEF 方案、AC 单独方案、EC、TAC 方案、AC 后再加紫杉醇方案、AMD 后再加 CMF 方案、以及单用 CMF 方案等都可以考虑为合适的选择。

（2）Ⅲ期浸润性乳腺癌。Ⅲ浸润性乳腺癌的分期评估与Ⅰ期或Ⅱ期相似，包括骨扫描（级别 2B）、胸部 CT（级别 2）、腹部 CT、B 超或 MRI（级别 2B），甚至在无症状、无肝功能异常或 ALP 升高的情况下也是如此。

对于术前未接受新辅助化疗的ⅢA 期乳腺癌病人，术后辅助全身治疗方案与Ⅱ期乳腺癌术后辅助治疗方案相似。

不可手术的局部晚期乳腺癌（除 $T_3N_1N_0$ 外的临床 IDA、DIB 或 IDC 期）：目前对于不可手术的局部晚期乳腺癌，术前用以 AMD 为基础的化疗方案的治疗标准。新辅助化疗后局部治疗可考虑：①全乳切除+腋窝淋巴结清扫（乳腺重建）；②病灶切除+腋窝淋巴结清扫，胸壁（或乳腺）和锁骨上淋巴结的放疗是必要的；③新辅助化疗后，对乳腺与区域淋巴单用高剂量的放疗（级别3）。

监控与随访：随访包括常规体检和乳腺X线。保乳患者，首次乳腺X线检查放疗完成后6个月进行。因为绝经后女性使用三苯氧胺有可能发生子宫内膜癌的风险，因此专家组推荐保留子宫而又服用三苯氧胺的女性患者应每年接受盆腔检查，如果阴道出血应迅速做出评估。

（3）Ⅳ期转移或复发乳腺癌。单纯的局部复发：全乳切除的病人局部复发，应该进行复发病灶切除以及复发部位的放疗。无法切除的胸壁复发病灶采用放疗。保乳治疗后局部复发应行全乳切除。局部复发的病人局部治疗后，应视同那些发生远处转移的病人一样接受化疗或内分泌等辅助全身治疗。

全身性转移：全身性转移的乳腺癌，治疗的目的不是治愈性。因此，毒性小的治疗手段应优先考虑内分泌治疗，而不是不管何种情况均使用细胞毒治疗。

骨转移特别是溶骨性转移的病人，假如预期生存期在3个月以上，而肌酸水平又低于3.0mg/dl，应该给予骨膦治疗（级别1）。

骨膦治疗可与化疗或内分泌治疗联用。

对于复发或转移性乳腺癌，可将内分泌治疗作为一线治疗的患者，包括肿瘤组织的，ER或PR阳性、仅有骨或软组织转移以及那些局限性的无症状的内脏转移者。

激素反应性乳腺癌：①原发灶和（或）复发转移灶ER和（或）PR阳性；②老年患者；③术后无病间期较长；④既往内分泌治疗曾获益。

对以前接受过1年抗雌激素治疗的绝经后妇女，采用选择性非甾体芳香化酶抑制药阿拉曲唑或来曲唑作为播散性乳腺癌的首选一线药。首选的二线治疗是外科或放射，或是应用黄体生成激素释放激素（LHRH）类药物，可同时加或不加抗性雌激素药物。对没有接受过抗雌激素治疗的绝经前妇女，一线治疗方案是抗雌激素药物治疗，加或不加LHRH类药物。

赫赛汀靶向治疗：是乳腺癌治疗领域的一项重大突破性进展。它可使早期乳腺癌患者复发风险降低36%~52%，死亡风险降低33%，不同亚型的Her-2阳性患者均能获益。含赫赛汀的治疗方案可延长Her-2阳性的晚期转移性乳腺癌患者生存时间，且可以和多种化疗药物联合起到增效作用。治疗过程中与非甾环类化疗、内分泌或放疗都可同期应用。

赫赛汀辅助治疗具体方案可选择：AC→T加曲妥珠单抗方案：AC化疗之后紫杉醇（T）+静注曲妥珠单抗4 mg/kg，与首次紫杉醇化疗同时使用；然后曲妥珠单抗2 mg/kg维持1年。化疗接曲妥珠单抗序贯治疗：曲妥珠单抗治疗方案为6 mg/kg（首剂8 mg/

kg），每 3 周方案，治疗时间为 1 年。

TCH（多西他赛、卡铂、曲妥珠单抗）方案：多西他赛 75 mg/m^2、卡铂 AUC＝6，加曲妥珠单抗 2 mg/kg（负荷剂量为 4 mg/kg），最后 6 mg/kg 维持至 1 年。在开始时以及疗程的第 3、6、9、18 个月监测心脏情况。

最佳的治疗周期：曲妥珠单抗辅助治疗的标准疗程为 1 年，至少应治疗 6 个月以保证患者最大获益。

（4）常用的乳腺癌化疗方案

①CMF 方案：CT，600mg/m^2 静脉注射，第 1、8 天；MTX40mg/m^2 静脉注射，第 1、8 天；5-Fu 600mg/m^2 静脉滴注，第 1、8 天；每 4 周重复，共 6 周期。

②CAF 方案：CT，500mg/m^2 静脉注射，第 1 天；ADM50mg/m^2 静脉注射，第 1 天；5-Fu 500mg/m^2 静脉滴注，第 1 天；每 3~4 周重复。

③AC 方案：CTS 500mg/m^2 静脉注射，第 1 天；ADM50mg/m^2 静脉注射，第 1 天；每 3 周重复。

④TA 方案：TXL 175mg/m^2 静脉滴注，第 1 天；ADM 40mg/m^2 静脉注射，第 2 天；每 3 周重复。

⑤NA 方案：NVB 25mg/m^2 静脉注射，第 1、8 天；ADM40mg/m^2 静脉注射，第 2 天；每 3~4 周重复。

⑥XT 方案：Xeloda 1 250mg/m^2 口服，第 1~14 天；Taxotere75mg/m^2 静脉注射，第 1 天；每 3 周重复。

⑦Xeloda 单药：Xeloda 2 500mg/m^2 口服，第 1~14 天。

（5）三阴性乳腺癌的特点与治疗。三阴性乳腺癌（TNBC）是指雌激素受体（ER）、孕激素受体（PR）和人表皮生长因子受体-2（Her-2）均为阴性的乳腺癌。这类乳腺癌占所有乳腺癌病理类型的 10.0%~20.8%，具有特殊的生物学行为和临床病理特征，预后较其他类型差，是近几年研究的热点之一。三阴性乳腺癌临床表现为一种侵袭性病程。该类型乳腺癌的远处转移风险较高，内脏转移概率较骨转移高，脑转移概率也较高。

目前还没有特有的针对三阴性乳腺癌的治疗指南，因此其治疗一般按乳腺癌常规标准治疗进行。紫杉类药物对三阴性乳腺癌有一定的疗效，序贯给药方式疗效较好。铂类药物在三阴性乳腺癌中可能更有效。西妥昔单抗与紫杉醇有一定的协同作用，可将二者联合用于三阴性乳腺癌患者。

（三）随诊

1. 有严格随访制度，每年信访至少 1 次，随访信要归档。

2. 定期来院复查。第 1 年，每 3 个月复查 1 次，以后每半年复查 1 次，5 年后可 1 年复查 1 次，要长期定期复查。

3. 复查内容

（1）重视病人主诉，询问有关情况，如咳嗽、骨疼痛及头痛等。

（2）全面体检：双颈及双腋淋巴结，病侧胸壁病变，对侧乳房情况。

（3）定期胸片、腹部 B 超，必要时行骨 ECT。

（4）CEA、CA125、CA15-3 的检测。

二、宫颈癌

宫颈癌是严重威胁女性健康的疾病，是最常见的恶性肿瘤之一。在我国宫颈癌居女性生殖系统肿瘤首位，死亡率居恶性肿瘤死亡的第 7 位。由于卫生知识的普及和防癌普查，宫颈癌发病率和病死率已显著降低。

（一）病因

宫颈癌的确切病因至今尚未完全弄清楚。通过流行病学调查和实验研究，已证实下列因素与宫颈癌发病明显相关，多因素综合作用对宫颈癌发病有重要意义。

1. 婚育及性生活相关因素。宫颈癌的发病与早婚、早育、多产、性生活过早过频、性生活紊乱、性生活不洁等婚育及性生活因素相关。

2. 感染因素。现已间接证实人类乳头状瘤病毒（HPV）感染的病人患宫颈癌的危险性增加。疱疹病毒Ⅱ型、人巨细胞病毒、梅毒、滴虫、衣原体、真菌等感染也与宫颈癌发病有关。

3. 其他因素。宫颈癌发病还与宫颈糜烂、内分泌、包皮垢、吸烟、精神创伤、家族肿瘤史等因素相关。

（二）病理

宫颈浸润癌一般由宫颈上皮内瘤样病变发展而来。少数病人因宫颈上皮质细胞分化较成熟，基底部癌变的细胞可能直接向间质浸润，不经过原位癌阶段。

1. 病理类型

（1）宫颈上皮内瘤样病变：宫颈上皮内瘤病变是宫颈不典型增生和原位癌等一组疾病的总称。宫颈上皮内瘤样病变是宫颈浸润癌的癌前病变，病变多始于宫颈的复层扁平上皮与柱状上皮交界处。

（2）宫颈浸润癌：宫颈浸润癌是指癌组织突破宫颈上皮的基底膜，侵犯宫颈间质。宫颈浸润癌的最常见类型是复层扁平上皮细胞癌，其次是腺癌、腺鳞状细胞癌、透明细胞癌。

2. 转移扩散。宫颈浸润癌一旦形成，即为不可逆病变，癌细胞将继续浸润扩散。宫颈浸润癌的主要转移途径有局部浸润、淋巴转移、血行转移。宫颈局部浸润可累及阴道、宫腔、主韧带、子宫骶骨韧带等宫颈旁组织。宫颈旁组织扩散可达骨盆壁或压迫输尿管引起输尿管阻塞。晚期病变可向腹腔内扩散，或侵犯直肠和膀胱。淋巴转移是宫颈癌常见的转移途径。宫颈癌早期即可能发生淋巴转移，晚期癌症淋巴转移率明显增加。血行转移少见。血行转移主要发生于晚期病人，可扩散至肺、肝、骨、脑等部位。

（三）诊断

1. 临床表现

（1）症状。早期宫颈癌患者大多无任何症状，一旦出现症状，癌往往发展到相当的程度，中、晚期患者常出现下列症状：

①白带增多：82.3%的宫颈癌病人有不同程度的白带增多症状。白带增多的性状与一般炎症相似，随着肿瘤进展坏死脱落及继发感染，可出现恶臭的脓血性白带。

②阴道出血：81.4%宫颈癌患者有不规则阴道出血，可表现为接触性阴道出血、非月经期出血、绝经后阴道出血等。

③压迫症状：肿瘤压迫或侵犯输尿管引起肾盂积水，可有腰部钝痛。压迫血管或淋巴管可引起下肢或外阴水肿。压迫膀胱尚可引起尿频、血尿。压迫直肠引起内急后重。

④全身症状：体温增高或恶病质。

⑤转移症状：肺转移可有胸痛、咯血。骨转移引起疼痛。

（2）体征。早期宫颈癌宫颈局部可出现糜烂、红斑、表浅溃疡，也可能光滑，无任何肉眼可见的新生物。宫颈局部肿瘤进展可出现明显新生物，宫颈原形消失，局部肿瘤肉眼观可表现为糜烂、菜花状、溃疡状、结节状新生物。

2. 特殊检查

（1）内镜。用阴道镜观察宫颈上皮及血管，可发现肉眼看不到的早期病变，帮助定位取材活检，提高活检的阳性率。膀胱镜和直肠镜主要用于检查膀胱直肠是否受癌肿侵犯，以明确分期。

（2）影像学。宫颈癌患者行影像学检查的主要目的是了解病变范围及合并症。常规检查包括 X 线胸片，肝、肾、盆腹腔的超声波检查，放射性核素肾图等检查。视病情选择进行静脉肾盂造影、骨扫描、CT、MR 扫描等检查。

（3）脱落细胞学检查。宫颈脱落细胞涂片巴氏染色检查是筛查及早期发现宫颈癌的有效方法。宫颈外口及宫颈管同时取样可提高细胞学诊断的准确率。取材不当，合并溃疡、感染、出血等病变可能影响检查结果。细胞学阳性或临床检查有可疑病变的患者应进一步行宫颈活检以明确诊断。

（4）组织病理学。钳取宫颈活体组织、宫颈管诊刮术、宫颈锥形切除术标本送病理组织学检查，是确诊宫颈癌最可靠的方法。

（5）其他

①碘试验：将碘溶液涂于宫颈和阴道，用于识别宫颈病变可疑区，协助确定活检部位。

②荧光检查法：肿瘤组织对荧光素具有亲和作用。口服或静脉注射荧光素后，肿瘤病变区荧光强度高于正常组织，该检查可以帮助早期发现癌肿及定位活检。

3. 鉴别诊断

晚期宫颈癌患者，因宫颈局部肿瘤及宫旁受累明显，活检取材大多不难，容易确诊。早期宫颈癌因局部病变不典型，容易误诊。早期宫颈癌应注意与感染性阴道炎、老年性阴道炎、宫颈糜烂、宫颈息肉、宫腔黏膜下肌瘤、宫颈黏膜下肌瘤、宫颈结核等良性病变相鉴别。这些病变都可表现为不规则阴道出血及宫颈糜烂或新生物，初步筛查的主要方法是宫颈刮片细胞学检查。而鉴别诊断的可靠方法是宫颈新生物活体组织病理学检查。阴道镜等辅助检查方法可提高活检取材部位的准确性。

（四）治疗

1. 治疗原则

手术治疗原则上限于 0~Ⅱa 期的患者，不宜手术者则采用放疗。放疗可用于各期宫颈癌治疗，Ⅱb~Ⅳa 期宫颈癌以放疗为主。采用放疗与手术相结合，或手术与化疗相结合，放疗与化疗结合，或多种方法相结合的综合性根治疗法，可能提高部分预后不良的患者疗效，但应注意出现避免过度治疗所致的不良反应及增加经济负担等负面影响。

2. 治疗方法

（1）手术治疗。手术治疗是宫颈上皮内瘤样病变和早期宫颈癌的主要治疗方法。

（2）放射治疗。放疗是宫颈癌的主要治疗手段。放疗可用于各期宫颈浸润性癌的治疗，早期宫颈癌放疗的效果与手术治疗相当，部分Ⅳ期及术后复发的宫颈癌接受放疗仍可取得一定的治疗效果。最新临床随机对照研究结果显示，以铂类为基础的化疗与放疗同时进行，可明显降低宫颈癌复发率和死亡率。因此，放、化疗技术已成为Ⅱb~Ⅳa 期及高危早期宫颈癌治疗的标准治疗方法，放疗、化疗方案中的化疗用药详见下述。

第一，放疗原则：①照射区包括整个靶区；②腔内照射与体外照射结合；③有效控制癌肿，保护正常组织；④个体化治疗。

第二，放疗技术。

①体外照射：体外照射是宫颈癌放疗的重要组成部分，除极早期原位癌和Ⅰa期患者可以单独用腔内照射外，其他各期宫颈癌均应配合体外照射。体外照射使用高能射线治疗机，照射的靶区是盆腔，包括宫颈、子宫、宫旁、阴道上段、盆腔组织及盆腔淋巴区。

②腔内照射：宫颈癌腔内照射的靶区是宫颈、子宫体、阴道及邻近的宫颈及子宫旁浸润癌灶。

③其他放疗技术：组织间插植，经行阴道组织间插植照射用于部分盆腔内残留或复发肿瘤的治疗。术中放疗，主要用于腹主动脉旁淋巴结转移的病人。术中放疗需要一定的设备和技术条件，临床应用不多。

第三，治疗方案及选择。

①高剂量率（HDR）腔内后装治疗+体外照射：HDR腔内后装照射+全盆照射+盆腔四野照射由中国抗癌协会推荐。具体方法如下：

A. 全盆照射：每周5次，每次1.8~2Gy，盆腔中心总剂量20~25Gy/3周左右。

B. 腔内后装：每周1次，宫腔及阴道治疗可同时或分别进行。每次A点剂量5~6Gy，总剂量30~36Gy。

C. 盆腔四野照射：每周4次，每次1.8~2Gy，宫旁总剂量20~25Gy/3周左右。

②中剂量率腔内后装治疗+体外照射：中国抗癌协会推荐的方案是，MDR腔内后装放疗+全盆照射+盆腔四野照射，即先做全盆照射，照射完后开始腔内后装放疗。后者可和盆腔四野照射同时进行（腔内后装治疗当日不行体外照射）。

A. 全盆照射：每周5次，每次1.8~2Gy，盆腔中心总剂量20~25Gy/3周左右。

B. 腔内后装：每周1次，每次A点剂量5~6Gy，宫腔、阴道可同时或分别进行，A点总剂量20~25Gy。

C. 若不做全盆照射，而改用腔内后装放疗+盆腔四野照射方式，体外照射给予宫旁组织总剂量40~50Gy，腔内后装治疗给予A点总剂量50Gy。

③低剂量率腔内后装治疗加体外照射：其治疗方法类似于传统腔内镭疗法，即腔内治疗+盆腔四野照射。腔内后装治疗与体外照射可同期进行。

A. 腔内后装：每周1次，每次A点剂量12~16Gy。宫腔与阴道可同时进行。A点总剂量52~65Gy。

B. 体外照射：每周4~5次（腔内治疗当日不进行体外照射），每次1.8~2Cy，宫旁总剂量 40~50Gy。

④据美国 NCCN（National Comprehensive Cancer Network）宫颈癌诊断治疗指南（2001年），不同临床分期的放射治疗方案如下：

A. I_{a_2}期：腔内照射+盆腔体外照射，A 点总剂量 75~80Gy；或宫颈癌根治性手术。

B. I 期和Ⅱa 期（宫颈局部肿瘤≤4cm）：盆腔体外照射+腔内照射，A 点总剂量 80~85 Gy；或宫颈癌根治性手术。

C. Ib_1期和Ⅱa 期（宫颈局部肿瘤直径>4cm）：盆腔体外照射+同时给予含铂类药物化疗+腔内照射。A 点总剂量>85Gy。也有选择 A 点总剂量 75~80Gy+辅助性子宫切除术，该方案尚存有争议。或选择宫颈癌根治性手术+新辅助化疗（有争议）。

D. Ⅱb 期、Ⅲa 期、Ⅲb 期、Ⅳa 期：盆腔体外照射+同时化疗+腔内照射。腔内照射+盆腔体外照射。A 点总剂量>85Gy。

伴腹主动脉旁淋巴结转移者的放疗：盆腔体外照射+腹主动脉旁淋巴结体外照射同时给予含铂类药物化疗+腔内照射。A 点总剂量>85Gy。

为减少腹主动脉旁淋巴结体外照射的放射治疗并发症，腹主动脉旁淋巴结体外照射可选择超分割放射治疗技术。该照射技术分次剂量 1.2Gy，每日 2 次，2 次间隔 4~6h，每周照射 5 次。

④放疗的特殊问题：要注意特殊情况的放疗及特殊情况的处理，如阴道狭窄、宫颈残端癌、合并子宫脱垂、合并妊娠、腹主动脉旁淋巴结转移、宫颈腺癌、桶状肿瘤、宫颈局部巨大肿瘤、止血、肥胖、子宫倾斜、阴道浸润、合并盆腔感染。

⑤放疗并发症及处理：宫颈癌放疗并发症的发生率除与总剂量相关外，还与剂量率、分次剂量、照射体积、局部解剖条件等诸多因素密切相关。某些放疗并发症可能被临床误认为癌肿复发或转移，如将放射性直肠炎或放射性膀胱炎误诊为癌症转移至直肠或膀胱。

3. 化疗

目前，宫颈癌单纯化疗尚不能达到完全根治的效果。化疗对晚期宫颈癌及复发患者有一定的姑息性治疗作用，对于用单纯放疗或手术治疗预后较差的患者，化疗作为综合性治疗的一部分具有积极的治疗作用。

（1）宫颈癌化疗常用药物。顺铂、卡铂、紫杉醇类、异环磷酰胺、环磷酰胺、氟尿嘧啶、吉西他滨、甲氨蝶呤、多柔比星、博莱霉素、长春碱类等。在这些化疗药物中，顺铂是治疗宫颈癌有效的常用药物。近年试用于宫颈癌化疗，并初步取得较好效果的新药有异环磷酰胺、紫杉醇类、长春瑞滨、吉西他滨等。然而，这些化疗药单一药物治疗的有效率仅 11%~31%。多数研究表明，联合化疗治疗宫颈癌的疗效优于单一药物化疗，其中尤以含有顺铂的联合化疗方案疗效较好。

（2）宫颈癌常用化疗方案如下：

①DDP 单药化疗：DDP 50~100mg/m² 静脉注射，第1天；每3周重复。

②IFO 单药化疗：IFO 1200~1 500mg/m² 静脉注射，第1~5天；或5 000mg/m² 静脉滴注（24h），第1天；同时给予美司钠，每3周重复。

③PF 方案：DDP 100mg/m² 静脉注射，第1天；5-Fu 1 000 mg/m² 静脉注射，第1~5天；每3周重复。

④PI 方案：DDP 50mg/m² 静脉注射，第1天；IFO 5 000mg/m² 静脉滴注（24h），第1~5天；同时给予美司钠，每3周重复，最多6周期。

⑤CI 方案：CBF300mg/m² 静脉注射，第1天；IFO5 000mg/m² 静脉滴注（24h），第1~5天；同时给予美司钠，每4周重复。

⑥BIC 方案：BLM 30mg 静脉注射（24h），第1天；IFO 2 000mg/m² 静脉滴注，第1~3天；美司钠 400mg/m² 静脉注射，IFO 前 15min、给药后第4小时、第8小时，继后800mg/m² 用药时间同上；CBP 200mg/m² 静脉注射，第1天；每3周重复。

⑦TP 方案：TAX 135mg/m² 静脉滴注（3h），第1天；DDP 50~75mg/m² 静脉注射，第2天；每3周重复。

⑧TIP 方案：TAX 175mg/m² 静脉滴注（3h），第1天；DDP 50mg/m² 静脉注射，第2天；IFO 5 000mg/m² 静脉滴注（24h），第2天；同时给予美司钠，每4周重复。

⑨BM 方案：BLM 10mg 静脉注射，第1~7天；MMC10mg 静脉注射，第8天；每3周重复1周期。

⑩FAOC 方案：5-Fu 500mg/m² 静脉注射，第1、8天；ADM45mg/m² 静脉注射，第1天；VCR1mg/m² 静脉注射，第1、8天；CT，100mg/m² 口服，第1~14天；每4周重复。

⑪CAP 方案：CTS 600mg/m² 静脉注射，第1天；ADM40mg/m² 静脉注射，第1天；DDP 50mg/m² 静脉注射，第1天；每4周重复1周期。

（3）放疗前或手术前化疗。又称为新辅助化疗，新辅助化疗的效果比放疗后补救性化疗的效果好。放疗前化疗的优点是使局部肿瘤体积缩小，癌肿对放射线的敏感性相对提高，同时减少癌肿远处转移的危险。放疗前化疗的作用争议较大，主要用于预后不良的部分晚期宫颈癌患者。一般给予以 DDP 为主的联合化疗方案，给药1~2个周期。化疗结束后2~3周开始进行常规放疗。

（4）放疗期化疗。即放疗与化疗同时进行。放化疗同时治疗技术称为同期放化疗。该方法除具有放疗前化疗的优点外，还具有不延长总治疗疗程的优点，这可能更有助于提高局部癌肿控制率并减少远处转移的危险。研究发现，除顺铂和羟基脲之外，氟尿嘧啶、紫杉醇和吉西他滨等细胞毒类化疗药物具有放射增敏作用，或与放射治疗同时应用可产生较好的协同作用。目前，以铂类为基础的化疗与放疗同时进行治疗的技术已成为中、晚期宫颈癌的标准治疗方法。目前常用放、化疗方案如下：

①DDP 单药物化疗+放疗：DDP $20\sim40\text{mg/m}^2$ 静脉注射，每周给药 1 次，与放疗同时进行，共用 6 周。

②DF 方案化疗+放疗：DDP 75mg/m^2 静脉注射（4h），第 1 天；5-Fu 4 000mg/m^2 静脉注射持续 96h；放疗第 1 天同时开始化疗，每 3 周重复，共化疗 2 个周期。

（五）预后

宫颈癌 5 年生存率一般在 60% 左右。早期宫颈癌的 5 年生存率达 90%，晚期仅为 10%。影响宫颈癌预后的因素有组织学类型及间质反应、年龄、肿瘤体积及生长类型、淋巴结转移、肿瘤浸润深度、贫血、感染。

（六）随诊

随诊时间每月 1 次，每两月 1 次，每 3 个月 1 次，各连续 3 次；继后每半年 1 次，连续 7 次；再继后每年 1 次，应长期随诊。如在随诊间隔期出现任何不适，应及时就诊。随诊时必须进行妇科检查及直肠指检。疑放射性直肠炎或放射性膀胱炎时，慎行直肠活检和膀胱活检，以避免发生直肠阴道瘘和膀胱阴道瘘。

三、子宫内膜癌

子宫内膜癌又称子宫体癌，是指发生于子宫内膜的一组恶性肿瘤。在我国是居于宫颈癌和卵巢癌之后的第三种常见妇科恶性肿瘤。占女性恶性肿瘤的 7%。发病高峰年龄为 50~59 岁，中位发病年龄为 61 岁。

（一）病因

子宫内膜癌的病因尚未完全明了。流行病学及研究发现下列因素与子宫内膜癌发病有关。

1. 年龄。发病高峰年龄为 50~59 岁。

2. 不育症。子宫内膜癌患者不育史占 26.7%。

3. 绝经期。子宫内膜癌 50 岁以上绝经者占 57.6%。

4. 多囊卵巢及分泌激素的卵巢囊肿。

5. 糖尿病、高血压。

6. 外源性雌激素。

（二）病理

1. 病理类型

子宫内膜癌组织学类型分为腺癌、腺棘癌、腺鳞状细胞癌、透明细胞癌、乳头状浆液腺癌、鳞状细胞癌、未分化癌。腺癌是子宫内膜癌常见的组织学类型，约占90%。子宫内膜鳞状细胞癌罕见，应与子宫颈鳞状细胞癌宫腔内侵犯相鉴别。

腺鳞恶性度高，预后差。癌组织细胞分化程度分3级：G_1，高度分化型癌；G_2，中度分化型癌；G_3，未分化型癌。

2. 转移扩散途径

（1）直接扩散：经子宫腔直接扩散到宫颈，或沿输卵管转移到卵巢及腹膜腔内。癌肿浸润子宫体肌层组织，可穿透子宫浆膜层扩散累及子宫旁组织。

（2）淋巴道转移：经盆腔淋巴结扩散到腹主动脉旁淋巴结，或直接转移至腹主动脉旁淋巴结。

（3）血行转移：血行转移不常见，血行转移的常见部位是肺、骨、肝、脑等器官。

（三）诊断

1. 临床表现

（1）症状

①阴道出血：阴道出血是子宫内膜癌最常见的症状。就诊时约75%的病人有绝经后阴道出血的病史，早期病变也可能出现绝经后阴道出血的症状。虽然阴道出血不是子宫内膜癌的特异性症状，但绝经后妇女一旦出现阴道出血或血性白带，应进一步检查。

②阴道排液：约有1/3出现此症状，有的单纯排液，有的伴阴道出血。

③疼痛：少数患者下腹坠痛。晚期癌压迫或侵犯输尿管或神经丛可出现腰腿疼。

④其他：贫血、体重减轻、恶病质等。

（2）体征

妇科检查发现子宫体增大是子宫内膜癌患者的主要体征。早期患者妇科检查可能无明显异常体征。中、晚期患者子宫体增大常见，晚期患者还可能有子宫旁受累的体征。

2. 特殊检查

（1）影像学检查。

①超声波：超声波检查常用于子宫内膜癌的筛查，检查可发现子宫内膜占位性病变，

子宫腔增大，晚期患者可发现子宫体及宫旁受累病灶。

②CT 和 MRI 检查：行 CT 或 MRI 扫描检查可发现子宫内膜占位性病变。该类检查还能检查子宫肌层、子宫旁等部位受累情况，以便更确切反映病变的部位及范围。

（2）宫腔内镜检查。宫腔内镜检查能早期发现子宫内膜癌。宫腔内镜检查可定位活检，还可了解宫腔内病变范围，有助于分期。

（3）脱落细胞学检查。脱落细胞学检查是筛查子宫内膜癌的有效方法。子宫内膜脱落细胞学取材方式可能影响检查结果。自阴道后穹部取材的阳性率及准确性低于宫腔内吸取法、宫腔加压液洗法等取材检查。

（4）组织病理学检查。诊断性刮宫或子宫内镜下取材送组织病理学检查，是确诊子宫内膜癌最可靠的诊断方法。分段诊断性刮宫是诊断子宫内膜癌的常规诊断方法。

3. 实验室检查

肿瘤标志物：血清及宫腔冲洗液 CEA、CA125、CA199 水平增高，对子宫内膜癌患者的诊断有帮助。

4. 鉴别诊断

子宫内膜癌无明显特异性临床表现，如阴道出血是多种女性生殖器病变的常见症状。因此，诊断子宫内膜癌应与下列病变鉴别：

（1）月经失调。尤其应注意与更年期功能紊乱性阴道出血相鉴别。诊断性刮宫组织病理学检查是鉴别该病的主要方法。

（2）子宫肌瘤。子宫肌瘤可表现为阴道出血及子宫增大。其阴道出血多表现为月经期出血量多或经期延长。超声波检查是鉴别检查的主要方法，必要时行诊断性刮宫检查。

（3）老年性阴道炎。该病发生于绝经后的妇女，可表现为阴道分泌物增多、不规则阴道出血等症状。鉴别要点：妇科检查发现阴道黏膜萎缩、充血或散在点状渗血，子宫正常大小或缩小，诊断性刮宫结果阴性。

（4）宫颈癌。宫颈癌侵犯宫腔容易与子宫内膜癌侵犯宫颈相混淆。鉴别要点：一是详细了解发病过程；二是分段诊断性刮宫；三是组织病理学检查。例如，患者的首发症状为接触性阴道出血，组织病理学检查为鳞状细胞癌，诊断首先考虑为宫颈癌。

（四）治疗

1. 治疗原则

子宫内膜癌治疗以手术治疗为主，辅助放射治疗和内分泌及化疗的综合治疗。对子宫不大，宫腔不深，细胞分化好，可手术治疗；对子宫不大，宫腔不深，细胞分化差，可手术与放疗综合治疗；子宫外侵，病变局限于盆腔，可手术与放疗综合治疗；子宫外侵，病变超出于盆腔，可放疗与化疗相结合。

2. 治疗方法

（1）手术治疗。手术是子宫内膜癌的主要治疗手段。

（2）放射治疗。子宫内膜癌的放射治疗方式包括配合手术的综合治疗、单纯放射治疗（根治性及姑息性放疗）。除Ⅰa期分化程度好、无肌层受累、无淋巴结转移及预后好的病例外，其他早期和中期的子宫内膜癌，手术配合放射治疗可取得更好的治疗效果，对于有手术禁忌证或晚期病例，以放射治疗为主。放疗与手术的综合治疗方法中，放疗可选用术前或术后放疗。术前放疗可降低癌细胞浸润及增殖能力，缩小肿瘤，减少手术操作促癌转移的危险，降低阴道复发率。术后放疗主要用于补充手术之不足以及肿瘤浸润子宫深肌层、子宫颈、子宫旁、阴道及盆腔淋巴结等。手术切除范围不足等应考虑给予盆腔照射及阴道腔内照射。术后放射治疗的范围技术包括盆腔体外放射治疗和阴道腔内放射治疗。有手术禁忌证及晚期病例可给予单纯根治性放射治疗。根治性放疗技术包括盆腔体外放疗和子宫及阴道腔内放射治疗。体外放疗剂量：全盆照射 45Gy 后开始腔内治疗。

（3）内分泌治疗。内分泌治疗是子宫内膜癌的姑息性治疗方法。用于辅助治疗的价值未得到肯定。

①孕激素：子宫内膜癌内分泌治疗主要用孕激素类药物，子宫内膜癌复发和转移接受内分泌治疗的总有效率为 15%～25%。孕激素治疗选择甲羟孕酮或甲地孕酮口服用药。用药剂量：甲羟孕酮 200～400mg/d 口服，或甲地孕酮 160mg/d 口服。研究显示，超过此剂量用药，不能提高治疗疗效。孕激素可以抑制子宫内膜癌细胞增殖。

②他莫昔芬：他莫昔芬等雌激素拮抗药对雌激素受体阳性的患者有效。他莫昔芬用药剂量为 20～40mg/d 口服。他莫昔芬作为一线药物治疗的有效率为 0%～13%，用于孕激素治疗失败者的二线治疗无明显疗效。孕激素与他莫昔芬合用并不优于单用孕激素。

（4）化疗药物治疗。常用化疗药物：多柔比星、环磷酰胺、顺铂、氟尿嘧啶等。子宫内膜癌的常用联合化疗方案：

①AP 方案：ADM 60mg/m² 静脉注射，第 1 天；DDP 50～60mg/m² 静脉注射，第 1天；每 3 周重复。

②PC 方案：紫杉醇 175mg/m² 静脉注射（3h），第 1 天；卡铂 AUC 5～7 静脉注射（30min），第 1 天；每 4 周重复。

③PPA 方案：ADM 45mg/m² 静脉注射，第 1 天；紫杉醇 160mg/m² 静脉注射（3h），第 1 天；顺铂 GOmg/m² 静脉注射（1h），第 1 天；每 4 周重复。

④PAC 方案：ADM50mg/m² 静脉注射，第 1 天；DDP 50mg/m² 静脉注射，第 1 天；CT，500mg/m² 静脉注射，第 1 天；每 4 周重复。

（五）预后

5 年总生存率为 67%。影响子宫内膜癌预后的因素有临床分期、组织学类型、组织学分级、淋巴结转移、肌层浸润深度、激素受体、治疗方法等。

（六）随诊

随诊检查包括妇科检查、超声波及影像学检查，CA125、CEA 等肿瘤相关性标志物检测。复诊时间：结束治疗第 1 年每 3 个月复诊 1 次，第 2、3 年每半年 1 次，第 4 年每年 1 次。

四、卵巢恶性肿瘤

卵巢癌约占女性恶性肿瘤的 2.5~5%，占妇科恶性肿瘤的 20%。卵巢癌可发生于女性的任何年龄时期，高峰发病年龄是 60~70 岁。卵巢癌的死亡率高，居女性生殖器恶性肿瘤死亡率的首位，占女性恶性肿瘤死亡率的第 4 位。

（一）病因

卵巢癌的发病原因不明。流行病学调查结果显示下列因素与卵巢癌的发病有关：

1. 内分泌因素。初潮年龄早、未婚、不孕症、未育、分娩次数少等妇女，都较自然对照组发生卵巢癌的危险增加。绝经年龄对卵巢癌的发病无明显影响。口服雌、孕激素的复方避孕药可减少卵巢癌的发病率。

2. 饮食及经济因素。经济发达国家、经济收入好及动物脂肪摄入量高的妇女，较其他人群易患卵巢癌。

3. 环境因素。放射线、化学致癌物、病毒感染（尤其是腮腺炎病毒感染）可能导致卵巢癌。

4. 种族及遗传因素。卵巢癌的发病率有较明显的种族及地区差异。卵巢癌的种族发病率差异因肿瘤的组织细胞学类型而异。

（二）病理

1. 病理类型。原发性卵巢肿瘤可起源于卵巢的各种细胞，包括上皮细胞、生殖细胞和间质细胞。卵巢肿瘤分为良性、交界性和恶性三大类。

卵巢转移性肿瘤可来自消化道、乳房及其他生殖器肿瘤。其中来自消化道的转移性癌最为常见。大约 10% 的卵巢癌是转移性癌。卵巢转移性癌大多为双侧性受累。

2. 转移途径。卵巢恶性肿瘤转移途径为：①局部扩散；②表面种植转移；③淋巴道转移；④血行转移。

（三）诊断

1. 临床表现

（1）症状。卵巢肿瘤早期大多无任何症状。随着肿瘤的增长和播散，可出现下列症状：

①肿块：是常见主诉，肿块迅速增长是其特点。

②腹胀：多由腹腔积液引起。

③压迫症状：侵犯直肠或膀胱，可出现直肠或膀胱刺激症状。

④胃肠道症状。

⑤合并症：可发生扭转、破裂、出血等。

病变晚期可能出现体重减轻、乏力、贫血、大小便困难等转移扩散及全身衰竭的症状。

（2）体征。妇科检查发现子宫附件肿块，均应进一步检查。对于绝经后的老年妇女，妇科检查发现卵巢与绝经前相似的正常大小卵巢时，也须进一步检查。当卵巢肿瘤体积增大超出盆腔时，可能在下腹部触及肿块，膀胱充盈时易触及。出现癌性腹腔积液的卵巢癌患者，尤其是晚期肿瘤，腹水征检查阳性。

2. 特殊检查

（1）影像学检查。在卵巢癌诊断、分期及治疗后疗效评估中，影像学检查具有重要价值。常用的方法是超声波、CT 或 MRI 检查。超声波检查是卵巢癌影像学检查的首选方法。该方法常作为卵巢癌的筛选诊断手段，判断盆腔有无肿块、肿块部位、大小、质地、与邻近器官的关系、肝及盆腹腔内有无转移、有无腹腔积液等。CT 或 MRI 检查成像好，图像清晰，能够准确显示盆腔的正常和异常解剖结构。

（2）腹腔镜检查。通过腹腔镜检查能直接观察盆腔肿块，鉴别肿块性质，并可活检，还可观察盆腔及腹腔内有无转移。因此，腹腔内镜用于可疑卵巢癌的进一步检查诊断及分期，或选择性用于卵巢癌治疗后再次盆腹腔内探查及疗效评估。

（3）细胞学检查。对于有腹水的患者，脱落细胞学检查可明确部分患者的诊断。术中腹腔积液及腹腔灌洗液查找癌细胞，对卵巢癌的分期有价值。在影像学或内镜检查介导下，细针穿刺吸取细胞学检查可使部分患者确诊。穿刺细胞学检查常用于浅表淋巴结转移性病灶的确诊。

（4）剖腹探查及病理学。剖腹探查及病理学检查是确诊卵巢癌及分期的最可靠方法。剖腹探查包括探查原发肿瘤部位是否为双侧卵巢受累、肿瘤包膜是否完整、有无粘连，探查其他生殖器官、肠、膀胱、肝、大网膜、膈肌、腹膜、盆腔及腹主动脉旁淋巴结等有无侵犯，腹腔积液冲洗液是否阳性。

（5）其他。放射免疫显像检查、流式细胞仪检查、细胞染色体及基因分析等检查对于鉴别诊断及预后分析有帮助。

3. 实验室检查

肿瘤标志物检查特异性和敏感性还不能满足卵巢癌的诊断，尤其是早期诊断的需要。常用于卵巢癌辅助诊断的肿瘤相关性标志物：癌抗原 125（CA125）、癌胚抗原（CEA）、甲胎蛋白（AFP）、人绒毛膜促性腺激素（HCG）、乳酸脱氢酶（LDH）、唾液酸（SA）等。

4. 鉴别诊断

卵巢恶性肿瘤出现盆腔占位性病变，无明显特异性病变，须与盆腔其他器官组织的良性肿瘤和炎性病变相鉴别。

（1）卵巢囊肿及良性肿瘤。卵巢功能性囊肿、卵巢宫内膜样囊肿、卵巢良性肿瘤也可表现为卵巢肿块。卵巢良性肿瘤多发生在生育年龄期，肿瘤多为单侧、表面光滑、生长缓慢，B 超检查多为囊性，血清 CA125 阴性或低水平升高。

（2）子宫肌瘤及子宫病变。子宫肌瘤、子宫腺肌瘤、子宫内膜异位、子宫内膜癌等子宫病变都可引起子宫增大，表面不规则及盆腔肿块。

（3）输卵管病变。包括输卵管炎性肿块、输卵管妊娠、原发性输卵管癌等。

（4）非生殖器病变。包括盆腔炎性肿块、肠及肠系膜肿瘤、腹膜后肿瘤、肝硬化腹腔积液等。

（四）治疗

1. 治疗原则

卵巢癌治疗的原则是采用手术、化疗、放疗相结合的综合治疗。

按标准分期法确诊的患者，可参考下列各期治疗方案：

Ⅰ期：Ⅰa 期和Ⅰb 期单行常规手术治疗，术后酌情化疗；Ⅰc 期常规手术+术后化疗。

Ⅱ期：常规手术治疗或减瘤手术，加术后化疗。

Ⅲ、Ⅳ期：尽可能行减瘤手术，术后化疗。

复发：能手术者，尽可能手术及减瘤手术，术后化疗。不宜手术者，行姑息性化疗。部分患者可考虑配合进行放疗及免疫治疗。

2. 治疗方法

（1）手术治疗。

（2）化疗。化疗是卵巢癌常规综合治疗中的重要治疗方法。化疗几乎可用于各期卵巢癌。卵巢癌化疗原则：在根治性手术或减瘤手术后进行化疗，进行多疗程联合化疗。卵巢癌化疗常用有效药物：顺铂、卡铂、环磷酰胺、异环磷酰胺、多柔比星、紫杉醇、六甲密胺、美法仑等。卵巢上皮性癌常用化疗方案：PAC、CHAP、PC、HDIFM-DDP、CAP 方案。卵巢生殖细胞恶性肿瘤的常用化疗方案为 VAC、PVB、BEP 方案。常用的联合化疗方案：

第一，上皮性癌。

①TP 方案：TAX135mg/m² 静脉注射（3h 或 24h），第 1 天；DDP75mg/m² 静脉注射（1mg/min），第 1 天或第 2 天；每 3 周重复，共 6 周期。

②TC 方案：TAX 175mg/m² 静脉注射（3h），第 1 天；CBP AUC5~6 静脉注射（1h），第 1 天；每 3 周重复，至少 6 周期。

③CC 方案：CBP 300mg/m² 静脉注射（1h），第 1 天；CT，600mg/m² 静脉注射，第 1 天；每 4 周重复，共 6 周期。

④PAC 方案：DDP 50mg/m² 静脉注射，第 1 天；ADM 50 mg/m² 静脉注射，第 1 天；CTX 500mg/m² 静脉注射，第 1 天；每 3~4 周重复。

⑤CHAP 方案：CTX 350mg/m² 静脉注射，第 1、8 天；HMM150mg/m² 脉注射，第 1~14 天；ADM 20mg/m² 静脉注射，第 1、8 天；DDP 60mg/m² 静脉注射，第 1 天；每 4 周重复。

⑥CAP 方案：CTX 350mg/m² 静脉注射，第 1、8 天；ADM20mg/m² 静脉注射，第 1、8 天；DDP 60mg/m² 静脉注射，第 1 天；每 4 周重复。

⑦PE 方案：DDP200mg/m² 腹腔内注射，第 1 天（须合用硫代硫酸盐）；VP-16 350mg/m² 腹腔内注射，第 1 天；每 4 周重复。

⑧PC 方案：DDP100mg/m² 静脉注射，第 1 天；CT$_x$600mg/m² 静脉注射，第 1 天；每 3 周重复。

⑨HD-IFM+DDP 方案：IFO 3g/m² 静脉注射（8h 以上），第 1~5 天；DDP 20 mg/m² 静脉注射（1 小时 P/以上），第 1~5 天；美司钠 600mg/m² 静脉注射（0，4h），第 1~5

天；1.2 g/m² 口服（8、12h），第1~5天；每4周重复。

⑩TPT单药方案：TPT1.5mg/m² 静脉注射（30min），第1~5天；每3周重复。

第二，卵巢上皮性恶肿瘤解救化疗：①对铂类化疗敏感的肿瘤，如果用铂类化疗后复发，其间隔时间6~12个月，可考虑再次用含铂类药物的化疗方案治疗；②对铂类化疗药耐受或抗拒的肿瘤，可考虑更换化疗方案，选择化疗药物包括六甲密胺、拓扑替康、依托泊苷、异环磷酰胺、多柔比星脂质体、紫杉醇、多西紫杉醇、吉西他滨、草酸铂等。

第三，生殖细胞恶性肿瘤化疗方案如下。

①PVB方案：DDP20mg/m² 静脉注射（1h），第1~5天；VBL 12mg/m²（接受放疗者减少剂量至9mg/m²）静脉注射，第1天；BLM 20mg/m²（最大剂量30mg）静脉注射，第1、8、15天；每3周重复，3~4周期。

②BEP方案：BLM 30mg/m² 静脉注射或肌内注射，第1、8、15天；VP-16 l 100 mg/m²静脉注射（1h），第1~5天；DDP20mg/m² 静脉注射（1h），第1~5天；每3周重复，3~6周期。

③VAC方案：VCR 1.5mg/m²（最大剂量2mg）静脉注射，第1天；ACD 0.3 ~ 0.35mg/m² 静脉注射，第1~5天；CT$_x$SOmg/m² 静脉注射，第1~5天；每4周重复，6个周期。

④解救化疗方案：PEI方案：IFO1 200mg/m² 静脉注射，第1~5天（同时给予美司钠解毒治疗）；VP-16 75mg/m² 静脉注射，第1~5天；DDP20mg/m² 静脉注射，第1~5天；每3~4周重复。

化疗药物敏感试验对选择化疗有一定的参考指导意义，但该工作仍处于研究探索阶段。化疗途径常规采用全身化疗，即静脉注射或口服化疗用药。其他化疗给药途径，包括腹腔内注射化疗或介入疗法化疗。

（3）放射治疗。尽管卵巢恶性肿瘤化疗已取得进展，但放疗仍是卵巢恶性肿瘤的综合性治疗的重要手段之一。卵巢无性细胞瘤和颗粒细胞瘤对放射线敏感，术后放疗作用肯定，因此手术后首选放疗。卵巢上皮性腺癌对射线中、低度敏感。术后残留灶的大小明显影响放射敏感性，肿瘤病灶体积大放疗效果差。当残留灶最大直径2cm时，术后接受放疗和化疗的疗效相似。目前，对于手术不能彻底切除的卵巢上皮性癌，术后化疗更为常用。对于部分难治性病人，放疗可作为二线治疗方案，即在术后化疗2~3个周期后行放疗，或对化疗后第二次探查术证实仍有微小残存瘤灶的患者行放疗。卵巢恶性肿瘤放疗的主要技术是全腹照射，即用腹盆腔联合大野照射技术或移动条照射技术。术后全腹照射的疗效明显优于术后盆腔照射疗效。盆腔照射或局部小野照射用于配合化疗治疗某些局限性残存瘤灶。放射剂量：40~50cGy/4~5周。

（4）其他治疗。目前卵巢癌的免疫治疗作用有限，多与其他方法合并使用。卵巢癌单克隆抗体作为载体的导向化疗或放射性同位素治疗，可能成为卵巢癌辅助治疗手段之一。基因治疗尚处于研究阶段。

（五）预后

近年，卵巢癌的治疗效果已有明显改善，但卵巢癌总的 5 年生存率仅约 31.9%。影响卵巢癌预后的因素有分期、组织病理学类型及分级、术后残留病灶大小、生物标志物等有关。

（六）随诊

卵巢癌治疗后应长期定时随诊。随诊检查内容包括妇科检查、超声波及影像学检查、肿瘤相关性标志物检测等，必要时行再次探查手术。

第九章　抗肿瘤药物的合理使用

第一节　抗肿瘤药物分类

抗肿瘤药物种类繁多，包括直接作用于肿瘤细胞本身的细胞毒类药物、新型的靶向制剂以及一些抗肿瘤辅助治疗药物。

分为烷化剂、抗代谢药、抗肿瘤抗生素、植物碱类、激素类和杂类等六大类。

1. 烷化剂。化学结构中含有活泼的烷化基团，可与生物大分子中含丰富电子的基团发生烷化反应，杀死肿瘤细胞。包括环磷酰胺（CTX）、亚硝脲类等。

2. 抗代谢药。其化学结构与体内某些细胞生理代谢物相似，但不具备它们的功能，竞争性抑制细胞增殖。包括氟尿嘧啶（5-氟尿嘧啶，5-FU）、阿糖胞苷（Ara-C）、甲氨蝶呤（MTX）和筑嘌呤（6-MP）等。

3. 抗肿瘤抗生素。是由微生物产生的具有抗肿瘤活性的化学物质。包括放线菌素 D、蒽环类、博来霉素、丝裂霉素和柔红霉素等。化学结构多样，作用机制也不尽相同。

4. 植物碱类。从植物中分离、提取甚至进行人工合成的一类抗肿瘤药物。包括长春碱类、三尖杉植物碱、鬼臼毒素衍生物、紫杉醇类。这类药物可抑制 RNA 合成，阻止微管正常功能，干扰增殖细胞的纺锤丝的生成，抑制有丝分裂，导致细胞死亡。

5. 激素类。通过人体激素或抗激素的应用，使体内激素平衡受到影响，肿瘤生长所依赖的条件发生变化，使其增殖受到抑制。常用的药物有他莫昔芬（三苯氧胺）、甲羟孕酮等。

6. 杂类。包括铂类化合物等。

第二节　抗肿瘤药物作用机制

抗肿瘤药物是通过抑制肿瘤细胞增殖或导致肿瘤细胞死亡来发挥抗肿瘤作用的。本节重点讨论抗肿瘤药物的作用机制，据此对其分类为：

1. 抑制核酸（DNA 和 RNA）生物合成的药物。此类药物的化学结构与细胞生长繁殖所必需的物质如叶酸、嘌呤碱、嘧啶碱等相似，能竞争性的拮抗相关的物质代谢，干扰核酸的正常生物合成，因此又称抗代谢药。这类药物主要作用于细胞周期中的 DNA 合成期，即 S 期，属于细胞周期特异性药物。

2. 直接破坏 DNA 结构与功能的药物。此类药物能与核酸、蛋白质中的亲核基团（羧基、氨基、磷酸根等）发生反应，以取代亲核基团中的氢原子，引起 DNA 双链间或同一链间碱基对发生交叉联结，使 DNA 链交联或断裂，从而破坏 DNA 结构，影响 DNA 的功能，使核酸、酶等生化物质结构和功能损害，不能参与正常代谢。

3. 干扰转录过程阻止 RNA 合成的药物。此类药物干扰转录过程和阻止 RNA 合成，属于 DNA 嵌入剂。嵌入 DNA 双螺旋中相邻的鸟嘌呤和胞嘧啶碱基之间，与 DNA 结合成复合体阻碍 RNA 多聚酶的功能，阻止 RNA 尤其 mRNA 的合成，属周期非特异性药物。

4. 影响蛋白质合成与功能的药物。影响纺锤丝形成；干扰核蛋白体功能；干扰氨基酸供应。

5. 影响激素平衡的药物。某些肿瘤如前列腺癌、甲状腺癌、乳腺癌等的生长依赖于体内激素水平，此类药物通常是激素或激素拮抗剂，主要通过特异性与激素受体结合，改变体内激素平衡失调状态，以抑制这些激素依赖性肿瘤的生长，从而发挥抗肿瘤作用。

6. 影响骨代谢的药物。

7. 分子靶向药物。

8. 免疫调节药物。

9. 其他抗肿瘤辅助治疗药物。

第三节　抗肿瘤药物使用原则

在抗肿瘤药物的实际应用中，抗肿瘤药物的疗效和毒性不易分离。为了提高疗效，减小毒性及减少耐药，设计化疗方案时应遵循以下主要原则。

1. 选择单药的最适用给药方案。每种药物都在各自最适给药方案中发挥它们最大的疗效。如阿糖胞苷单药使用一般是每次 2g，连用 3 天。

2. 序贯疗法。根据细胞增殖动力学规律，对生长比例较低的肿瘤，先用周期非特异性药物，大量杀灭瘤细胞，待 G_0 期细胞进入增殖周期后，再用周期特异性药物。对生长比例高的，则先用杀灭 S 期或 M 期的周期特异性药物，然后用周期非特异性药物杀灭其他各期细胞。

3. 联合用药。优点是可以提高疗效及延缓耐药性的产生。

联合化疗方案的药物选择应考虑药物作用的靶部位和不同肿瘤的细胞增殖动力学特点。选择作用机制不同，且毒性尽可能不重复的药物。应将作用于不同时期的药物联合应用，并且可以对不同的靶部位同时作用，以起到优势互补的作用。

第四节　抑制核酸（DNA 和 RNA）生物合成的药物

核酸的基本结构单位是核苷酸，而核苷酸的合成需要嘧啶类和嘌呤类前体及其合成物。这类药物的化学结构和核酸代谢的必需物质相似，能分别在不同环节阻碍核酸特别是 DNA 成分的形成和利用，起到杀伤肿瘤细胞的作用。根据药物主要干扰的生化步骤或所抑制的靶酶不同，又可分为以下几类：

一、抑制胸苷酸合成酶的药物

过去称抗嘧啶药，能阻止脱氧尿苷酸（dUMP）转变为脱氧胸苷酸（dTMP），从而干扰 DNA 合成。氟尿嘧啶（5-FU）为此类的代表药，不少同类药是以释放出 5-FU 而起效的前药，如替加氟、卡莫氟等。

二、抑制 DNA 多聚酶的药物

阻止四种脱氧核苷酸（dNTP）聚合成 DNA 链。主要药品为阿糖胞苷，还有安西他滨（环胞苷）、氟西他滨（氟环胞苷）、氟达拉滨（氟阿糖腺苷酸）等。

三、抑制核苷酸还原酶的药物

主要阻止核糖核苷酸（NMP）中的核糖还原而变成脱氧核糖核苷酸（dNMP），从而干扰 DNA 合成。主要药品为羟基脲类。

四、抑制二氢叶酸还原酶的药物

能阻止有活性四氢叶酸生成，从而阻止胸苷酸等的形成，以干扰核酸合成。甲氨蝶呤为此类代表药。

五、抑制嘌呤核苷酸合成的药物

过去称抗嘌呤药，主要能阻止腺苷转变为胸苷酸和（或）鸟苷酸的过程。主要药物是巯嘌呤（6-MP）或其衍生物。

代表药物如下：

（一）氟尿嘧啶

【作用机制】

本品在体内先转变为 5-氟-2-脱氧尿嘧啶核苷酸，后者抑制胸腺嘧啶核苷酸合成酶，阻断脱氧尿嘧啶核苷酸转变为脱氧胸腺嘧啶核苷酸，从而抑制 DNA 的生物合成。此外，通过阻止尿嘧啶和乳清酸掺入 RNA，达到抑制 RNA 合成的作用。

【适应证】

主要用于治疗消化道肿瘤，或较大剂量氟尿嘧啶治疗绒毛膜上皮癌。亦常用于治疗乳腺癌、卵巢癌、肺癌、宫颈癌、膀胱癌及皮肤癌等。

【禁忌证】

妇女妊娠初期三个月内禁用本药。应用本品期间不允许哺乳。当伴发水痘或带状疱疹时禁用本品。氟尿嘧啶禁忌用于衰弱病人。

【用法用量】

单药静脉注射剂量一般为按体重每日 $10 \sim 20 mg/kg$，连用 $5 \sim 10d$，每疗程 $5 \sim 7g$（甚至 $10g$）。若为静脉滴注，通常按体表面积每日 $300 \sim 500 mg/m^2$，连用 $3 \sim 5d$，每次静脉滴注时间不得少于 $6 \sim 8h$；静脉滴注时可用输液泵连续给药维持 $24h$。用于原发性或转移性肝癌，多采用动脉插管注药。腹腔内注射按体表面积一次 $500 \sim 600 mg/m^2$。每周 1 次，$2 \sim 4$ 次为 1 疗程。

【不良反应】

1. 恶心、食欲减退或呕吐。

2. 长期应用可导致神经系统毒性。

3. 偶见用药后心肌缺血，可出现心绞痛和心电图的变化。如经证实心血管不良反应则停用。

【药物相互作用】

甲氨蝶呤、甲硝唑及四氢叶酸可在生物化学上影响氟尿嘧啶的抗癌作用或毒性。与甲氨蝶呤合用，应先给甲氨蝶呤 $4 \sim 6h$ 后再给予氟尿嘧啶，否则会减效。先给予四氢叶酸，再用氟尿嘧啶可增加其疗效。本品能生成神经毒性代谢产物——氟代柠檬酸而致脑瘫，故不能做鞘内注射。别嘌呤醇可以减小氟尿嘧啶所引起的骨髓抑制。

【合理用药提示】

1. 开始治疗前及疗程中应定期检查外周血象。

2. 老年患者慎用氟尿嘧啶，年龄在 70 岁以上及女性患者，曾报告对氟尿嘧啶为基础的化疗有个别的严重毒性危险因素。密切监测和保护脏器功能是必要的。

3. 用本品时不宜饮酒或同用阿司匹林类药物，以减少消化道出血的可能。

（二）阿糖胞苷

【作用机制】

主要作用于细胞 S 增殖期的嘧啶类抗代谢药物，通过抑制细胞 DNA 的合成，干扰细胞的增殖。

【适应证】

适用于急性白血病的诱导缓解期及维持巩固期。对急性非淋巴细胞性白血病效果较好，对慢性粒细胞白血病的急变期，恶性淋巴瘤也有效。

【禁忌证】

对本品过敏者、孕妇及哺乳期妇女忌用。

【用法用量】

成人常用量：

1. 诱导缓解。静脉注射或滴注一次按体重 2mg/kg（或 1~3mg/kg），1 次/d，连用 10~14d，如无明显不良反应，剂量可增大至一次按体重 4~6mg/kg。

2. 维持。完全缓解后改用维持治疗量，一次按体重 1mg/kg，1~2 次/d，皮下注射，连用 7~10d。

【不良反应】

1. 造血系统。主要是骨髓抑制，白细胞及血小板减少，严重者可发生再生障碍性贫血或巨幼细胞性贫血。

2. 白血病、淋巴瘤患者治疗初期可发生高尿酸血症，严重者可发生尿酸性肾病。

3. 较少见的有口腔炎、食管炎、肝功能异常、发热反应及血栓性静脉炎。阿糖胞苷综合征多出现于用药后 6~12h，有骨痛或肌痛、咽痛、发热、全身不适、皮疹、眼睛发红等表现。

4. 大剂量用药后可能出现严重胃肠道和神经毒性。

【药物相互作用】

四氢尿苷可抑制脱氨酶，延长阿糖胞苷血浆半衰期，提高血中浓度，起增效作用。本品可使细胞部分同步化，继续应用柔红霉素、多柔比星、环磷酰胺及亚硝脲类药物可以增效。本品不应与氟尿嘧啶并用。

【合理用药提示】

1. 用本品时可引起血清丙氨酸氨基转移酶（ALT）、血及尿中尿酸量的增高。

2. 下列情况应慎用：骨髓抑制、白细胞及血小板显著降低者、肝肾功能不全、有胆道疾病者、有痛风病史、尿酸盐肾结石病史、近期接受过细胞毒药物或放射治疗。

3. 用药期间应定期检查，外周血象、血细胞和血小板计数、骨髓涂片以及肝、肾功能。

（三）甲氨蝶呤

【作用机制】

对二氢叶酸还原酶有高度亲和力，以竞争方式与其结合，使叶酸不能转变为四氢叶酸，从而使脱氧尿苷酸不能转变为脱氧嘧啶核苷酸，阻止 DNA 合成，亦干扰 RNA 蛋白质合成。

【适应证】

1. 各型急性白血病，特别是急性淋巴细胞白血病；恶性淋巴瘤，霍奇金淋巴瘤和蕈样肉芽肿，多发性骨髓瘤。

2. 恶性葡萄胎、绒毛膜上皮癌、乳腺癌、卵巢癌、宫颈癌、睾丸癌。

3. 头颈部癌、支气管肺癌、各种软组织肉瘤。

4. 高剂量用于骨肉瘤，鞘内注射可用于预防和治疗脑膜白血病以及恶性淋巴瘤的神经侵犯，本品对银屑病也有一定的疗效。

【禁忌证】

已知对本品高度过敏的患者禁用。应用本品期间禁怀孕及哺乳。

【用法用量】

1. 本品用注射用水 2mL 溶解，可供静脉、肌内、动脉、鞘内注射。

2. 用于急性白血病。肌内或静脉注射，每次 10~30mg，每周 1~2 次；儿童每日 20~30mg/m²，每周 1 次，或视骨髓情况而定。

3. 用于绒毛膜上皮癌或恶性葡萄胎。每日 10~20mg，亦可溶于 5% 或 10% 的葡萄糖注射液 500mL 中静脉滴注，每日 1 次，5~10 次为一疗程。总量 80~100mg。

4. 用于脑膜白血病。鞘内注射甲氨蝶呤每次一般 6mg/m²，成人常用 5~12mg，最多不超过 12mg，每日 1 次，5d 为一疗程。用于预防脑膜白血病时，每日 10~15mg，每日 1 次，每隔 6~8 周 1 次。

5. 用于实体瘤。①静脉一般每次 20mg/m²；②亦可介入治疗；③高剂量并叶酸治疗某些肿瘤，方案根据肿瘤由医师判定，如骨肉瘤等。

临
床
常
见
肿
瘤
疾
病
病
理
诊
断
与
治
疗

【不良反应】

1. 胃肠道反应，食欲减退常见。

2. 肝功能损害，包括黄疸、丙氨酸氨基转移酶、碱性磷酸酶、γ-谷氨酰转肽酶等增高。

3. 大剂量应用时，可出现血尿、蛋白尿、少尿、氮质血症甚至尿毒症。

4. 长期用药可引起咳嗽、气短、肺炎或肺纤维化。

5. 骨髓抑制。主要引起白细胞和血小板减少，尤以应用大剂量或长期口服小剂量后，引起明显骨髓抑制、贫血和血小板下降而致皮肤或内脏出血。

6. 脱发、皮肤发红、瘙痒或皮疹。

7. 在白细胞低下时可并发感染。

8. 鞘内注射后可能出现视物模糊、眩晕、头痛、意识障碍，甚至嗜睡或抽搐等。

【药物相互作用】

1. 乙醇和其他对肝脏有损害药物，同用可增加肝脏的毒性。

2. 由于用本品后可引起血液中尿酸的水平增多，在痛风或高尿酸血症患者应相应增加别嘌呤醇等药剂量。

3. 本品可增加抗血凝作用，甚至引起肝脏凝血因子的缺少和（或）血小板减少症，因此与其他抗凝药同用时宜谨慎。

4. 与保泰松和磺胺类药物同用后，因与蛋白质结合的竞争，可能会引起本品血清浓度的增高而导致毒性反应的出现。

5. 口服卡那霉素可增加口服本品的吸收，而口服新霉素可减少其吸收。

6. 与弱有机酸和水杨酸盐等同用，可抑制本品的肾排泄而导致血清药浓度增多，因此应酌情减少用量。

7. 氨苯蝶啶、乙胺嘧啶等药物均有抗叶酸作用，如与本品同用可增加其毒副作用。

8. 与氟尿嘧啶同用，或先用氟尿嘧啶后用本品，均可产生拮抗作用，但如先用本品，4～6h 后再用氟尿嘧啶则可产生协同作用，同样本品如与门冬酰胺酶合用也可导致减效，如用后者 10d 后或于本品用药后 24h 内给门冬酰胺酶，则可增效而减少对胃肠道和骨髓的毒副作用。

【合理用药提示】

1. 长期服用后，有潜在的导致继发性肿瘤的危险。

2. 导致闭经和精子减少或缺乏，尤其是长期应用较大剂量后。

3. 全身极度衰竭、恶病质或并发感染及心、肺、肝、肾功能不全时，禁用本品，外周血象如白细胞低于 $3.5×10^9$/L 或血小板低于 $50×10^9$/L 时不宜用。

4. 有肾病史或发现肾功能异常时，禁用大剂量甲氨蝶呤疗法。

5. 大剂量甲氨蝶呤疗法易致严重副作用，须经住院并可能随时监测其血药浓度时才能谨慎使用。滴注时不宜超过 6h，太慢易增加肾脏毒性。大剂量注射本品 2~6h 后，可肌内注射亚叶酸钙（甲酰四氢叶酸钙）3~6mg，每 6h 一次，注射 1~4 次，可减轻或预防副作用。

（四）巯嘌呤

【作用机制】

本品为嘌呤类拮抗剂，须在体内受由磷酸核糖转移酶变成 6-巯基嘌呤核糖核苷酸后才有活性。

【适应证】

用于急性白血病效果较好，对慢性粒细胞白血病也有效；用于绒毛膜上皮癌和恶性葡萄胎。另外对恶性淋巴瘤、多发性骨髓瘤也有一定的疗效。

【禁忌证】

本品可引起染色体畸变并有诱变性及潜在的致癌性。

【用法用量】

1. 白血病。口服，1.5~3mg/（kg/d），分 2~3 次服。根据血象改变调整剂量，显效时间 2~4 周，1 疗程 2~4 个月。

2. 绒毛膜上皮癌成人常用量：口服，每日 6mg/kg，连用 10d 为 1 疗程。隔 3~4 周后可再重复疗程。

【不良反应】

1. 胃肠道反应。食欲减退、恶心、呕吐、腹泻、口腔炎、口腔溃疡。

2. 骨髓抑制。白细胞和血小板下降，严重者可有全血象抑制。

3. 少数病人有肝功能损害，可出现黄疸。

4. 敏感病人可有血尿酸过高、尿酸结晶尿及肾功能障碍。

【药物相互作用】

巯嘌呤不宜与具肝毒性的药物合并应用。别巯嘌呤可抑制本品代谢，并用时用量减少至常用量的 1/4~1/3，同时应注意观察不良反应，并及时调整剂量。

【合理用药提示】

1. 用药期间应定期检查血象及肝、肾功能，根据情况及时调整剂量或停药。

2. 对肝、肾功能不全或胆道阻塞患者慎用。

第五节　直接破坏 DNA 结构与功能的药物

一、烷化剂

烷化剂，又称烃化剂，是一类化学性质很活泼的化合物，具有活泼的烷化基团，能与细胞中 DNA 或蛋白质中的氨基、巯基、羟基和磷酸基等起作用，常可形成交叉联结或引起脱嘌呤作用，使 DNA 链断裂，在下一次复制时，又可使核苷酸对错码，造成 DNA 结构和功能的损害，重者可致细胞死亡。如氮芥、苯丁酸氮芥、环磷酰胺、司莫司汀等。

二、与 DNA 结合的金属化合物

在体内可被水解，形成活泼的带正电的水分子与 DNA 上的 N 相结合，鸟嘌呤、腺嘌呤和胞嘧啶形成 DNA 单链内两点的交叉联结，也可能形成双链间的交叉联结，从而破坏 DNA 的结构和功能，对 RNA 和蛋白质合成的抑制作用较弱。属周期非特异性药物，如顺铂及卡铂等。

三、与 DNA 起烷化作用的抗生素

具有烷化作用，能与 DNA 的双链交叉联结，可抑制 DNA 复制，也能使部分 DNA 断裂。属周期非特异性药物，如丝裂霉素。

代表药物如下：

（一）环磷酰胺

【作用机制】

与氮芥相似，与 DNA 发生交叉联结，抑制 DNA 的合成，也可干扰 RNA 的功能，属细胞周期非特异性药物。

【适应证】

对恶性淋巴瘤、急性或慢性淋巴细胞白血病、多发性骨髓瘤有较好的疗效，对乳腺癌、睾丸肿瘤、卵巢癌、肺癌、头颈部鳞癌、鼻咽癌、神经母细胞瘤、横纹肌肉瘤及骨肉瘤均有一定的疗效。

【禁忌证】

凡有骨髓抑制、感染、肝肾功能损害者禁用或慎用，对本品过敏者禁用，妊娠及哺乳期妇女禁用。

【用法用量】

成人常用量：单药静脉注射按体表面积每次 $500\sim1\,000mg/m^2$，加生理盐水 $20\sim30mL$ 静脉注入，每周 1 次，连用 2 次，休息 $1\sim2$ 周重复。联合用药 $500\sim600mg/m^2$。儿童常用量：静脉注射每次 $10\sim15mg/kg$，加生理盐水 $20mL$ 稀释后缓慢注射，每周 1 次，连用 2 次，休息 $1\sim2$ 周重复。也可肌内注射。

【不良反应】

1. 骨髓抑制。白细胞减少较血小板减少为常见，最低值在用药后 $1\sim2$ 周，多在 $2\sim3$ 周后恢复。对肝功有影响。

2. 胃肠道反应。包括食欲减退、恶心及呕吐，一般停药 $1\sim3d$ 即可消失。

3. 泌尿道反应。当大剂量环磷酰胺静滴，而缺乏有效预防措施时，可致出血性膀胱炎，表现为膀胱刺激症状、少尿、血尿及蛋白尿，系其代谢产物丙烯醛刺激膀胱所致，但环磷酰胺常规剂量应用时，其发生率较低。

4. 其他反应。包括脱发、口腔炎、中毒性肝炎、皮肤色素沉着、月经紊乱、无精子或精子减少及肺纤维化等。

【药物相互作用】

环磷酰胺可使血清中假胆碱酯酶减少，使血清尿酸水平增高。因此，与抗痛风药如别嘌呤醇、秋水仙碱、丙磺舒等同用时，应调整抗痛风药物的剂量。此外也加强了琥珀胆碱的神经肌肉阻滞作用，可使呼吸暂停延长。环磷酰胺可抑制胆碱酯酶活性，因而延长可卡因的作用并增加毒性。大剂量巴比妥类、皮质激素类药物可影响环磷酰胺的代谢，同时应用可增加环磷酰胺的急性毒性。

【合理用药提示】

1. 本品的代谢产物对尿路有刺激性，应用时应鼓励患者多饮水，大剂量应用时应水化、利尿，同时给予尿路保护剂美司钠。

2. 大剂量用药时，除应密切观察骨髓功能外，尤其要注意非血液学毒性如心肌炎、中毒性肝炎及肺纤维化等。

3. 当肝、肾功能损害、骨髓转移或既往曾接受多程化放疗时，环磷酰胺的剂量应减少至治疗量的 $1/3\sim1/2$。

4. 本品须在肝内活化，因此腔内给药无直接作用。环磷酰胺水溶液仅能稳定 $2\sim3h$，最好现配现用。

（二）顺铂

【作用机制】

顺铂（DDP）主要作用靶点为 DNA，作用于 DNA 链间及链内交链，形成 DDP-DNA 复合物，干扰 DNA 复制，或与核蛋白及胞质蛋白结合。

【适应证】

为治疗多种实体瘤的一线用药。如晚期卵巢癌、骨肉瘤、神经母细胞瘤、鳞状上皮癌、移行细胞癌等，此外，本品为放疗增敏剂，目前国外广泛用于Ⅳ期不能手术的非小细胞肺癌的局部放疗，可提高疗效及改善生存期。

【禁忌证】

肾损害患者及孕妇禁用。

【用法用量】

1. 一般剂量。按体表面积一次 $20mg/m^2$，每日 1 次，连用 5 天，或一次 $30mg/m^2$，连用 3 天，并需适当水化、利尿。

2. 大剂量。每次 $80\sim120mg/m^2$，静滴，每 $3\sim4$ 周 1 次，最大剂量不应超过 $120mg/m^2$，以 $100mg/m^2$ 为宜。

【不良反应】

1. 消化道反应。严重的恶心、呕吐为主要的限制性毒性。

2. 肾毒性。一般剂量每日超过 $90mg/m^2$ 即为肾毒性的危险因素。主要为肾小管损伤。

3. 神经毒性。神经损害如听神经损害所致耳鸣、听力下降较常见。

4. 骨髓抑制。骨髓抑制（白细胞和/或血小板下降）一般较轻，发生概率与每疗程剂量有关，若剂量≤$100mg/m^2$，发生概率约 $10\sim20\%$，若剂量>$120mg/m^2$，则约 40%。

5. 过敏反应。可出现脸肿、气喘、心动过速、低血压、非特异斑丘疹类皮疹。

6. 其他。心脏功能异常、肝功能改变少见。

【药物相互作用】

氨基糖苷类抗生素、两性霉素 B 或头孢噻吩等与本品并用，有肾毒性叠加作用；甲氨蝶呤及博来霉素主要由肾脏排泄，本品所致的肾损害会延缓上述两种药物的排泄，导致毒性增加。丙磺舒与本品并用时，可致高尿酸血症；氯霉素、呋塞米或依他尼酸（利尿酸）增加本品耳毒性；抗组胺药可掩盖本品所致的耳鸣、眩晕等症状。

【合理用药提示】

1. 监测末梢血象、肝肾功能、末梢神经毒性及听力表现等变化，必要时减少剂量或停药，并进行相应的治疗。

2. 避免采用与本品肾毒性或耳毒性叠加的药物。大剂量给药应充分水化。

3. 静滴时需避光。

（三）卡铂

【作用机制】

本品为周期非特异性抗癌药，直接作用于 DNA，主要与细胞 DNA 的链间及链内交联，破坏 DNA 而抑制肿瘤的生长。

【适应证】

主要用于卵巢癌、小细胞肺癌、非小细胞肺癌、头颈部鳞癌、食管癌、精原细胞瘤、膀胱癌、间皮瘤等。

【禁忌证】

1. 有明显骨髓抑制和肝、肾功能不全者。

2. 对顺铂或其他含铂化合物过敏者。

3. 对甘露醇过敏者。

【用法用量】

用 5%葡萄糖注射液溶解本品，浓度为 10mg/mL，再加入 5%葡萄糖注射液 250~500mL 中静脉滴注。一般成人用量按体表面积一次 200~400mg/m²，每 3~4 周给药 I 次；2~4 次为一疗程。也可采用按体表面积一次 50mg/m²，一日 1 次，连用 5 日，间隔 4 周重复。

【不良反应】

1. 常见的反应

（1）骨髓抑制为剂量限制性毒性，白细胞与血小板在用药 21 日后达最低点，通常在用药后 30 日左右恢复；粒细胞的最低点发生于用药后 21~28 日，通常在 35 日左右恢复；白细胞与血小板减少与剂量相关，有蓄积作用。

（2）注射部位疼痛。

2. 较少见的反应

（1）过敏反应（皮疹或瘙痒，偶见喘咳），发生于用药后几分钟之内。

（2）周围神经毒性指或趾麻木或麻刺感。

（3）耳毒性高频率的听觉丧失首先发生，耳鸣偶见。

（4）视力模糊、黏膜炎或口腔炎。

（5）恶心及呕吐、便秘或腹泻、食欲减退、脱发及头晕，偶见变态反应和肝功能异常。

【药物相互作用】

1. 尽量避免与可能损害肾功能的药物如氨基糖苷类抗生素同时使用。

2. 与其他抗癌药联合应用时，应注意适当降低剂量。

3. 本品应避免与铝化合物接触，也不宜与其他药物混合滴注。

【合理用药提示】

1. 应用本品前应检查血象及肝、肾功能，治疗期间至少每周检查 1 次白细胞与血小板。

2. 带状疱疹、感染、肾功能减退者慎用。

3. 静脉注射时应避免漏于血管外。

4. 本品溶解后，应在 8h 内用完。

5. 滴注及存放时应避免直接日晒。

6. 用药期间应随访检查：

（1）听力。

（2）神经功能。

（3）血尿素氮、肌酐清除率与血清肌酐测定。

（4）血细胞比容、血红蛋白测定、白细胞分类与血小板计数。

（5）血清钙、镁、钾、钠含量的测定。

（四）丝裂霉素

【作用机制】

对肿瘤细胞的 G_1 期、特别是晚 G_1 期及早 S 期最敏感，在组织中经酶活化后，它的作用似双功能或三功能烷化剂，可与 DNA 发生交叉联结，抑制 DNA 合成，对 RNA 及蛋白合成也有一定的抑制作用。

【适应证】

适用于胃癌、肺癌、乳腺癌，也适用于肝癌、胰腺癌、结肠癌、直肠癌、食管癌、卵巢癌及癌性腔内积液。

【禁忌证】

1. 水痘或带状疱疹患者禁用。

2. 用药期间禁用活病毒疫苗接种和避免口服脊髓灰质炎疫苗。

3. 孕妇及哺乳期妇女禁用。

【用法用量】

1. 静脉注射。每次 6~8mg，以氯化钠注射液溶解后静脉注射，每周 1 次。也可每次

10~20mg，每 6~8 周重复治疗。

2. 动脉注射。剂量与静脉注射同。

3. 腔内注射。每次 6~8mg。

4. 联合化疗。FAM（氟尿嘧啶、多柔比星、丝裂霉素）主要用于胃肠道肿瘤。

【不良反应】

1. 骨髓抑制是最严重的毒性反应，可致白细胞及血小板减少，白细胞减少常发生于用药后 28~42d，一般在 42~56d 恢复。

2. 恶心、呕吐发生于给药后 1~2h，呕吐在 3~4h 内停止，而恶心可持续 2~3 日。

3. 对局部组织有较强的刺激性，若药液漏出血管外，可引起局部疼痛、坏死和溃疡。

4. 少见的副作用有间质性肺炎、不可逆的肾功能衰竭等。

5. 心脏。本品与多柔比星同时应用可增加心脏毒性。

【药物相互作用】

与多柔比星同时应用可增加心脏毒性，建议多柔比星的总量限制在按体表面积 $450mg/m^2$ 以下。

【合理用药提示】

1. 用药期间应密切随访血常规及血小板、血尿素氮、肌酐。

2. 在应用丝裂霉素后数月仍应随访血常规及肾功能，特别是接受总量大于 60mg 的患者，易发生溶血性贫血。

3. 长期应用抑制卵巢及睾丸功能，造成闭经和精子缺乏。

4. 本品局部刺激严重，若药液漏出血管外，可致局部红肿疼痛，以致坏死、溃疡。

5. 不可做肌肉或皮下注射。

第六节　干扰转录过程阻止 RNA 合成的药物

一、放线菌素类

能嵌入 DNA 双螺旋链中相邻的鸟嘌呤和胞嘧啶（G-C）碱基对之间，与 DNA 结合成复合体，阻碍 RNA 多聚酶的功能，阻止 RNA 特别是 mRNA 的合成，从而妨碍蛋白质合成而抑制肿瘤细胞生长，主要为放线菌素 D。

二、蒽环类

能嵌入 DNA 碱基对之间，阻止转录过程，抑制 RNA 合成，也阻止 DNA 复制。包括柔红霉素、多柔比星，还有心脏毒性较低的表柔比星（表阿霉素）、吡柔比星（吡喃阿霉素）、天然的阿柔比星（阿克拉霉素）等。

代表药物如下：

（一）放线菌素 D

【作用机制】

主要作用于 RNA，高浓度时则同时影响 RNA 与 DNA 合成。作用机制为嵌合于 DNA 双链内与其鸟嘌呤基团结合，抑制 DNA 依赖的 RNA 聚合酶活力，干扰细胞的转录过程，从而抑制 mRNA 合成。

【适应证】

1. 对霍奇金淋巴瘤（HL）及神经母细胞瘤疗效突出，尤其是控制发热。

2. 对无转移的绒癌初治时单用本药，与单用甲氨蝶呤的效果相似。

3. 药物联合应用对睾丸癌、儿童肾母细胞瘤、尤文肉瘤和横纹肌肉瘤亦有效。

【禁忌证】

有出血倾向者慎用或不用本品，有患水痘病史者忌用。本品有致突变、致畸和免疫抑制作用，孕妇禁用。

【用法用量】

静注：一般成人每日 300~400（6~8μg/kg），溶于 0.9% 氯化钠注射液 20~40mL 中，每日 1 次，10d 为一疗程，间歇期 2 周，1 疗程总量 4~6mg。本品也可做腔内注射。

【不良反应】

1. 骨髓抑制为剂量限制性毒性，血小板及粒细胞减少，最低值见于给药后 10~21d，尤以血小板下降为著。

2. 胃肠道反应多见于每次剂量超过 500μg 时，表现为恶心、呕吐、腹泻，少数有口腔溃疡，始于用药数小时后，有时严重，为急性剂量限制性毒性。

3. 脱发始于给药后 7~10d，可逆。

4. 少数出现胃炎、肠炎或皮肤红斑、脱屑、色素沉着、肝肾功能损害等，均可逆。

5. 漏出血管对软组织损害显著。

【药物相互作用】

维生素 K 可降低其效价，故用本品时慎用维生素 K 类药物；有放疗增敏作用，但有可能在放疗部位出现新的炎症，而产生"放疗再现"的皮肤改变，应予注意。

【合理用药提示】

1. 当本品漏出血管外时，应即用 1% 普鲁卡因局部封闭，或用 50~100mg 氢化可的松局部注射及冷湿敷。

2. 骨髓功能低下、有痛风病史、肝功能损害、感染、有尿酸盐性肾结石病史、近期接受过放疗或抗癌药物者慎用本品。

（二）表柔比星

【作用机制】

既可直接嵌入 DNA 与 DNA 的双螺旋结构形成复合物，阻断依赖于 DNA 的 RNA 形成，又有形成超氧基自由基的功能。

【适应证】

主要用于各种急性白血病和恶性淋巴瘤、乳腺癌、支气管肺癌、卵巢癌、肾母细胞瘤、软组织肉瘤、膀胱癌、睾丸癌、前列腺癌、胃癌、肝癌（包括原发性肝细胞癌和转移性癌）以及甲状腺髓样癌等多种实体瘤。

【禁忌证】

1. 本品在动物中有潜在的致畸变、致突变和致癌作用，但在人类则缺乏明确的证据。

2. 妊娠初期的 3 个月内禁用本品，哺乳期妇女也不宜应用。

3. 出现下列情况禁用表柔比星：以往用过足量柔红霉素或多柔比星（总剂量>400~500mg/m^2）或对此二药呈过敏反应者；外周血象白细胞低于3.5×10^9/L或血小板低于5.0×10^9/L；发热或严重感染、恶病质、脱水、电解质或酸碱平衡失调、胃肠道梗阻、心、肺或肝、肾功能失代偿者。

4. 患带状疱疹等病毒性疾病时不能用表柔比星。

5. 年逾65岁或2岁以下幼儿以及原有心肌病变者慎用本品；1~2年前用过足量蒽环类抗生素者禁用。

【用法用量】

表柔比星单独用药时，成人剂量为按体表面积一次60~90mg/m^2，联合化疗时，每次50~60mg/m^{2}静脉注射，根据病人血象可间隔21d重复使用。

【不良反应】

1. 常见者为脱发、骨髓抑制、食欲减退、恶心、呕吐。

2. 心肌毒性较多柔比星为轻。

3. 注射处如有药液外溢，可导致红肿、局部疼痛甚至蜂窝织炎或坏死。

4. 肝、肾功能损害罕见。

【药物相互作用】

1. 表柔比星可与其他抗肿瘤药物合用，但表柔比星用量应减少，联合用药时，不得

临床常见肿瘤疾病病理诊断与治疗

在同一注射器内使用。

2. 表柔比星不可与肝素混合注射，在一定浓度时会发生沉淀反应。

【合理用药提示】

1. 在每个疗程前后都应进行心电图检查。

2. 肝功能不全者应减量，以免蓄积中毒，中度肾功能受损患者无须减少剂量。

3. 关于骨髓抑制引起的白细胞及血小板减少，应定期进行血液学监测。

4. 给药说明：

（1）静脉给药，用灭菌注射用水稀释，使其终浓度不超过 2mg/mL。

（2）建议先注入生理盐水检查输液管通畅性及注射针头确实在静脉之后，再经此通畅的输液管给药。以此减少药物外溢的危险，并确保给药后静脉用盐水冲洗。

（3）建议以中心静脉滴注较好。

（4）不可肌内注射和鞘内注射。

第七节　影响蛋白质合成与功能的药物

一、干扰微管蛋白形成的药物

能与微管蛋白结合，阻止微管蛋白聚合，使纺锤丝形成障碍。主要有秋水仙碱及同类的秋水仙胺（地美可辛）及秋水仙酰胺，长春花生物碱类的长春碱（长春花碱，VLB）、长春新碱（VCR）、长春地辛（长春酰胺，VDS）。

二、阻止微管蛋白解聚的药物

通过促进微管蛋白聚合抑制解聚，保持微管蛋白稳定，抑制细胞有丝分裂。如紫杉醇等。

代表药物如下：

（一）长春新碱

【作用机制】

抗肿瘤作用靶点是微管，主要抑制微管蛋白的聚合而影响纺锤体微管的形成。还可干扰蛋白质代谢及抑制 RNA 多聚酶的活力，并抑制细胞膜类脂质的合成和氨基酸在细胞膜上的转运。

【适应证】

1. 急性白血病，尤其是儿童急性白血病，对急性淋巴细胞白血病疗效显著。

2. 恶性淋巴瘤。

3. 生殖细胞肿瘤。

4. 小细胞肺癌、尤文肉瘤、肾母细胞瘤、神经母细胞瘤。

5. 乳腺癌、慢性淋巴细胞白血病、消化道癌、黑色素瘤及多发性骨髓瘤等。

【禁忌证】

1. 对本药或其他长春花生物碱过敏者。

2. 孕妇。

3. Charcot-Marie-Tooth 综合征而引起的脱髓鞘患者。

【用法用量】

成人剂量 1~2mg（或 1.4mg/m²），最大不大于 2mg，年龄大于 65 岁者，最大每次 1mg。儿童 75μg/kg 或 2.0mg/m²，每周 1 次静脉注射或注入。联合化疗是连用 2 周为 1 周期。

【不良反应】

1. 剂量限制性毒性是神经系统毒性，主要引起外周神经症状，如手指、神经毒性等，与累积量有关。

2. 骨髓抑制和消化道反应较轻。

3. 有局部组织刺激作用，药液不能外漏，否则可引起局部坏死。

4. 可见脱发，偶见血压的改变。

【药物相互作用】

1. 吡咯系列抗真菌剂（伊曲康唑），增加肌肉神经系统的副作用。伊曲康唑可使长春新碱代谢受抑制。

2. 与苯妥英钠合用，降低苯妥英钠吸收，或使代谢亢进。

3. 与含铂的抗恶性肿瘤剂合用，可能增强第Ⅷ对脑神经障碍。

4. 与 L-天冬酰胺酶合用，可能增强神经系统及血液系统的障碍。

【合理用药提示】

1. 仅用于静脉注射，漏于皮下可导致组织坏死、蜂窝织炎。一旦漏出或可疑外漏，应立即停止输液，并予相应处理。

2. 防止药液溅入眼内，一旦发生应立即用大量生理盐水冲洗，以后应用地塞米松眼膏保护。

3. 注入静脉时避免日光直接照射。

4. 肝功能异常时减量使用。

（二）紫杉醇

【作用机制】

通过促进微管蛋白聚合抑制解聚，保持微管蛋白稳定，抑制细胞有丝分裂。

【适应证】

卵巢癌和乳腺癌及非小细胞肺癌（NSCLC）的一线和二线治疗。头颈癌、食管癌、精原细胞瘤、复发的非霍奇金淋巴瘤等。

【禁忌证】

对聚氧乙基代蓖麻油及乙醇过敏者。禁用于中性粒细胞低于 $1-5\times10^9/L$ 者。孕妇禁用。育龄妇女，治疗期不宜怀孕。

【用法用量】

单药剂量为 $135\sim200mg/m^2$，在 G-CSF 支持下，剂量可达 $250mg/m^2$。将紫杉醇用生理盐水或 5% 葡萄糖盐水稀释，静滴 3h。联合用药剂量为 $135\sim175mg/m^2$，$3\sim4$ 周重复。

【不良反应】

1. 过敏反应。

2. 骨髓抑制。为主要剂量限制性毒性，表现为中性粒细胞减少，血小板降低少见，一般发生在用药后 $8\sim10d$。

3. 神经毒性。最常见的表现为轻度麻木和感觉异常。

4. 心血管毒性。可有低血压和无症状的短时间心动过缓。

5. 胃肠道反应。恶心、呕吐、腹泻和黏膜炎发生率分别为 59%、43% 和 39%，一般为轻度和中度。

6. 肝脏毒性。为 ALT、AST 和 AKP 升高。

7. 脱发。发生率为 80%。

8. 局部反应。输注药物的静脉和药物外渗局部的炎症。

【药物相互作用】

1. 在顺铂后给予本品，本品清除率大约降低 30%，骨髓毒性较为严重。同时应用酮康唑影响本品的代谢。

2. 与干扰素合用，对激活巨噬细胞溶解肿瘤有增强作用。

3. 不宜合用铂类药物，以免加重神经毒性。

4. 给药期间同服烟酰胺、维生素 B_6、维生素 B_1 可预防神经毒性。

【合理用药提示】

1. 预防发生过敏反应，在紫杉醇治疗前 12h 和治疗前 6h 口服地塞米松 10mg，治疗前

30～60min 给予苯海拉明肌注 20mg，静脉注射西咪替丁 300mg 或雷尼替丁 50mg。

2. 稀释的药液应储藏在瓶内或塑料袋内，采用聚氯乙烯给药设备滴注。

3. 给药期间应注意有无过敏反应及生命体征的变化。

第八节　影响激素平衡的药物

乳腺癌、前列腺癌、甲状腺癌、宫颈癌、卵巢肿瘤及睾丸肿瘤等均与相应的激素失调有关，因此应用某些激素或其拮抗药，改变失调状态，可以抑制这些肿瘤生长，且无骨髓抑制等不良反应。但激素作用广泛，使用不当也有害。

这类药物包括肾上腺皮质激素、雄激素、雌激素、孕激素、抗雌激素受体药物（如他莫昔芬）、抑制肾上腺皮质中雌激素合成的药物（如氨鲁米特）、抗雄激素类（如氟他胺）、抑制肾上腺皮质激素合成药（如米托坦）等。

代表药物如下：

一、枸橼酸他莫昔芬

【作用机制】

如果乳癌细胞内有雌激素受体（ER），则雌激素进入肿瘤细胞内，与其结合，促使肿瘤细胞的 DNA 和 mRNA 的合成，刺激肿瘤细胞生长。而他莫昔芬 Z 型异构体进入细胞内，与 ER 竞争结合，形成受体复合物，阻止雌激素作用的发挥，从而抑制乳腺癌细胞的增殖。

【适应证】

1. 治疗女性复发转移乳腺癌。

2. 用作乳腺癌手术后转移的辅助治疗，预防复发。

【禁忌证】

有眼底疾病者禁用。对胎儿有影响，妊娠、哺乳期妇女禁用。

【用法用量】

每次 10mg 口服，每天 2 次，也可每次 20mg，每天 1 次。

【不良反应】

治疗初期骨和肿瘤疼痛可一过性加重，继续治疗可逐渐减轻。胃肠道反应：食欲不振，恶心，呕吐，腹泻。生殖系统：月经失调，闭经，阴道出血，外阴瘙痒，子宫内膜增生，内膜息肉和内膜癌。皮肤：颜面潮红，皮疹，脱发。骨髓：偶见白细胞和血小板减少。肝功能：偶见异常。眼睛：长时间（17个月以上）大量（每天 240~320mg）使用可出现视网膜病或角膜浑浊。

【药物相互作用】

雌激素可影响本品治疗效果；抗酸药、西咪替丁、雷尼替丁等在胃内改变 pH 值，使本品提前分解，对胃有刺激作用。

【合理用药提示】

1. 有肝功能异常者应慎用。

2. 如有骨转移，在治疗初期须定期查血钙。

二、依西美坦

【作用机制】

是一种不可逆的雷体类芳香化酶抑制剂，在绝经后妇女，雌激素主要通过外周组织中雄激素经芳香化酶作用转化而产生。通过抑制芳香化酶来剥夺雌激素是治疗绝经后妇女激素依赖型乳腺癌的一种有效和可选择的方法。

【适应证】

用于经他莫昔芬治疗后，其病情仍有进展的自然或人工绝经后妇女的晚期乳腺癌。

【禁忌证】

对药物或任何辅料成分过敏者、绝经前妇女、怀孕或哺乳妇女。

【用法用量】

口服，推荐剂量为每次 25mg，每日 1 次，宜饭后服用。采用依西美坦的治疗应坚持直至肿瘤进展。

【不良反应】

最常见的是面部潮红和恶心。其他常见的不良事件是疲劳、出汗增加和头晕。

【药物相互作用】

体外研究表明，本药物通过细胞色素 P450（CYP）的 3A4 和醛酮还原酶而代谢，其不抑制任何主要的 CYF 同工酶。与经 CYP 3A4 代谢和治疗窗窄的药物合用时应慎重。不可与含雌激素的药物合用，因后者抵消前者的药理作用。

【合理用药提示】

处于绝经前内分泌状态的妇女不可使用。

三、氟他胺

【作用机制】

与雄激素竞争肿瘤部位的雄激素受体，阻滞细胞对雄激素的摄取，抑制雄激素与靶器官的结合。本品与雄激素受体结合后形成受体复合物，进入细胞核内，与核蛋白结合，从而抑制肿瘤细胞生长。

【适应证】

适用于前列腺癌，对初治及复治患者都有效。

【禁忌证】

对本品过敏者禁用。

【用法用量】

每次 250mg，口服，每日 3 次。

【不良反应】

男性乳房女性化，乳房触痛，有时伴有溢乳，如减少剂量或停药则可消失。少数患者可有腹泻、恶心、呕吐、食欲增加、失眠和疲劳。罕见性欲降低、一过性肝功能异常及精子计数减少。

【药物相互作用】

尚不明确。

【合理用药提示】

1. 须长期服用本品时应定期检查肝功能和精子计数，如发生异常应减量或停药，一般可恢复正常。

2. 本品可增加睾酮和雌二醇的血浆浓度。

3. 本品可能发生体液潴留。

第九节　影响骨代谢药

目前临床上常用的影响骨代谢药有抑制骨吸收类药（双膦酸盐、降钙素）及刺激骨吸收类药（氟制剂、同化类固醇）。

对于恶性肿瘤患者骨转移的发生率很高。骨转移后给病人带来巨大痛苦，骨痛、高钙血症、病理性骨折等危及生命。影响骨代谢药中的抑制骨吸收类药（双膦酸盐、降钙素），对于防治以破骨细胞性吸收为主的高转化型骨质疏松有较好的疗效。双膦酸盐类包括氯屈膦酸二钠、帕米膦酸二钠、伊班膦酸钠、阿仑膦酸钠、唑来脱酸等在临床对肿瘤患者骨转移的预防和治疗中运用最多。双膦酸盐类可有效地抑制羟磷灰石的溶解，抑制破骨细胞的活性，阻止骨质吸收。对癌症的溶骨性骨转移有止痛作用，并可治疗癌症所致的高钙血症，特别其对骨痛的显著效果，对改善晚期患者的生活质量具有决定性的意义。但此类药物对肾功能的损害也是需要时刻关注的。所以此类药物不宜静脉注射，仅适用于短期缓慢静滴治疗，且在治疗过程中一定要有足够的水分摄入，并应在治疗期间监测肾功能和血清钙浓度。同时须注意双膦酸盐类药物不可合并使用。

代表药物如下：

一、氯屈膦酸二钠

【作用机制】

本品是骨代谢调节剂，能吸附于骨基质羟磷灰石晶体中，当破骨细胞溶解晶体后，药物被释放，能抑制破骨细胞活性，并通过成骨细胞间接起抑制骨吸收作用。可抑制前列腺素的生成而减轻疼痛，减少病理性骨折的发生。此外本药尚可减少肿瘤对骨的直接浸润。临床研究证明，本品能控制骨溶解，修复溶骨病灶，减少病理性骨折的发生。

【适应证】

1. 恶性肿瘤并发的高钙血症。

2. 溶骨性癌转移引起的骨痛。

3. 可避免或延迟恶性肿瘤溶骨性骨转移。

4. 各种类型骨质疏松。

【禁忌证】

1. 对本品过敏者禁用。

2. 严重肾损害者、骨软化症患者禁用。

3. 儿童不宜使用，孕妇和哺乳期妇女禁用。

4. 不得与其他双膦酸盐同时使用。

【用法用量】

1. 恶性肿瘤患者。口服，恶性肿瘤患者，每日 2.4g，可分 2~3 次服用，对血清钙水平正常的病人，可减为每日 1.6g，若伴有高钙血症，可增至每日 3.2g，必须空腹服用，最好在进餐前 1h。静脉给药，本品也可注射液与胶囊或片剂联用。每日 300~500mg 生理盐水或 5%葡萄糖注射液稀释，缓慢静滴 3h 以上，每日 1 次，连用 3~5d，一般不超过 7d，然后再口服本品胶囊或片剂。

2. 高钙血症。每日 0.3g 静滴，连用 3~5d，血钙正常后改口服。

3. 骨质疏松症，早期或未发生骨痛的各类型骨质疏松症，口服每日 0.4g，连用 3 个月为一个疗程，必要时可重复疗程。严重或已发生骨痛的各类型骨质疏松症，每日 1.6g，分 2 次服用，或遵医嘱。

【不良反应】

1. 开始治疗时，可能会出现腹痛、腹胀和腹泻，少数情况下也会出现眩晕和疲劳，但往往随治疗的继续而消失。

2. 有时可出现血清乳酸脱氢酶等肝酶水平升高、白细胞减少及肾功能异常等不良反应。

3. 长期和大剂量用药，可能引起骨钙丢失而发生病理性骨折。

4. 对阿司匹林过敏的哮喘患者可发生呼吸功能损害，但非常罕见。过敏反应表现为呼吸系统症状。

【药物相互作用】

1. 本品与二价金属阳离子药物合用时，可形成难溶性复合物，降低其生物活性，使药品生物利用度显著下降。

2. 与氨基糖苷类药物合用，有增加低钙血症的危险。

3. 与非甾体类解热镇痛药合用，有增加肾功能不全的危险。

4. 钙剂可影响本品的吸收，应分开应用，使用本品 2h 后再用钙剂，以免影响本品吸收，降低疗效。

5. 与雌莫司汀磷酸钠合用可使后者血浓度升高达 80%。

【合理用药提示】

1. 本品口服应在餐前 1h 空腹服用。勿与牛奶、抗酸剂和二价金属阳离子药物合用。

2. 本品不宜静脉注射。静滴时，每 0.3g 稀释于生理盐水 500mL 中，滴注 3~4h。高钙血症伴脱水的患者，静脉滴注前应纠正水电解质紊乱。针剂稀释后，应 12h 内一次输完。

3. 静滴仅适用于短期治疗，且在治疗过程中一定要有足够的水分摄入，并应在治疗期间监测肾功能和血清钙浓度。

4. 使用时切不可快速静滴，以免损伤肾功能。

第十节 分子靶向药物

分子靶向药物通过阻断肿瘤细胞或相关细胞的信号转导，来控制细胞基因表达的改变，而抑制或杀死肿瘤细胞，靶向药物最大的优点是以肿瘤细胞或与之相关的细胞为靶向点，选择性地抑制或杀死肿瘤细胞，而不损伤人体的正常细胞。按照药物分子大小，分子靶向治疗药物可以分为大分子单克隆抗体和小分子化合物。

大分子单克隆抗体（曲妥珠单抗、贝伐珠单抗、利妥昔单抗等）的作用机制是在癌细胞膜外与生长因子竞争结合受体，阻断信号传递过程，从而阻止癌细胞的生长和扩散。单克隆抗体在癌症治疗方面最突出的优点是选择性"杀灭"，就是只对癌细胞起作用而对正常体细胞几乎没有伤害，从而有效地抑制癌细胞的增长和扩散，并大幅度降低毒副作用。

用于肿瘤治疗的小分子化合物多数是酪氨酸激酶抑制剂（吉非替尼、伊马替尼等）。此类药物在细胞内发生作用，通过抑制酪氨酸激酶磷酸化，阻断信号通道，从而抑制癌细胞的生长和扩散。

由于此类药物在临床实践中取得显著疗效，故近来颇受瞩目。但是分子靶向药物特异性强很讲求个体化，针对特定肿瘤细胞的标志物或影响肿瘤发生和预后的关键分子，通过相应途径发挥抗肿瘤作用。有些分子靶点局限于特定肿瘤，如慢性粒细胞白血病（CML）患者的 Ph 染色体和 B 细胞肿瘤的 CD20。有些分子靶点在多种肿瘤中表达，如表皮生长因子受体（EG-FR）。另有适用所有实体瘤的分子靶点，如血管内皮生长因子（VEGF）。分子靶向治疗要根据肿瘤发生机制和分子标志不同选用相应的药物，由于分子靶点在不同肿瘤中表达各异，故临床须检测分子的表达，以合理选用靶向药物。并且有助于预测疗效。例如，曲妥珠单抗适用于 HER_2 过度表达的转移性乳腺癌。利妥昔单抗适用于 CD20 阳性的弥漫性 B 细胞淋巴瘤。伊马替尼适用于 Ph 染色体阳性的慢性粒细胞白血病和 C-kit 阳性的胃肠道间质细胞瘤等。

代表药物如下：

一、曲妥珠单抗

【作用机制】

曲妥珠单抗（赫赛汀）是一种重组 DNA 衍生的人源化单克隆抗体，选择性地作用于人表皮生长因子受体-2（HER_2）的细胞外部位。曲妥珠单抗可抑制 HER_2 过度表达的肿瘤细胞的增殖，是抗体依赖的细胞介导的细胞毒反应（ADCC）的潜在介质。本药可作用于静止期细胞，从而破坏癌细胞的微转移。与化疗相反，本品不仅不破坏正常细胞，还能促进肿瘤细胞的凋亡，抑制肿瘤细胞的增殖，使已经耐药的肿瘤细胞重新对化疗敏感、增强标准化疗药物和激素治疗药物的疗效。

【适应证】

1. 适用于治疗 HER_2 过度表达的转移性乳腺癌。

2. 作为单一药物治疗已接受过 1 个或多个化疗方案的转移性乳腺癌。

3. 与紫杉类药物合用，用于未接受过化疗的转移性乳腺癌患者。

【禁忌证】

1. 对曲妥珠单抗或其他成分过敏的患者禁止使用。

2. 对苯甲醇过敏者禁用。

3. 不用于孕期、哺乳期妇女，除非对孕妇的潜在好处远大于对胎儿的落在危险。

4. 18 岁患者使用本药的安全性和疗效尚未确立。

【用法用量】

1. 本品只可静脉滴注，不能静脉注射。

2. 1 周方案：初次负荷剂量为 4mg/kg。90min 内静脉滴注。维持剂量 1 次 2mg/kg，1 周 1 次。如初次负荷量可耐受，则此剂量可于 30min 内输完。3 周方案：初次负荷剂量为 8mg/kg，180min 内静脉滴注。维持剂量 1 次 6mg/kg，120min 内静脉滴注。每 3 周 1 次。曲妥珠单抗可一直用到疾病进展。

【不良反应】

1. 心血管系统。血管扩张、低血压、中至重度心功能不全。

2. 血液系统。白细胞减少、血小板减少和贫血的发生率<1%，且均为中度。

3. 神经系统。焦虑、抑郁、眩晕、失眠、感觉异常、嗜睡。

4. 代谢系统周围性水肿。

5. 呼吸系统。哮喘、咳嗽增多、呼吸困难、鼻出血、肺部疾病、胸腔积液、咽炎、鼻炎，鼻窦炎。

6. 消化系统。厌食、便秘、腹泻、消化不良、胃肠胀气，呕吐和恶心。

7. 肌肉骨骼。关节痛、肌肉疼痛。

8. 皮肤。瘙痒、皮疹。

9. 输液相关症状。第一次输注本药时，约 40% 患者会出现通常包括寒战和（或）发热等的症候群。这些症状一般为轻或中度，很少须停用，可用解热镇痛药如对乙酰氨基酚或抗组织胺药如苯海拉明治疗。

10. 腹泻。单独使用本药治疗的患者中 27% 发生腹泻。

【药物相互作用）

1. 本品不能用 5% 的葡萄糖溶液稀释，因其可使蛋白凝固。

2. 与华法林同时使用有增加出血的危险。

3. 与蒽环类药（多柔比星或表柔比星）和环磷酰胺合用可致中重度的心功能减退。

4. 利尿药、强心苷类药和（或）血管紧张素转换酶抑制剂类药可以治疗本药的心肌毒性反应。

5. 在灭菌注射水中，苯乙醇作为防腐剂，它对新生儿和 3 岁以下的儿童有毒性。当本药用于已知对苯乙醇过敏的病人时，应用注射用水重新配制。

6. 治疗前预先使用苯海拉明、对乙酰氨基酚可防止输液反应。

【合理用药提示】

1. 本药用配套提供的注射用灭菌水溶解后在 2~8℃冰箱中可稳定保存 28d。配好的溶液中含防腐剂，因此可多次使用。28d 后剩余的溶液应弃去。

2. 如果注射用水中不含防腐剂，则配好的曲妥珠单抗溶液应该马上使用。

3. 不要把配好的溶液冷冻起来。

4. 含 0.9%NaC1 的配好的曲妥珠单抗输注液，可在聚氯乙烯或聚乙烯袋中 2~8℃条件下稳定保存 24h，避免剧烈摇晃。

5. 曲妥珠单抗不可与其他药混合或稀释。

二、吉非替尼

【作用机制】

吉非替尼是一种选择性表皮生长因子受体（EGFR）酪氨酸激酶抑制剂，该酶通常表达于上皮来源的实体瘤。对于 EGFR 酪氨酸激酶活性的抑制可妨碍肿瘤的生长、转移和血管生成，并增加肿瘤细胞的凋亡。

【适应证】

吉非替尼适用于治疗既往接受过化学治疗或不适于化疗的局部晚期或转移性非小细胞肺癌（NSCLC）。既往化学治疗主要是指铂剂和多西他赛治疗。

【禁忌证】

已知对该活性物质或该产品任一赋形剂有严重过敏反应者禁用。

【用法用量】

本品的成人推荐剂量为 250mg（1 片），一日 1 次，口服，空腹或与食物同服。如果有吞咽困难，可将片剂分散于半杯饮用水中（非碳酸饮料），不得使用其他液体。将片剂丢入水中，无须压碎，搅拌至完全分散（约需 10min），即刻服下药液。以半杯水冲洗杯子，服下。也可通过鼻—胃管给予该药液。无须因下述情况不同调整给药剂量：年龄、体重、性别、种族，肾功能，因肝转移而引起的中至重度肝功能损害。剂量调整：当患者出现不能耐受的腹泻或皮肤不良反应时，可通过短期暂停治疗（最多 14 天）解决，随后恢复每天 250mg 的剂量。

【不良反应】

1. 最常见（发生率 20%以上）的药物不良反应为腹泻、皮疹、瘙痒、皮肤干燥和痤疮，一般见于服药后的第 1 个月内，通常是可逆性的。

2. 消化系统。多见腹泻，主要为轻度，少有中度，个别报道严重伴脱水的腹泻。常见恶心，主要为轻度；呕吐，主要为轻度或中度；厌食，轻度或中度；黏膜炎，多为轻度；继发于腹泻，恶心，呕吐或厌食的脱水，口腔溃疡。少见胰腺炎。

3. 皮肤及附件。多见皮肤反应，主要为轻度或中度；脓疱性皮疹，在红斑的基础上有时伴皮肤干燥发痒。常见指甲异常。极罕见中毒性表皮坏死松解症和多形红斑的报道，过敏反应包括血管性水肿和荨麻疹。

4. 代谢和营养。常见肝功能异常，主要包括无症状性的轻度或中度转氨酶升高。全身：常见乏力，多为轻度；脱发、体重下降、外周性水肿。

5. 眼科。常见结膜炎和眼睑炎，主要为轻度；弱视，少见可逆性角膜糜烂，有时伴睫毛生长异常。极罕见角膜脱落、眼部缺血或出血。

6. 血液和淋巴系统。常见出血，如鼻出血和血尿。少见在服用华法林的一些患者中出现国际标准化比值（INR）升高和（或）出血事件，出血性膀胱炎。

7. 呼吸系统。常见呼吸困难。少见间质性肺病。

【药物相互作用】

1. 吉非替尼与伊曲康唑合用，吉非替尼的平均药时曲线下面积（AUC）升高 80%。由于药物不良反应与剂量及暴露量相关，该升高可能有临床意义。

2. 在与能持续升高胃 pH 值≥5 的药物合用，可使吉非替尼的平均 AUC 降低 47%，这可能降低吉非替尼疗效。

3. 与利福平合用吉非替尼的平均 AuC 比单服时降低 83%。

4. 与 CYP 3A4 诱导剂（如苯妥因、卡马西平、巴比妥类）合用可降低疗效。

5. 与美托洛尔合用可使美托洛尔血药浓度升高。

6. 与华法林合用，可产生 INR 增高和（或）出血事件。

【合理用药提示】

1. 处方医生应密切监测间质性肺病发生的迹象，如果患者呼吸道症状加重，应中断本品治疗，立即进行检查。当证实有间质性肺病时，应停止使用本品，并对患者进行相应的治疗。

2. 已观察到无症状性肝转氨酶升高。因此，建议定期检查肝功能。肝转氨酶轻、中度升高的患者应慎用本品。如果肝转氨酶升高加重，应考虑停药。

3. 服用华法林的患者应定期监测凝血酶原时间或 INR 的改变。

4. 应告诫患者当以下情况加重时即刻就医：任何眼部症状；严重或持续的腹泻、恶心、呕吐或厌食。这些症状应按临床需要进行处理。

5. 下述情况无须调整给药剂量：年龄、体重、性别、种族、肾功能、因肝转移而引起的中至重度肝功能损害。

6. 当患者出现不能耐受的腹泻或皮肤不良反应时，可通过短期暂停治疗（最多 14d）解决，随后恢复 250mg/d 的剂量。

第十一节　免疫调节药物

免疫调节药物可分为免疫增强剂和免疫抑制剂。大多是生物制品，少数是一些人工合成的化学药物，它们有的可以激活补体，有的可以促进巨噬细胞的活性，有的可以非特异性地增强 T、B 淋巴细胞反应，有的可诱导干扰素产生。因大多数免疫增强药可能使过高的或过低的免疫功能调节到正常水平，临床主要用其免疫增强作用，治疗免疫缺陷疾病、慢性感染和作为肿瘤的辅助治疗。

代表药物如下：

一、重组人干扰素 α-1b

【作用机制】

干扰素 α-1b 能抑制病毒在细胞内复制，抑制肿瘤细胞生长，并有调节机体免疫的作用，如增加巨噬细胞的吞噬作用和增强淋巴细胞对靶细胞的特异性细胞毒活性等。

【适应证】

本品可用于治疗慢性粒细胞白血病、毛细胞白血病以及肝细胞癌、肺癌、直肠癌、膀胱癌、多发性骨髓瘤、黑色素瘤、淋巴瘤等。

【禁忌证】

1. 以下情况禁用：

（1）对本品过敏者，在使用过程中如发生过敏应立即停药，并给予相应治疗。

（2）有心绞痛、心肌梗死病史及其他严重心血管病史者。

（3）有其他严重疾病不能耐受本品的副作用者。

（4）有癫痫和其他中枢神经系统功能紊乱者。

2. 有明显过敏体质，特别是对抗生素过敏者，慎用本品。孕妇及哺乳期妇女中使用经验不多，应慎用。

【用法用量】

本品用灭菌注射用水溶解，肌内或皮下注射。

1. 慢性粒细胞白血病。每次 30~50μg，每日 1 次，皮下或肌内注射，连续用药 6 个月以上。可根据病情适当调整，缓解后可改为隔日注射。

2. 毛细胞白血病。每次 30~60μg，每日 1 次，皮下或肌内注射，连续用药 6 个月以上。可根据病情适当调整，缓解后可改为隔日注射。

3. 其他肿瘤。每次 30~60μg，每日 1 次或隔日 1 次，连续用药 6 个月以上。视病情可延长疗程。如患者未出现病情迅速恶化或严重不良反应，应当在适当剂量下继续用药。

【不良反应】

1. 本品不良反应温和，最常见的是发热、疲劳等反应，常出现在用药初期，多为一次性和可逆性反应，随治疗时间延长逐渐减轻。

2. 其他不良反应有头痛、肌痛、关节痛、食欲不振、恶心等。

3. 少数患者可能出现粒细胞减少、血小板减少等血象异常，停药后可恢复。

4. 使用滴眼剂后，偶见一过性轻度结膜充血、少量分泌物、黏涩感，眼部刺痛、痒感等症状。

5. 如出现患者不能耐受的严重不良反应时，应减少剂量或停药，并给予必要的对症治疗。

【药物相互作用】

使用本品时应慎用安眠药、镇静药。本药滴眼液联合阿昔洛韦（无环鸟苷）或碘苷滴眼液、安西他滨（环胞苷）等有协同作用，为单纯疱疹病毒性眼病的最佳治疗方案。

【合理用药提示】

1. 本品在使用前应先做皮肤试验（1∶100 稀释，皮内注射），阴性者方可使用。在使用过程中如发生严重过敏反应时应立即停止用药，并给予相应治疗。

2. 本品可在老年患者中应用，但患有禁忌证的例外。对年老体弱耐受不了可能发生不良反应者应十分谨慎，应在医师严密观察下应用。当使用较大剂量尤其应谨慎，必要时可先用小剂量，逐渐加大剂量可以减少不良反应。

3. 本品治疗儿童病毒性疾病是可行的，未发现任何毒副作用，但目前经验尚不多，使用时应在儿科医师严密观察下，适当控制剂量，积累更多的经验。

4. 患者在用药过程中，如出现不能忍受的不良反应时应减少剂量，必要时停药。一般情况下经对症处理后仍可坚持治疗。

5. 本品宜晚上给药。使用前应仔细检查瓶子，如瓶体或瓶塞有裂缝、破损不可使用。在加入灭菌注射用水后稍加振摇，样品应溶解良好，如有不能溶解的块状或絮状物，不可使用。溶解后应一次用完，不得分次使用。本品不得静脉注射。

临床常见肿瘤疾病病理诊断与治疗

二、重组人白介素-2

【作用机制】

白细胞介素-2 是一种内源性糖蛋白，通常由 T 细胞分泌，是抗原诱导的 T 淋巴细胞增殖或记忆时的第二信使。重组人白细胞介素-2 与内源性白细胞介素-2 生物作用相同，通过作用于白细胞介素-2 受体发挥免疫增强作用。主要作用有：

1. 促进 T 淋巴细胞的增殖和分化。

2. 维护白细胞介素-2 依赖的细胞系的长期增殖，加强激活的淋巴细胞的有丝分裂。

3. 诱导及增强依赖白细胞介素-2 而具有对肿瘤细胞毒活力的杀伤细胞（LAK 细胞）。

4. 增强天然杀伤细胞（NK 细胞）的功能。

5. 诱导及增强杀伤性 T 细胞、单核细胞、巨噬细胞的活力。

6. 增强 B 淋巴细胞的增殖和抗体分泌。

7. 诱导干扰素-γ 等多种细胞因子的分泌。

8. 促进成纤维细胞、内皮细胞的生长，促进胶原蛋白的合成，促进结缔组织的形成。

【适应证】

用于肾细胞癌、黑色素瘤、乳腺癌、膀胱癌、肝癌、直肠癌、淋巴瘤、肺癌等恶性肿瘤的治疗，用于癌性胸、腹水的控制，也可以用于淋巴因子激活的杀伤细胞的培养。用于手术、放疗及化疗后的肿瘤患者，可增强机体免疫功能。

【禁忌证】

1. 禁用于以下情况：对本品及辅料成分有过敏史的患者；高热患者、严重心脏病患者、低血压者，严重心肾功能不全者，肺功能异常或进行过器官移植者。

2. 重组人白细胞介素-2 既往用药史中出现过与之相关的毒性反应者禁用，还有下列情况禁用：持续性室性心动过速；未控制的心律失常；胸痛并伴有心电图改变、心绞痛或心肌梗死；心脏压塞；肾衰竭须透析>72h；昏迷或中毒性精神病>48h；顽固性或难治性癫痫；肠局部缺血或穿孔；消化道出血须外科手术。

3. 孕妇慎用。

【用法用量】

注射用灭菌注射用水溶解，具体用法、剂量和疗程因病而异，一般采用下述几种方法（或遵医嘱）：

1. 全身给药：①皮下注射：重组人白介素-2（125Ala）60 万～100 万 IU/m^2 加 2mL 无菌生理盐水溶解，皮下注射 3 次/周，6 周为一疗程。②静脉注射：40 万～80 万 IU/m^2 加生理盐水 500mL，滴注时间不少于 4h，每周 3 次，6 周为一疗程。③介入动脉灌注：60

万~100 万 IU/次，2~4 周一次，2~4 次为一疗程。

2. 区域与局部给药：①胸腔注入：用于癌性胸腔积液，重组人白介素-2（125Ala）每次 100 万~200 万 IU/m²，尽量抽去腔内积液后注入，1~2 次/周，2~4 周（或积液消失）为一疗程。②肿瘤病灶局部给药：根据瘤体大小决定用药剂量，每次用量不少于 10 万 IU，隔日 1 次，4~6 次为一疗程。

【不良反应】

1. 最常见的不良反应是发热、寒战，与用药剂量有关，一般是一过性发热（38℃左右），亦可见寒战高热，停药后 3~4h 体温多可自行恢复到正常。

2. 呼吸系统。可致间质性肺水肿、呼吸性碱中毒，偶可引起胸腔积液。

3. 消化系统。大部分患者用药后出现恶心、呕吐、腹泻，部分患者出现黄疸、氨基转移酶升高等，停药后可恢复。尚可见结肠局部坏死或穿孔。

4. 神经系统。用药后可发生行为变化、认知障碍。

5. 心血管系统。用药后可出现低血压、心律失常等；并可出现微血管渗漏，致血清外漏，表现为低血压、末梢水肿、暂时性肾功能不全等，应立即停药，对症处理。

6. 血液系统。静脉注射后可出现中性粒细胞计数升高，淋巴及单核细胞计数下降，部分患者有红细胞下降，33% 的患者可见凝血功能障碍。

7. 泌尿系统。用药后可发生少尿、水钠潴留、氮质血症。对 60 岁以上患者及肾切除患者，易出现急性肾衰竭。

8. 其他。使用本药后可有血钙、血磷下降。肌肉酸痛常见。少数患者有皮疹。大剂量使用本药及免疫淋巴细胞（LAK 细胞）治疗的患者还可能出现维生素 C 缺乏，并常有发热、寒战等反应。

9. 皮下注射者局部可出现红肿、硬结、疼痛，停药后可自行恢复。

【药物相互作用】

1. β 受体阻断剂及其他抗高血压药与本药合用时可能引起低血压。

2. 在加有本药的 5% 葡萄糖溶液中再加入 2% 的人血白蛋白，能保持本药的活性，并降低毒性。

3. 与吲哚美辛合用可能导致严重的体重增加、少尿和氮质血症。

4. 与皮质类激素合用可缓解本药引起的发热、呼吸困难、皮肤瘙痒、精神错乱等症状。

5. 对乙酰氨基酚可缓解本药引起的全身症状，但可能加重患者的肾功能障碍。

6. 有报道布洛芬能降低本药的毒性，缓解本药所致发热、寒战、肌痛、恶心和呕吐。

【合理用药提示】

1. 使用本品从小剂量开始，逐渐增大剂量。应严格掌握安全剂量。使用本品低剂量、长疗程可降低毒性，并且可维持抗肿瘤活性。

2. 药物过量可引起毛细血管渗漏综合征，表现为低血压、末梢水肿、暂时性肾功能不全等，应立即停用，对症处理。

三、胸腺素

【作用机制】

胸腺素（胸腺肽 α-1）治疗慢性乙型肝炎和增强免疫系统反应性的作用机制尚未完全阐明。多项体外试验显示，本品通过刺激外周血液淋巴细胞丝裂原来促进 T 淋巴细胞的成熟，增加抗原或丝裂原激活后 T 细胞分泌的干扰素-α、干扰素-γ 以及白介素-2、白介素-3 等淋巴因子水平，同时增加 T 细胞表面淋巴因子受体水平。本品还可通过对 CD4 细胞的激活，增强异体和自体的人类混合淋巴细胞反应。本品可能增加前 NK 细胞的聚集，而干扰素可使其细胞毒性增强。体内试验显示，本品可以提高经刀豆蛋白 A 激活后小鼠淋巴细胞白介素-2 受体的表达水平，同时提高白介素-2 的分泌水平。

【适应证】

1. 慢性乙型肝炎。

2. 作为免疫损害患者的疫苗免疫应答增强剂。免疫系统功能受到抑制者，包括接受慢性血液透析和老年病患者，本品可增强患者对病毒性疫苗，如流感疫苗或乙肝疫苗的免疫应答。

【禁忌证】

1. 对本品成分过敏者禁用；正在接受免疫抑制治疗的患者如器官移植者禁用。

2. 孕妇及哺乳期妇女用药应慎重。

【用法用量】

用前每瓶胸腺素（1.6mg）以 1mL 注射用水溶解后立即皮下注射（不应做肌注或静注）。治疗慢性乙型肝炎的推荐剂量：每次 1.6mg，每周 2 次，2 次相隔 3~4 天。连续给药 6 个月（共 52 针），期间不应间断。作为免疫损害患者的疫苗免疫应答增强剂：每次 1.6mg，每周 2 次，2 次相隔 3~4 天，连续 4 周（共 8 针），第 1 针应在给疫苗后立即皮下注射。

【不良反应】

1. 胸腺素耐受性良好。部分患者可有注射部位不适。

2. 慢性乙型肝炎患者接受本品治疗时，可能出现 ALT 水平暂时波动至基础值两倍以上，此时通常应继续使用，除非有肝衰竭的症状和预兆出现。

【药物相互作用】

1. 胸腺素与干扰素-α联用可提高免疫应答。应参考干扰素-α处方资料内的剂量和注意事项。一般胸腺素上午给药而干扰素-α在晚上给药。

2. 与抗生素合用可增强抗菌作用。

【合理用药提示】

当用来治疗慢性乙型肝炎时，肝功能试验，包括血清 ALT、白蛋白和胆红素应在治疗期间做定期评估，治疗完毕后应检测乙型肝炎病毒 e 抗原（HBeAg），表面抗原（HBsAg）、HBV-DNA 和 ALT，亦应在治疗完毕后第 2、4 和 6 个月检测，因为患者可能在治疗完毕后随访期内出现应答。

四、香菇多糖

【作用机制】

香菇多糖是从食用香菇中分离而得的一种葡聚多糖，是具有免疫调节作用的抗肿瘤辅助药物，能促进 T、B 淋巴细胞增殖，提高 NK 细胞活性。动物试验显示，本品对动物肿瘤（如 S-180 肉瘤及 EC 实体瘤）有一定抑制作用。

【适应证】

免疫调节剂，用于恶性肿瘤的辅助治疗。

【禁忌证】

对本品过敏患者禁用。

【用法用量】

每周 2 次，每次一瓶 2mL（含 1mg），加入 250mL 生理盐水或 5% 葡萄糖注射液中滴注，或用 5% 葡萄糖注射液 20mL 稀释后静注。

【不良反应】

1. 休克。较为罕见，因此在病人用药后应密切观察。出现口内异常感、畏寒、心律失常、血压下降、呼吸困难等症状时应立即停药并适当处理。

2. 皮肤如偶见皮疹、发红，应停药。

3. 呼吸系统。偶见胸部压迫感、咽喉狭窄感，应密切观察。发生时应减慢给药速度，如改静脉注射为滴注或减慢滴注速度。

4. 消化系统。偶见恶心、呕吐、食欲不振。

5. 神经系统偶见头痛、头重、头晕。

6. 血液系统。偶见红、白细胞及血红蛋白减少。

7. 其他。偶见发热、出汗、面部潮红等症状。

【药物相互作用】

本品应避免与维生素 A 制剂混用。

【合理用药提示】

用药过量可能会引起血黏度升高。

五、免疫核糖核酸

【作用机制】

本品由人的白细胞或动物的致敏淋巴细胞中得到，无种属特异性，可在不同种属的动物之间交叉转移细胞免疫，产生特异性免疫反应。具有提高机体细胞免疫功能和抑瘤作用。动物实验表明核糖核酸可明显抑制带瘤小鼠肿瘤的生长，使实体瘤缩小或消失，其抑瘤率为 68.8%。病理组织学证实，本品能引起瘤细胞空泡样变性和液化性坏死，在其周围有大量增生纤维芽细胞、巨噬细胞和淋巴细胞，甚至以结缔组织代替瘤组织。

【适应证】

免疫调节药。适用于胰腺癌、肝癌、胃癌、肺癌、乳腺癌、软组织肉瘤及其他癌症的辅助治疗，对乙型肝炎的辅助治疗有较好的效果。本品亦可用于其他免疫功能低下引起的各种疾病。

【禁忌证】

对本品过敏者禁用。

【用法用量】

静脉注射或肌内注射。以 5% 葡萄糖液或 0.9% 氯化钠注射液溶解后静脉注射，100～300mg（1～3 支），1 日 1 次；以 2mL 无菌生理盐水或无菌注射用水溶解后肌内注射，50～100mg，每日 1 次。

【不良反应】

1. 本品能引起头晕、恶心、胸闷、心悸以及荨麻疹、体温升高等全身反应。

2. 注射部位可能产生局部红肿疼痛，其范围直径约 1～10cm，反应约持续 1～3d。

【合理用药提示】

1. 给药后 10min 内如出现荨麻疹、体温升高者应停止使用。

2. 过敏性体质患者慎用。

第十二节　抗肿瘤辅助治疗药物

随着化疗在肿瘤中地位的提高及越来越多新化疗药物的使用，人们对化疗不良反应的认识也更加深刻。化疗的不良反应可以长期或暂时影响患者的生活质量，限制治疗的剂量及疗程，严重者有时还会危及生命。近年来，化疗辅助药物不断研制成功，如止吐药、解毒剂、升白细胞药及促红细胞药等，对化疗疗效的提高及不良反应的减少做出了巨大的贡献。

代表药物如下：

一、昂丹司琼

【作用机制】

本品为强效、高选择性 5-HT$_3$ 受体拮抗剂，有强效镇吐作用。化疗和放疗等因素可使 5-HT$_3$ 从消化道的嗜铬细胞中游离出来，与存在于消化道黏膜的迷走神经传入末梢中的 5-HT$_3$ 受体结合，进而刺激呕吐中枢，诱发呕吐。迷走神经传入支的激动也可引起位于第四脑室底部极后区的 5-HT$_3$ 释放，也可通过中枢机制触发呕吐。本药对化疗、放疗引起的恶心、呕吐系通过拮抗周围和中枢 5-HT$_3$ 受体而发挥止吐作用，但对手术后恶心、呕吐的作用机制未明。

【适应证】

止吐药。

1. 由细胞毒性药物化疗和放射治疗引起的恶心、呕吐。

2. 预防和治疗手术后的恶心、呕吐。

【禁忌证】

1. 以下情况禁用：对本药过敏者禁用，本品与其他选择性 5-HT，受体拮抗剂可能交叉过敏；胃肠道梗阻患者禁用；心功能不全者不宜使用。

2. 怀孕期间（尤其前 3 个月）除非用药的益处大大超过可能引起的危险，否则不宜使用本品。哺乳妇女服用本品时应停止哺乳。

【用法用量】

1. 口服。对于化疗引起的呕吐，一次 8mg，每 8~12h 一次，连用 5d。对于放疗引起的呕吐，一次 8mg，每 8h 一次，首次须在放疗前 1~2h 给药，疗程视放疗的程度而定。预防手术后呕吐，一次 8mg，于麻醉前 1h 及麻醉后 8h 各服用 1 次。

2. 静脉注射。

（1）对于高度催吐的化疗药物引起的呕吐：化疗前 15min、化疗后 4h、8h 各静脉注射 8mg，停止化疗后改为口服。

（2）对催吐程度不太强的化疗药引起的呕吐：化疗前 15min 静脉注射 8mg，以后改口服。

（3）对于预防手术后的恶心呕吐：在麻醉时同时静脉推注 4mg。儿童：化疗前静脉注射 5mg/m^2 剂量，12h 后改口服。

【不良反应】

1. 可见头痛、腹部不适、便秘、口干、皮疹。

2. 偶见支气管哮喘或过敏反应，短暂性无症状血清氨基转移酶增加。

3. 偶见运动失调、癫痫发作。罕见胸痛、心律不齐、低血压及心动过缓等。

【药物相互作用】

1. 与地塞米松合用可加强本药止吐效果。

2. 与甲氧氯普胺合用可增强止吐效果。

3. 与降压药合用可增强降血压作用。

【合理用药提示】

1.65 岁以上患者用药疗效和对药物的耐受性与普通成年患者一样，无须调整剂量、用药次数和用药途径。

2. 肾功能损害者无须调整剂量、用药方法。肝功能中度或重度损害者本品清除能力下降，半衰期延长，每日用药量不应超过 8mg。对司巴丁代谢差的患者，对本品半衰期无影响，无须调整剂量和用药次数。

3. 腹部手术后不宜使用本品，以免掩盖回肠或胃扩张症状。

4. 用药过量出现视觉障碍、严重便秘、低血压、迷走神经节短暂二级房室传导阻滞，此时应采取对症疗法和支持疗法，不推荐用吐根疗法。

二、亚叶酸钙

【作用机制】

本品是叶酸还原型的甲酰化衍生物，系叶酸在体内的活化形式。叶酸在小肠细胞内经二氢叶酸还原酶还原并甲基化，转变为甲基四氢叶酸，然后作为辅酶参与体内嘌呤和嘧啶核苷酸的合成及某些氨基酸的转化。甲氨蝶呤可与二氢叶酸还原酶结合，阻断二氢叶酸转变为四氢叶酸，从而抑制胸腺嘧啶核苷酸、DNA、RNA 以至蛋白质的合成。本品进入体内后，通过四氢叶酸还原酶转变为四氢叶酸，可限制甲氨蝶呤对正常细胞的损害程度，并能逆转甲氨蝶吟对骨髓和胃肠黏膜的反应，但对已出现的甲氨蝶呤所致神经毒性则无明显作用。

【适应证】

1. 主要用作叶酸拮抗剂（如甲氨蝶呤、乙胺嘧啶或甲氧嘧啶等）的解毒剂。临床用于预防甲氨蝶呤过量或大剂量治疗后所引起的严重毒性作用。

2. 用作结肠、直肠癌的辅助治疗，与氟尿嘧啶联合应用，可延长存活期。应严格遵守规定的剂量和给药时间，均不得随意改变。肌内注射作为甲氨蝶呤的"解救"疗法，剂量最好根据血药浓度测定。一般采用剂量按体表面积为 $9 \sim 15 mg/m^2$，每 $6 \sim 8h$ 一次，持续 2 日，直至甲氨蝶呤血清浓度在 $5 \times 10^{-8} mol/L$ 以下。作为乙胺嘧啶或甲氧苄啶等的解毒剂，每次剂量肌注 $9 \sim 15 mg$，视中毒情况而定。用于贫血，每日肌注 1mg。

3. 与氟尿嘧啶用于结、直肠癌辅助治疗。静脉注射 $200 mg/m^2$，注射时间不少于 3min，然后氟尿嘧啶 $300 \sim 400 mg/m^2$ 静脉注射，每日 1 次，连续 5 日为 1 疗程，根据毒性反应，每隔 $4 \sim 5$ 周可重复一次。

【禁忌证】

1. 恶性贫血及维生素 B_{12} 缺乏引起的巨幼细胞贫血禁用本品。

2. 禁止鞘内注射本品。

【用法用量】

1. 叶酸拮抗剂治疗后亚叶酸钙"解救"疗法。根据甲氨蝶呤的血药浓度决定亚叶酸钙的剂量。一般静脉注射甲氨蝶呤 24h 后，采用本品剂量按体表面积 $9 \sim 15 mg/m^2$，每 $6 \sim 8h$ 一次，持续 2d，直至血中甲氨蝶呤浓度在 $5 \times 10^{-8} mol/L$ 以下。作为乙胺嘧啶或甲氧苄啶等的解毒剂，每次肌注 $9 \sim 15 mg$，视中毒情况而定。

2. 甲氨蝶呤的过量补救。当不慎超剂量使用甲氨蝶呤时，应尽可能及时使用亚叶酸钙进行急救；排泄延迟时，也应在甲氨蝶呤使用 24h 内应用亚叶酸钙。一般每 6h 肌注或静脉注射亚叶酸钙 10mg，直到血中甲氨蝶呤水平低于 $10^{-8} mol/L$（$0.01 \mu mol/L$）。出现消化系统反应（如恶心、呕吐）时，亚叶酸钙可胃肠外给药，但不可鞘内注射。治疗前后每 24h 监测血清肌酐和甲氨蝶呤水平。用药后 24h 血肌酐超过治疗前 50% 或甲氨蝶呤量大于治疗前 $5 \times 10^{-6} mol/L$。或用药后 48h 甲氨蝶呤量大于治疗前 $9 \times 10^{-7} mol/L$，亚叶酸钙的用量增加到 $100 mg/m^2$，每 3h 一次静注，直到甲氨蝶呤水平低于 $10^{-8} mol/L$。

3. 叶酸缺乏引起的巨幼细胞性贫血一般每天肌注 1mg，尚无证据证明剂量增加疗效会增加。

4. 与氟尿嘧啶联用，用于晚期结、直肠癌，推荐以下两种联合用药方案：

（1）缓慢静脉注射 $200 mg/m^2$ 本品（不少于 3min）后，接着用 $370 mg/m^2$ 氟尿嘧啶静注。

（2）静脉注射 20mg/m² 本品后，接着用 425mg/m² 氟尿嘧啶静注。每日 1 次，连续 5 日为 1 疗程，间隔 4 周，用 2 疗程。根据毒性反应的恢复情况，每隔 4~5 周可重复一次，并根据患者的耐受性调整氟尿嘧啶的剂量，以延长存活期。

【不良反应】

很少见，偶见皮疹、荨麻疹或哮喘等其他过敏反应。

【药物相互作用】

1. 与氟尿嘧啶合用可增加疗效。

2. 本品大剂量可影响巴比妥类、扑米酮、苯妥英钠的抗癫痫作用，增加癫痫发作率。

3. 与甲氨蝶呤、乙胺嘧啶、甲氧苄啶同时使用可降低疗效，应在给药 24h 后给亚叶酸钙。

4. 与氟尿嘧啶、地塞米松有配伍禁忌，不能混用。

5. 本药为含钙制剂和头孢曲松合用可引起致死性不良反应。避免头孢曲松与亚叶酸钙的静脉制剂同时使用。

6. 叶酸和维生素 B_{12} 同时缺乏时，两者合用有协同作用。

7. 本药为含钙制剂，与含碳酸氢钠的药物合用可能会有沉淀出现。合用时避免混滴。

【合理用药提示】

1. 孕妇和哺乳期妇女、正在服用抗癫痫药物的儿童慎用；老年人由于易发生严重的胃肠道毒性作用慎重使用亚叶酸钙与氟尿嘧啶合用方案。

2. 无论何种途径给药都要根据血药浓度测定结果控制甲氨蝶呤血药浓度在 5×10^{-8} mol/L 以下。

3. 当患者有下列情况者，应谨慎使用甲氨蝶呤—亚叶酸钙解救疗法。酸性尿（pH<7）、腹水、失水、胃肠道梗阻、胸腔渗液或肾功能障碍，有上述情况时，甲氨蝶呤毒性较显著，且不易从体内排泄。病情急需者，本品剂量要加大。

4. 本品不宜与甲氨蝶呤同时用，以免影响后者抗叶酸作用，一次大剂量使用甲氨蝶呤后 24~48h 再使用本品，剂量应要求血药浓度等于或大于甲氨蝶呤浓度。

5. 本品可与乙胺嘧啶或甲氧苄啶联合应用以预防后者引起的继发性巨幼细胞性贫血。

6. 本药为含钙制剂，静滴速度不宜大于 160mg/min。口服的饱和剂量为每日 25mg，大于此剂量须改用肌内注射。

7. 注射液可用生理盐水或葡萄糖注射液稀释配成输注液，配制后的输注液 pH 值不得少于 6.5。输注液须新鲜配制。

8. 接受大剂量甲氨蝶呤–亚叶酸钙解救疗者应进行下列各种实验室监测：

（1）应用甲氨蝶呤大剂量后每 12~24h 测血浆或血清甲氨蝶呤浓度，以调整本品剂量和应用时间；当甲氨蝶呤浓度低于 5×10^{-8} mol/L 时，可以停止实验室监测。

（2）甲氨蝶呤治疗前及以后每 24h 测定血清肌酐量，如用药后 24h 血清肌酐量大于治疗前 50%，提示有严重肾毒性，要慎重处理。

（3）甲氨蝶呤用药前和用药后每 6h 应监测尿液酸度，要求尿液 pH 保持在 7 以上，必要时用碳酸氢钠和水化治疗（在注射当天及注射后 2d，每日补液量在 3 000mL/m^2）以防肾功能不全。

（4）用药过程至少每 24h 监测一次甲氨蝶呤的需要浓度，发现清除延迟等情况，及时调整给药方案。

9. 未有过量使用本品的报道，超量使用可减弱叶酸拮抗剂类抗癌药物的疗效。

三、氨磷汀

【作用机制】

氨磷汀是一种前药，在组织中经碱性磷酸酶作用脱去磷酸，成为具有药理活性的游离硫醇代谢物，此代谢物可以减轻顺铂对肾脏的毒性以及放疗对正常口腔组织的毒性。由于正常组织毛细血管中的碱性磷酸酶活性和 pH 值高于肿瘤组织，且比肿瘤组织具有更好的血管分布，因此氨磷汀可以在正常组织中迅速代谢为硫醇产物，持续进入组织细胞，结合并减轻顺铂代谢产物的毒性，清除顺铂或放疗产生的氧自由基。

【适应证】

对于反复接受顺铂治疗的晚期卵巢癌或非小细胞肺癌的患者，氨磷汀用于降低顺铂对肾脏的蓄积性毒性，而不降低上述病例中顺铂的治疗效果。对于进行术后放疗且照射窗包括大部分腮腺的头颈部癌患者，氨磷汀用于降低中至重度口腔干燥的发生率，而不降低放疗的疗效。对于所批准的适应证，临床资料表明氨磷汀对基于顺铂的化疗方案或放疗的疗效并无影响。但是，由于目前关于在其他疾病情况下氨磷汀对化疗或放疗疗效影响的资料较少，因此对于那些化、放疗可以产生显著治疗效果或治愈的肿瘤（如某些生殖细胞起源的肿瘤）患者，则不建议使用氨磷汀。

【禁忌证】

对本品及异丙醇过敏者禁用。

【用法用量】

静脉滴注，每次化疗或放疗前应用一次。化疗：推荐使用的起始剂量为 500~600 mg/m^2，溶于 0.9% 的生理盐水 50mL 中，在化疗开始前 30min 静脉滴注，持续 15min。放疗：推荐的剂量为 200mg/m^2，在常规分次放疗（1.8~2.0Gy）前 15~30min 静脉输注，在 3min 内滴注完毕。如收缩压降低，低于下列标准时，应停止氨磷汀的输注。如血压在

5min 内恢复正常且患者无任何症状可重新开始输注，氨磷汀可给全剂量。如果不能全剂量用药，下一疗程剂量应酌情减少。推荐用止吐疗法：即在给予氨磷汀前及同时可静脉给予地塞米松 5~10mg 及 5-HT$_3$ 受体拮抗剂。

【不良反应】

1. 用药期间，部分患者可出现一过性的血压轻度下降，多发生在开始输注后 2~25min，一般 5~15min 可缓解，故用药时注意采用平卧位。小于 3% 的患者因血压降低明显而须停用氨磷汀。

2. 头晕、恶心、呕吐、乏力等。

3. 血钙浓度轻度降低。

4. 个别患者可出现轻度嗜睡、面部发热感、喷嚏、呃逆等，以上症状一般不影响治疗的完成。

5. 从轻度皮疹到寒战的过敏症状罕有发生（<1%）。目前尚没有氨磷汀过敏反应发生的报道。

【合理用药提示】

1. 患者在接受输注前应保证足够水化并在输注时监测血压变化。本品应输注 15min（见用法用量）。

2. 未研究过本品与 0.9% 氯化钠注射液以外溶液的相容性。不推荐使用其他溶液。

3. 对细胞毒药物疗效的影响本品先于顺铂给药，除应用于晚期卵巢癌及非小细胞肺癌外，目前只有有限的资料说明其在其他肿瘤时仍保持抗肿瘤疗效。尽管一些动物实验数据表明该药可能干扰治疗，但在大多数肿瘤模型中，化学治疗的作用并不因本品的作用而降低。鉴于干扰肿瘤治疗的可能性，对于化疗可以产生显著治疗效果或治愈的肿瘤如某些生殖细胞起源的肿瘤患者，则不建议使用氨磷汀。

4. 对放疗疗效的影响只是在进行常规分次放疗且仅当 ≥75% 的双侧腮腺暴露于照射野时，对氨磷汀进行了研究。在联合化疗和放疗以及在加速高分格治疗的条件下，氨磷汀对口腔干燥的发生率以及毒性的影响尚无系统的研究。因此，对于接受根治性放疗的患者，由于目前尚无充分的资料可以排除在该情况下的肿瘤保护效应，所以不应当使用氨磷汀。

5. 低血压。处于低血压或脱水状态的患者避免应用本品。接受抗高血压治疗的患者如果在使用本品 24h 前不能停止抗高血压治疗者，同样不能接受本品治疗。患者应当在输注本品之前保证足够的水化，并在注射用药时保持平卧。在输注药物时，应每 5min 监测一次血压。应持续输注 15min，长于 15min 注射可能会产生较多的副作用。如果发生低血压需要中断治疗时，患者应被保持垂头仰卧位并输注生理盐水。

6. 恶心和呕吐。当本品与高效致吐的化疗药物同时应用时，应仔细监测患者的体液平衡。

7. 低血钙。临床中有关应用本品而致低血钙的报告很少，应监测有低血钙危险患者的血清钙水平，如有肾病综合征的患者，如需要应补充钙。

四、沙格司亭

【作用机制】

沙格司亭（重组人粒细胞-巨噬细胞集落刺激因子，rhGM-CSF）作用于造血祖细胞，促进其增殖和分化，其重要作用是刺激粒细胞、单核巨噬细胞成熟，促进成熟细胞向外周血释放，并能促进巨噬细胞及嗜酸性粒细胞的多种功能。

【适应证】

预防和治疗肿瘤放疗或化疗后引起的白细胞减少症、治疗骨髓造血功能障碍及骨髓增生异常综合征、预防白细胞减少可能潜在的感染并发症、使感染引起的中性粒细胞减少的恢复加快。

【禁忌证】

1. 禁用于以下情况：对 rhGM-CSF 或该制剂中任何其他成分有过敏史的患者、自身免疫性血小板减少性紫癜的患者。

2. 孕妇、高血压患者及有癫痫病史者慎用。

【用法用量】

肿瘤放化疗后：放疗、化疗停止 24~48h 后方可使用本品，用 1mL 注射用水溶解本品（切勿剧烈振荡），在腹部、大腿外侧或上臂三角肌处进行皮下注射，每日 3~10μg/kg，持续 5~7 天，根据白细胞回升速度和水平，确定维持量，中性粒细胞恢复至 5.0×10^9/L 停药。

【不良反应】

1. 发热、寒战、恶心、呼吸困难、腹泻，一般的常规对症处理便可使之缓解。

2. 有皮疹、胸痛、骨痛和腹泻等。

3. 据国外报道，首次给药时可能出现低血压和低氧综合征，但以后给药则无此现象。

4. 不良反应发生多于静脉注射和快速滴注以及剂量大于每日 32μg/kg 时。

【药物相互作用】

1. 本品与化疗药物同时使用，可加重骨髓毒性，不宜与化疗药物同时使用，应予化疗结束后 24~48h 使用。

2. 注射丙种球蛋白者，应间隔 1 个月以上再使用本品。

3. 本品可引起血浆白蛋白降低，因此同时使用具有血浆白蛋白高结合的药物应注意调整药物的剂量。

【合理用药提示】

1. 本品属蛋白质类药物，用前应检查是否发生浑浊，如有异常不得使用。

2. 本品注射后局部皮肤应隆起约 $1cm^2$，以便药物缓慢吸收。

3. 本品不应与抗肿瘤放疗、化疗药同时使用，如要进行下一疗程的抗肿瘤放、化疗，应停药至少 48h 后方可继续治疗。

4. 本品应在专科医生指导下使用，患者对 rhGM-CSF 的治疗反应和耐受性个体差异较大，应在治疗前及开始治疗后定期观察外周血白细胞或中性粒细胞、血小板数据的变化，血象恢复正常后立即停药或采用维持剂量。

五、促红素

【作用机制】

红细胞生成素是由肾脏分泌的一种活性糖蛋白，能促进骨髓红系造血祖细胞的增殖分化。能经由后期红系集落形成单位（CFU-E）引导出明显的刺激集落的生成效果，在高浓度下，本品亦可刺激早期红系爆式集落形成单位（BFU-E）而引导出集落的形成。

【适应证】

本品主要用于治疗非骨髓恶性肿瘤应用化疗引起的贫血、肾功能不全所致贫血，包括透析及非透析患者、外科围术期的红细胞动员。不用于治疗肿瘤患者由其他因素（如铁或叶酸盐缺乏、溶血或胃肠道出血）引起的贫血。

【禁忌证】

1. 禁用于以下情况：未控制的重度高血压患者、对本品及其他哺乳动物细胞衍生物过敏者、对人白蛋白过敏者、合并感染者，宜控制感染后再使用本品。

2. 对有心肌梗死、肺梗死、脑梗死患者，有药物过敏病史的患者及有过敏倾向的患者应慎重给药。

【用法用量】

用于治疗肿瘤化疗引起的贫血。当患者总体血清红细胞生成素水平大于 200mu/mL 时，不推荐使用本品治疗。临床资料表明，基础红细胞生成素水平低的患者较基础水平高的疗效要好。起始剂量每次 150IU/kg，皮下注射，每周 3 次。如果经过 8 周治疗，不能有效地减少输血需求或增加血细胞比容，可增加剂量至每次 200IU/kg，皮下注射，每周 3 次。如血细胞比容大于 40% 时，应减少本品的剂量直到血细胞比容降至 36%。当治疗再次开始时或调整剂量维持需要的血细胞比容时，本品应以 25% 的剂量减量。如果起始治疗剂量即获得非常快的血细胞比容增加（如在任何2周内增加4%），本品也应该减量。

【不良反应】

1. 一般反应。少数患者用药初期可出现头痛、低热、乏力等，个别患者可出现肌痛、关节痛等。绝大多数不良反应经对症处理后可以好转，不影响继续用药，极个别病例上述症状持续存在，应考虑停药。

2. 过敏反应。极少数患者用药后可能出现皮疹或荨麻疹等过敏反应，包括过敏性休克。因此，初次使用本品或重新使用本品时，建议先使用少量，确定无异常反应后，再注射全量，如发现异常，应立即停药并妥善处理。

3. 心、脑血管系统。血压升高、原有的高血压恶化和因高血压脑病而有头痛、意识障碍、痉挛发生，甚至可引起脑出血。因此在重组人促红素注射液治疗期间应注意并定期观察血压变化，必要时应减量或停药，并调整降压药的剂量。

4. 血液系统。随着血细胞比容增高，血液黏度可明显增高，因此应注意防止血栓形成。

5. 应用本品有时会引起血清钾轻度升高，应适当调整饮食，若发生血钾升高，应遵医嘱调整剂量。

6. 肝脏。偶有AST、ALT的上升。

7. 胃肠道。有时会有恶心、呕吐、食欲不振、腹泻等情况发生。

【药物相互作用】

1. 治疗期间因出现有效造血，铁需求量增加。通常会出现血清铁浓度下降，如果患者血清铁蛋白低于100ng/mL，或转铁蛋白饱和度低于20%，应每日补充铁剂。

2. 叶酸或维生素B_{12}不足会降低本药疗效。

3. 严重铝过多影响本药疗效。

【合理用药提示】

1. 本品用药期间应定期检查血细胞比容（用药初期每周1次，维持期每2周1次），注意避免过度的红细胞生成（确认血细胞比容在36%以下），如发现过度的红细胞生成，应采取暂停用药等适当处理。

2. 药物过量可能导致血细胞比容过高，引起各种致命的心血管系统并发症。

六、美司钠

【作用机制】

本品具有疏基可与丙烯醛结合形成无毒化合物，也可与环磷酰胺和异环磷酰胺代谢物结合形成无毒产物从尿中排出，从而避免这两种药物引起的出血性膀胱炎等泌尿系统毒性。

【适应证】

适用于预防环磷酰胺、异环磷酰胺、氯磷酰胺等药物的泌尿道毒性，任何使用异环磷酰胺的化疗方案、高剂量环磷酰胺、既往有尿道损伤者使用环磷酰胺、既往应用环磷酰胺有出血性膀胱炎的患者、既往曾经有盆腔照射的患者使用环磷酰胺都应使用本药。

【禁忌证】

1. 对疏基化合物过敏者禁用。

2. 孕妇和哺乳期妇女慎用。

【用法用量】

本品常用量每次为环磷酰胺、异环磷酰胺、氯磷酰胺剂量的 20%，每 4h 给药一次，静脉注射或静脉滴注，给药时间为 0 小时段（给化疗药的同时）、4h 后及 8h 后的时段，共 3 次。对儿童给药次数应较频密（例如 6 次）及在较短的间隔（例如 3h）为宜。使用环磷酰胺作连续性静脉滴注时，在治疗的 0 小时段，一次大剂量静脉注射本品，然后再将本品加入环磷酰胺输注液中同时给药（本品剂量可高达环磷酰胺剂量的 100%）。在输注液用完后约 6~12h 内连续使用本品（剂量可高达环磷酰胺剂量的 50%）以保护尿道。应用高剂量的异环磷酰胺时总剂量应适当提高至异环磷酰胺的 120%~160%。

【不良反应】

1. 偶有轻微的过敏反应，表现为不同程度的皮肤及黏膜反应（瘙痒、红斑、水疱）、局部肿胀（风疹样水肿）。极少情形下可能会出现由急性过敏反应诱发的低血压、心跳加快（>100 次/min）或短暂的肝转氨酶升高等现象。

2. 极少数病例在注射部位出现静脉刺激。

3. 剂量过高时（>60mg/kg），可出现恶心、呕吐、腹泻、头痛、肢体痛、血压降低、心动过速、皮肤反应、疲倦及虚弱等，在治疗期间这些症状常常难以区分其是来自本品还是化疗药物。

4. 雾化吸入或滴入可见局部刺激作用，可引起咳嗽、气管痉挛。

【药物相互作用】

1. 本药含有疏基，可降低疗效，合用时适当调整剂量；同时本药也可以作为此类药物中毒解救措施之一。

2. 乙酰半胱氨酸、厄多斯坦两者均能供给疏基，有协同作用。

3. 与氨溴索均能溶解痰液，有协同作用。

4. 与乙酰氨基酚体内代谢毒性中间产物反应，减轻其毒性作用，并可以作为其中毒的解救药。

5. 本药增加华法林出血的危险，尽量避免合用。合用时要注意监测，适时调整华法林的剂量。

6. 与顺铂、氮芥、红霉素、四环素、氨茶碱有配伍禁忌，避免混用。

【合理用药提示】

1. 本药与铂类、氮芥、红霉素、四环素和氨茶碱等有配伍禁忌。

2. 本品的保护作用只限于泌尿系统，所有其他对使用环磷酰胺治疗时所采取的预防及治疗措施均不受本品影响。

3. 有消化道吸收障碍者，不宜口服。

4. 儿童酌情增加给药剂量或缩短给药间隔，增加给药次数。

5. 本品排泄速度较环磷酰胺、异环磷酰胺及其代谢产物快，应重复用药。

6. 本药可使尿酮实验呈假阳性。

7. 单剂量超过 60~70mg/kg 时，连用几天可出现恶心、呕吐、痉挛性腹痛及腹泻等，且可加重异环磷酰胺中枢神经系统的毒性。

七、右丙亚胺

【作用机制】

右丙亚胺（右雷佐生）为雷佐生的右旋异构体，是一种乙烯二胺四醋酸哌嗪的环状衍生物，容易穿透细胞膜，具有强大的铁螯合作用，可螯合游离铁和从蒽环类金属复合物中夺取金属离子，增加金属离子的排除。蒽环类药物的心脏毒性与自由基形成有关，在铁存在情况下自由基在心脏中充当氧化剂，本品与多柔比星-Fe^{3+}复合物形成三元复合物，利用较大的空间位阻效应阻断多柔比星-Fe^{3+}引发的脂质过氧化和自由基的生成，从而保护心肌，减少多柔比星引起的心脏毒性。本药与蒽环类药物竞争拓扑异构酶Ⅱ，防止 DNA 损伤和细胞死亡，从而减轻蒽环类药物外渗引起的组织坏死。

有资料提示本药可抑制 DNA 的合成，在细胞分裂前期和中期之初时最强。可以作为烷化剂使用，本药还有抗转移作用，可以与其他细胞毒药物产生协同作用。

【适应证】

本品适用于接受多柔比星治疗累积量达 $300mg/m^2$，并且医生认为继续使用多柔比星有利的女性转移性乳腺癌患者。对刚开始使用多柔比星者不推荐用此药。

【禁忌证】

1. 对本药过敏者、没有蒽环类化学治疗者禁用。

2. 同时使用其他骨髓抑制药的患者、孕妇和哺乳期妇女慎用。哺乳期妇女用药要停止哺乳。

【用法用量】

推荐剂量比为 10：1（右丙亚胺 500mg/m²：多柔比星 50mg/m²），先给本药 30min 后再给蒽环类药物。

【不良反应】

1. 血液系统

（1）骨髓抑制是本药的主要毒性，尽管在推荐剂量下右丙亚胺产生的骨髓抑制是轻微的，但可以增加化疗药物的骨髓抑制作用，与化疗药物联用时，可导致严重的骨髓抑制。

（2）也有出现凝血障碍和贫血，儿童血液毒性和凝血障碍的危险性更大。

（3）常见白细胞和血小板减少，多在 8~15d 下降到最低点，在 21~22d 时可恢复。高剂量本药治疗时更明显。

2. 代谢紊乱。可能引起甘油三酯升高，血清铁浓度增高，血清钙和锌浓度降低，尿中钙、铁、锌排出增多。

3. 肝脏损伤。可见与肝功能有关的酶类升高。可以加重其他药物的肝脏损伤作用。

4. 胃肠道。可见恶心、呕吐、腹泻，少数出现厌食和胃肠不适感。有血清淀粉酶增高的报道，但随后发生胰腺炎的可能性不大。

5. 皮肤。引起注射部位疼痛及注射局部发生炎症，亦有皮肤及皮下坏死和脂膜炎的报道，高剂量注射本药，可引起脱发。

6. 过敏反应。有个案报道。

7. 可能有致癌作用。已有报告长期口服本品的患者可能发生继发性恶性肿瘤（主要为急性髓系白血病）。

8. 动物实验表明本品可致细胞突变、致畸胎和引起睾丸萎缩的作用。

【药物相互作用】

1. 与有骨髓抑制作用的药物合用后细胞毒方面有协同作用，但骨髓抑制增加，用药要注意调整剂量，用药过程中要注意监测骨髓毒性。

2. 右丙亚胺有一定的肝脏毒性，两者合用肝脏毒性增加。尽量避免合用，必须用药时要注意监测。

3. 本药亦有烷化剂和抗转移作用，也有骨髓和肝脏毒性作用，注意蒽环类以外的抗肿瘤药物合用后疗效增加，毒性也增加，要注意监测。疗程开始时合用疗效降低，建议其他抗肿瘤药物有一定积累时再给本药。

4. 本药可以增加尿钙、锌的排泄，引起血钙、血锌降低。与高效利尿药合用要注意监测血电解质。

5. 本药可以升高甘油三酯，降低苯氧酸类药物的效果，合用时要注意调节苯氧酸类药物的剂量。

6. 本药有骨髓毒性，可以出现凝血功能障碍，与抗凝血药物合用时要注意监测凝血功能，适时调节抗凝血药的剂量。

7. 与氟尿嘧啶、环磷酰胺合用，细胞毒方面有协同作用，疗程一开始时两者合用疗效降低。建议氟尿嘧啶有一定积累时给本药，同时要注意监测骨髓毒性。

【合理用药提示】

1. 本品不能用于非蒽环类药物引起的心脏毒性。

2. 应在每 3 周 1 次多柔比星的基础上加用本品，但禁止多柔比星在本品使用前给予。从开始给药计算，至少 30min 后方再给予多柔比星。多柔比星减量的患者本药也要减量。

3. 右丙亚胺一开始就和氟尿嘧啶、多柔比星、环磷酰胺并用，影响抗肿瘤效果，故不推荐此方案。只限于接受多柔比星治疗累积量达 $300mg/m^2$，并且医生认为可继续使用。

4. 本品用 0.167mol/L 乳酸钠配成浓度为 10mg/mL 溶液，缓慢静脉推注或用 0.9%氯化钠或 5%葡萄糖注射液进一步稀释成右丙亚胺 1.3~5.0mg/mL 溶液，转移入输液袋，快速静脉滴注。稀释后在室温 15~30℃或冷藏 2~8℃，只能保存 6h。本品的粉末或溶液接触到皮肤和黏膜，应立即用肥皂和水彻底清洗。

5. 虽然本药对心脏有保护作用但不能消除心脏毒性。用药过程中仍需要严密监测患者的心功能。

6. 用药前后及用药期间定期要检查血常规、肝功能、血清铁和锌浓度，心电图、心功能以及心动超声等。

7. 在临床研究过程中没有观察到右丙亚胺过量的情况，对心脏保护性试验中的右丙亚胺用到的最大剂量为 $1\,000mg/m^2$，每周 3 次。国外资料本药的最大耐受量为 $1\,250mg/m^2$，既往已使用了亚硝基脲的患者最大耐受量为 $1\,000mg/m^2$。

第十三节 肿瘤用药常见问题及解答

1. 抗肿瘤药物的用药原则是什么？

答：根据抗肿瘤药物的特性，结合患者的实际病情，选择适宜的药物和方法，尽可能地减少不良反应的发生，提高肿瘤治疗的疗效。

2. 抗肿瘤药物按照结构和来源分哪几类？

答：根据结构和来源分为烷化剂、抗代谢药、抗肿瘤抗生素、植物碱类、激素类和杂类等六大类。

3. 抗肿瘤药物常见的不良反应有哪些？

答：（1）局部反应：组织反应、坏死以及栓塞性静脉炎。

（2）全身反应：①血液系统毒性；②消化系统毒性；③心脏毒性；④泌尿系统毒性；⑤肺毒性；⑥神经系统毒性；⑦皮肤毒性。

4. 抗肿瘤药物不良反应中药液外渗的预防和处理原则有哪些？

答：（1）预防包括：静脉注射应选择前臂近心侧静脉穿刺，避免手背及关节附近部位，并观察、证实静脉穿刺成功，输液流畅无外渗后方可静脉注入或静脉滴入化疗药物；深静脉插管化疗则更有助于防止和减少化疗所致静脉炎，并减少反复长期化疗静脉穿刺的疼痛。

（2）处理措施：①一旦发生上述化疗药物外渗、局部皮下疼痛或肿胀，一般可立即皮下注射生理盐水使药物稀释，并冷敷。②解毒剂的应用：氮芥可应用 10% 硫代硫酸钠 4mL 加注射用水 6mL 浸润注射于外渗部位。丝裂霉素、蒽环类药物可用 50%~100% 的二甲亚砜 1~2mL 涂敷外渗部位。亦有报告维生素 B_6 局部注射可用于丝裂霉素外渗。长春碱类药物及依托泊苷、替尼泊苷可用透明质酸酶 300U 加生理盐水 1~2mL 局部注射并热敷（不宜冷敷）。③个别局部严重坏死、溃疡病变，经久不愈，须考虑外科治疗。

5. 抗肿瘤药物常见的恶心、呕吐不良反应的处理措施有哪些？

答：处理措施中以 5-HT3 受体拮抗剂昂丹司琼类药物疗效最好，呕吐控制率 40%~80%，加用地塞米松可提高疗效，本药无锥体外系副作用，但价格较贵。甲氧氯普胺（胃复安）加地塞米松联合应用也可收到较好止吐效果，无吐率 22%~39%，其主要副作用为甲氧氯普胺可引起锥体外系反应，苯海拉明可控制这一反应，且可提高止吐作用，甲氧氯普胺肌内注射可减少胸闷不适副作用，本药价格低廉。对引起严重呕吐的药物如顺铂，宜在用药前 30min 应用止吐药，可收到更好的预防和止吐效果。

6. 抗肿瘤药物肝脏毒性的处理原则有哪些？

答：（1）全面了解患者有无传染性肝炎等肝病史，进行肝功能及病毒性肝炎的血清学检查。对患者肝功能状况有全面评估，正确选择化疗药物及剂量。

（2）通常可应用 10% 葡萄糖、维生素 C 及复合维生素 B、葡醛内酯（肝泰乐）、联苯双酯等保肝药物治疗。

（3）肝静脉闭塞病目前尚缺乏特异有效治疗方法，主要为对症支持治疗，保持水电平衡、改善肾血流量、适当应用利尿剂、防治脑病等。

7. 引起心脏损害的常用抗肿瘤药物有哪些？

答：主要是蒽环类抗癌药，大剂量环磷酰胺及安吖啶（胺苯吖啶）也有心脏损害。蒽环类药如多柔比星、柔红霉素、去甲氧柔红霉素、表柔比星等的心脏毒性反应主要为心肌损害，与剂量呈正相关。

8. 抗肿瘤药物引起肾脏毒性的临床表现及常用药物有哪些？

答：肾脏轻度损害临床上可无明显症状而表现血清肌酐升高、轻度蛋白尿、镜下血尿，严重则可出现少尿、无尿、急性肾功能衰竭、尿毒症甚至致命。

可引起肾及膀胱毒性的常用药物有顺铂、甲氨蝶呤、链佐星（链脲霉素）、环磷酰胺、异环磷酰胺、丝裂霉素等。

9. 可引起神经毒性的常用抗肿瘤药物有哪些？

答：长春花植物碱类、顺铂、氟尿甲氨蝶呤、丙卡巴肼、门冬酰胺酶等。

10. 在抗肿瘤药物中，常用化疗刺激药物分类有哪几种，并简述代表药物。

答：（1）强刺激性（组织坏死）：氮芥、多柔比星、丝裂霉素、长春碱类、放线菌素 D。

（2）刺激明显（灼伤）：达卡巴嗪（氮烯咪胺）、替尼泊苷等。

（3）相对无明显刺激：环磷酸胺、甲氨蝶呤、博来霉素、氟尿嘧啶、阿糖胞苷、顺铂等。

11. 抗肿瘤抗生素有哪些分类，简述各类代表药物及其作用机制。

答：（1）多肽类抗生素：①放线菌素 D，又称更生霉素。放线菌素 D 与 DNA 结合的能力较强，但结合的方式是可逆的，主要是通过抑制以 DNA 为模板的 RNA 多聚酶，从而抑制 RNA 的合成。②博来霉素，直接作用于肿瘤细胞的 DNA，使 DNA 链断裂和裂解，最终导致肿瘤细胞死亡。

（2）蒽醌类：①多柔比星，作用于 DNA 而达到抗肿瘤目的；②盐酸米托蒽醌，细胞周期非特异性药物，能抑制 DNA 和 RNA 合成。

12. 抑制胸苷酸合成酶的抗肿瘤药物的作用机制及具体药物有哪些？

答：阻止脱氧尿苷酸（dUMP）转变为脱氧胸苷酸（dTMP），从而干扰 DNA 合成。氟尿嘧啶（5-FU）为此类的代表药，不少同类药是以释放出 5-FU 而起效的前药，如替加氟、双呋氟啶、卡莫氟等。

13. 氟尿嘧啶的适应证有哪些？

答：主要用于治疗消化道肿瘤，或较大剂量氟尿嘧啶治疗绒毛膜上皮癌。亦常用于治疗乳腺癌、卵巢癌、肺癌、宫颈癌、膀胱癌及皮肤癌等。

14. 甲氨蝶呤的用药提示有哪些？

答：（1）长期服用后，有潜在的导致继发性肿瘤的危险。

（2）导致闭经和精子减少或缺乏，尤其是长期应用较大剂量后。

（3）全身极度衰竭、恶病质或并发感染及心、肺、肝、肾功能不全时，禁用本品，外周血象如白细胞低于 $3.5\times10^9/L$ 或血小板低于 $5.0\times10^9/L$ 时不宜用。

（4）有肾病史或发现肾功能异常时，禁用大剂量甲氨蝶呤疗法。

（5）大剂量甲氨蝶呤疗法易致严重副作用，须经住院并可能随时监测其血药浓度时才能谨慎使用。滴注时不宜超过 6h，太慢易增加肾脏毒性。大剂量注射本品 2~6h 后，可肌内注射亚叶酸钙 3~6mg，每 6h 一次，注射 1~4 次，可减轻或预防副作用。

15. 抑制核苷酸还原酶的抗肿瘤药物的作用机制及具体药物有哪些？

答：主要阻止核糖核苷酸（NMP）中的核糖还原而变成脱氧核糖核苷酸（dNMP），从而干扰 DNA 合成。主要药品为羟基脲，还有羟基胍、肌苷二醛及腺苷二醛等。新药脱氧助间型霉素和卡醋胺亦属此类。

16. 环磷酰胺的药物相互作用有哪些？

答：环磷酰胺可使血清中假胆碱酯酶减少，使血清尿酸水平增高，因此，与抗痛风药如别嘌呤醇、秋水仙碱、丙磺舒等同用时，应调整抗痛风药物的剂量。此外也加强了琥珀胆碱的神经肌肉阻滞作用，可使呼吸暂停延长。环磷酰胺可抑制胆碱酯酶活性，因而延长可卡因的作用并增加毒性。大剂量巴比妥类、皮质激素类药物可影响环磷酰胺的代谢，同时应用可增加环磷酰胺的急性毒性。

17. 顺铂的主要适应证有哪些？

答：为治疗多种实体瘤的一线用药。如晚期卵巢癌、骨肉瘤、神经母细胞瘤、鳞状上皮癌、移行细胞癌等，此外，本品为放疗增敏剂，目前国外广泛用于 Ⅳ 期不能手术的非小细胞肺癌的局部放疗，可提高疗效及改善生存期。

18. 表柔比星的用法用量及用药提示有哪些？

答：表柔比星单独用药时，成人剂量为按体表面积一次 $60~90mg/m^2$，联合化疗时，每次 $50~60mg/m^2$ 静脉注射，根据病人血象可间隔21d重复使用。

给药提示包括：

（1）在每个疗程前后都应进行心电图检查。

（2）肝功能不全者应减量，以免蓄积中毒，中度肾功能受损患者无须减少剂量。

（3）关于骨髓抑制可引起白细胞及血小板减少，应定期进行血液学监测。

（4）给药说明：静脉给药，用灭菌注射用水稀释，使其终浓度不超过 2mg/mL。

19. 紫杉醇常见的不良反应有哪些?

答:①过敏反应;②骨髓抑制;③神经毒性;④心血管毒性;⑤胃肠道反应;⑥肝脏毒性;⑦脱发;⑧局部反应。

20. 影响激素平衡的药物有哪些?

答:包括肾上腺皮质激素、雄激素、雌激素、孕激素、抗雌激素受体药物(如他莫西芬)、抑制肾上腺皮质中雌激素合成的药物(如氨鲁米特)、抗雄激素类(如氟他胺)、抑制肾上腺皮质激素合成药(如米托坦)等。

21. 表柔比星的禁忌证有哪些?

答:(1)本品在动物中有潜在的致畸变、致突变和致癌作用,但在人类则缺乏明确的证据。

(2)妊娠初期的3个月内禁用本品,哺乳期妇女也不宜应用。

(3)出现下列情况禁用表柔比星:以往用过足量柔红霉素或多柔比星(总剂量≥400~500mg/m²)或对此二药呈过敏反应者;外周血象白细胞低于 $3.5×10^9$/L 或血小板低于 $5.0×10^9$L;发热或严重感染、恶病质、失水、电解质或酸碱平衡失调、胃肠道梗阻、心肺或肝肾功能失代偿者。

(4)患带状疱疹等病毒性疾病时不能用表柔比星。

(5)年逾65岁或2岁以下幼儿以及原有心肌病变者慎用本品,1~2年前用过足量蒽环类抗生素者禁用。

22. 简述植物碱类抗肿瘤药紫杉醇类的用法用量。

答:(1)单药剂量:135~200mg/m²,加入生理盐水或5%葡萄糖溶液250~500mL中静脉滴注3h,每3周给药1次。

(2)联合用药:剂量为135~175mg/m²,3~4周重复。

(3)每周疗法:60~90mg/m²,每周1次,连用6周停2周为1个周期。研究证明,此方法疗效较好而不良反应较轻。

(4)为防止过敏反应,给药前应预防用药:地塞米松10~20mg,于给予本药前12h和6h各1次,口服;用药前0.5h口服或肌内注射苯海拉明50mg,并静脉注射西咪替丁300mg。

23. 长春新碱的适应证?

答:①急性白血病,尤其是儿童急性白血病,对急性淋巴细胞白血病疗效显著;②恶性淋巴瘤;③生殖细胞肿瘤;④小细胞肺癌、尤文肉瘤、肾母细胞瘤、神经母细胞瘤;⑤乳腺癌、慢性淋巴细胞白血病、消化道癌、黑色素瘤及多发性骨髓瘤等。

24. 依西美坦的作用机制和药物相互作用有哪些?

答:(1)作用机制:是一种不可逆的甾体类芳香化酶抑制剂。在绝经后妇女,雌激素主要通过外周组织中雄激素经芳香化酶作用转化而产生。通过抑制芳香化酶来剥夺雌激素是治疗绝经后妇女激素依赖型乳腺癌的一种有效和可选择的方法。

(2)药物相互作用:体外研究表明,本药物通过细胞色素 P450(CYP)的 3A4 和醛酮还原酶而代谢,其不抑制任何主要的 CYP 同工酶。与经 CYP 3A4 代谢和治疗窗窄的药物合用时应慎重。不可与含雌激素的药物合用,因后者抵消前者的药理作用。

25. 简述美司钠的适应证和药理毒理。

答:(1)适应证:预防异环磷酰胺和环磷酰胺引起的泌尿道毒性。

(2)药理毒理:美司钠生理上与半胱氨酸—胱氨酸类似,在体内该药物迅速经过酶的催化氧化作用,变成其代谢物美司钠二硫化物,美司钠也可以与其他内生的硫化物(如胱氨酸等)反应形成混合的二硫化物,这些产生的二硫化物可使血浆中硫化物水平暂时下降,静脉用美司钠后,只少量药物以硫化物的形式存在于全身血液循环中。

美司钠二硫化物是稳定的。其分布在循环中,且迅速运送到肾脏。在肾小管上皮内,大量的美司钠二硫化物再降解为游离硫化物的形式。美司钠就可以与尿液中环磷酰胺和异环磷酰胺的 4-羟基代谢产物发生反应从而起保护作用。

参考文献

［1］ 张丹丹. 常见肿瘤疾病诊断与治疗［M］. 北京：中国纺织出版社，2022.

［2］ 刘凤强. 临床肿瘤疾病诊治与放化疗［M］. 哈尔滨：黑龙江科学技术出版社，2021.

［3］ 邹韶红，任涛. 肿瘤患者心身疾病诊治指南［M］. 西安：陕西科学技术出版社，2021.

［4］ 刘山. 常见肿瘤疾病临床诊疗［M］. 北京：科学技术文献出版社，2021.

［5］ 仲琦. 临床肿瘤疾病诊断与治疗［M］. 长沙：湖南科学技术出版社，2021.

［6］ 位玲霞，张磊，刘淑伟. 肿瘤疾病诊疗护理与防控［M］. 成都：四川科学技术出版社，2021.

［7］ 吴海涛，王凤，王敏. 临床常见肿瘤疾病诊治与康复［M］. 哈尔滨：黑龙江科学技术出版社，2021.

［8］ 杨忠光. 肿瘤综合治疗学［M］. 西安：陕西科学技术出版社，2021.

［9］ 刘媛媛. 肿瘤诊断治疗学［M］. 北京：中国纺织出版社，2021.

［10］ 高海峰. 肿瘤疾病诊疗与预防［M］. 长春：吉林科学技术出版社，2020.

［11］ 张绪风. 肿瘤疾病临床诊治［M］. 天津：天津科学技术出版社，2020.

［12］ 易彤波. 肿瘤疾病应用与进展［M］. 天津：天津科学技术出版社，2020.

［13］ 任玉军. 常见肿瘤疾病诊治经验［M］. 长沙：湖南科学技术出版社，2020.

［14］ 杨芳. 肿瘤疾病的健康教育与护理［M］. 武汉：湖北科学技术出版社，2020.

［15］ 郭小青. 常见肿瘤疾病诊疗学［M］. 天津：天津科学技术出版社，2020.

［16］ 崔蓬莱. 临床常见肿瘤疾病诊疗［M］. 长春：吉林科学技术出版社，2020.

［17］ 曹芳. 现代常见肿瘤疾病综合诊疗实践［M］. 北京：科学技术文献出版社，2020.

［18］ 任瑞美. 临床常见肿瘤疾病诊疗思维与实践［M］. 西安：西安世图出版社，2020.

［19］ 王颖. 实用肿瘤疾病治疗新策略［M］. 南昌：江西科学技术出版社，2020.

［20］ 唐武兵. 临床肿瘤疾病综合治疗精要［M］. 北京：科学技术文献出版社，2020.

［21］ 薛瑞. 肿瘤科疾病基础与防治［M］. 天津：天津科学技术出版社，2020.

［22］ 唐曦，许立功，王韬. 肿瘤化疗［M］. 上海：上海科学技术文献出版社，2020.

［23］ 张颖颖. 常见肿瘤疾病诊疗学［M］. 长春：吉林科学技术出版社，2019.

［24］苑超. 肿瘤内科疾病诊治精要［M］. 长春：吉林科学技术出版社，2019.

［25］魏朝辉. 肿瘤疾病诊断学［M］. 昆明：云南科技出版社，2019.

［26］胡传兵. 临床肿瘤疾病诊疗探索［M］. 长春：吉林科学技术出版社，2019.

［27］宁建红. 现代肿瘤疾病诊疗与护理［M］. 哈尔滨：黑龙江科学技术出版社，2019.

［28］郑添之. 现代临床肿瘤疾病诊疗关键［M］. 长春：吉林科学技术出版社，2019.

［29］赵勇. 现代临床肿瘤疾病诊断与治疗［M］. 长春：吉林大学出版社，2019.

［30］刘方. 实用肿瘤疾病临床诊疗与康复［M］. 哈尔滨：黑龙江科学技术出版社，2019.

［31］徐静. 常见肿瘤疾病临床诊治辑要［M］. 北京：科学技术文献出版社，2019.

［32］梁惠. 肿瘤疾病临床诊疗与病理学［M］. 天津：天津科学技术出版社，2019.